临床药师案头工作手册丛书

总主编　袁锁中　赵志刚　王爱国

肾功能不全患者治疗临床药师指导手册

主　审　王孝蓉　罗　洋

主　编　姜　玲　史天陆

副主编　孙言才　张圣雨　卢　今
　　　　杨　莉　陈象青

编　者　(以姓氏笔画为序)

马　艳　王崇薇　方玉婷　卢　今
史天陆　兰　雷　宁丽娟　朱鹏里
任　安　刘　欣　刘琳琳　孙言才
苏　丹　李淮玉　杨　莉　杨昭毅
张圣雨　张善堂　陈　坷　陈象青
姜　玲　唐丽琴　傅得兴　舒　冰
操乐杰

U0386472

人民卫生出版社

图书在版编目（CIP）数据

肾功能不全患者治疗临床药师指导手册/姜玲，
史天陆主编.—北京：人民卫生出版社，2014.4
（临床药师案头工作手册丛书）
ISBN 978-7-117-18754-1

Ⅰ.①肾… Ⅱ.①姜… ②史… Ⅲ.①肾功能
衰竭-用药法-手册 Ⅳ.①R692.505-62

中国版本图书馆 CIP 数据核字（2014）第 043569 号

人卫社官网　www.pmph.com	出版物查询，在线购书	
人卫医学网　www.ipmph.com	医学考试辅导，医学数	
	据库服务，医学教育资	
	源，大众健康资讯	

版权所有，侵权必究！

肾功能不全患者治疗临床药师指导手册

主　　编：姜　玲　史天陆
出版发行：人民卫生出版社（中继线 010-59780011）
地　　址：北京市朝阳区潘家园南里 19 号
邮　　编：100021
E - mail：pmph @ pmph.com
购书热线：010-59787592　010-59787584　010-65264830
印　　刷：北京中新伟业印刷有限公司
经　　销：新华书店
开　　本：787×1092　1/32　印张：15　字数：259 千字
版　　次：2014 年 4 月第 1 版　2014 年 4 月第 1 版第 1 次印刷
标准书号：ISBN 978-7-117-18754-1/R・18755
定　　价：29.00 元

打击盗版举报电话：010-59787491　E-mail：WQ @ pmph.com
（凡属印装质量问题请与本社市场营销中心联系退换）

《临床药师案头工作手册丛书》
总 序

　　临床药师开展的许多工作都需要记录，而不同的临床药师记录格式和习惯不同。为了便于工作的考核和总结，从而更利于交流与分享，应该推广规范化的记录格式；另外临床药学许多问题的解决都需要思路，即找到解决问题的切入点和流程，同时解决问题的证据散在不同的期刊和图书中，每次都查阅相同的资料为重复劳动，浪费时间。基于上述原因，为规范临床药师的工作记录，提高临床药师的工作效率和解决问题的准确性，我们组织全国开展临床药学工作较好的医院，结合工作中积累的经验，编写了《临床药师案头工作手册丛书》。

　　《临床药师案头工作手册丛书》包括 12 本，它们分别是：

　　《华法林抗凝治疗临床药师指导手册》；

　　《抗癫痫药物治疗临床药师指导手册》；

　　《抗心力衰竭治疗临床药师指导手册》；

　　《哮喘治疗临床药师指导手册》；

　　《疼痛治疗临床药师指导手册》；

　　《高血压治疗临床药师指导手册》；

　　《糖尿病治疗临床药师指导手册》；

　　《戒烟治疗临床药师指导手册》；

《肾功能不全患者治疗临床药师指导手册》；

《肝功能不全患者治疗临床药师指导手册》；

《妊娠和哺乳期患者治疗临床药师指导手册》；

《18 岁以下患者治疗临床药师指导手册》。

本丛书的每个分册介绍临床药师开展工作的方法、思路、流程、记录格式、标准操作规程、实际工作经验、国外工作模式、用药教育及评估、指南及专家共识等（不同分册可能略有不同和侧重），以图表、文字等形式编写，内容来源于指南、专家共识、循证医学结果和药品说明书，形式新颖，简洁实用，重点突出规范化治疗和预防，以及不同治疗药物的差异和特殊注意事项（药学监护点）。相信本套丛书的出版，将为临床药师开展工作、开拓思路、提升药师价值发挥促进作用和提供切实的帮助。

丛书总主编　袁锁中　赵志刚　王爱国

2014 年 1 月

序

　　随着我国医院临床药学工作的发展,医院药学工作已从传统的保证药品供应模式向以患者为中心的药学技术服务模式转变,临床药学作为药学学科发展的新领域和医院药学发展的主要方向,受到了广泛关注。2011 年,卫生部、国家中医药管理局和总后勤部卫生部共同制定了《医疗机构药事管理规定》,明确要求应当建立由医师、临床药师和护士组成的临床治疗团队,开展临床合理用药工作。

　　临床药师和临床医生一起深入临床,进行查房,参加会诊和病例讨论,一起为患者设计最佳的给药方案,提供优质的药学服务,其重要意义已经被越来越多的医疗实践所证实,临床药师应该发挥自身的专业优势,利用好药物这把"双刃剑",使其发挥最好疗效而使弊端降至最低,特别是对于一些特殊人群患者,如肾功能不全的患者,由于药物在肾功能不全患者体内的药动学过程受到诸多因素的影响,且肾功能不全患者常合并患有其他疾病,因此如何对肾功能不全患者进行剂量调整做到个体化给药显得尤为重要,临床药师须注意根据患者的肾功能损伤程度、药物的代谢途径、药代动力学特点等进行相应的药物剂量调整,特殊药物还须进行药物浓度监测。

本书对肾功能不全患者的临床用药进行了详细的介绍,参考了国内外专著内容作为药物剂量调整推荐意见,并对国内外临床药师参与肾功能不全患者治疗管理的模式进行了有益的探讨,如查房模式、药学监护等标准操作规程;我院自开展临床药师制工作以来,从实际情况出发,探索并建立了适合我院药学发展的临床药师工作模式和管理体系,也希望能与全国的同仁进行分享,相互促进,共同提高。该书编者多为我院一线的临床药师和医师,具有较丰富的理论知识和临床实践经验,全书内容紧凑、注重实践,务求实用,读者可以现学现用,现用现查,是一本不可多得的案头工具手册。

我乐于为此书作序,并热忱地推荐给广大临床药学工作者,希望大家能从中获得裨益。

安徽省立医院院长

许戈良

2014 年 2 月

前　言

　　肾功能不全是指各种原因引起的肾脏功能严重障碍,机体出现多种代谢产物在体内蓄积,水、电解质酸碱平衡紊乱以及肾脏内分泌功能障碍的病理生理过程。流行病学调查显示,肾脏病已经成为威胁全世界公共健康的主要疾病之一,其患病率甚至高于某些常见癌症,发达国家普通人群中 6.5%～13.1%患有不同程度的肾脏疾病,我国成年人群中慢性肾脏病的患病率为 10.8%。肾功能不全患者常有多种合并症或伴发疾病,如贫血、高血压、心功能不全等,患者常需要长期进行多种药物治疗,因此,针对肾功能不全患者特殊的生理及病理状况,需根据患者肾功能情况选择适宜的药物种类并调整给药方法和剂量,加强治疗药物监测,进行个体化给药。在药物治疗过程中,临床药师根据肾功能不全患者接受药物治疗时的药动学参数变化,结合肾功能的正确评估实施合理的剂量以及给药间隔的调整,有助于充分发挥药物的治疗效果,同时降低药物潜在的肾毒性,因此,临床药师直接参与临床用药实践对保障患者用药安全有效具有十分重要的意义。

　　本书共分为 5 章,内容包括概述、肾功能不全患者的临床用药、肾功能不全患者的常用治疗药物、肾功能不全合并其他常见疾病患者的药物治疗、临床药师参与肾功能不全患者用药管理的实践;附录部分收录了国内外最新的肾功能不全相关治疗指南、肾功能不全患者常见药物剂量调整表、肾功能不全患者用药管理资料等内容。

在本书编写过程中,编者从实际出发,参考了最新国内外肾功能不全相关治疗指南、专家共识和循证医学结果,将疾病知识和个体化药物治疗有机结合,系统讲述,注重临床实践的需求,力求融科学性、实用性于一体,为临床药师开展工作、提高临床药学服务的工作技能和水平提供切实的帮助。本书内容全面,便于查阅,既可作为临床药师、医师、护师的口袋工具书,亦可作为高校学生、教师和研究人员的学习参考书。

本书在策划、主题遴选、编写、审定过程中,得到了袁锁中、赵志刚等专家的精心指导和大力支持,在此对各位专家的辛勤付出表示诚挚的感谢!囿于时间仓促,编者水平有限,书中难免有疏漏之处,恳请同行专家及广大读者提出宝贵意见,以便再版时修正,以飨读者。

编者

2014 年 2 月

目 录

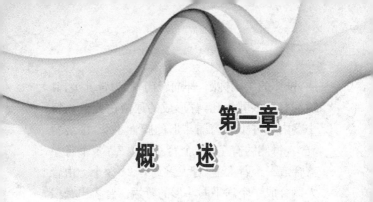

第一章

概　述

第一节　肾脏的结构和生理功能

一、肾脏的解剖结构

　　肾脏位于腹膜后间隙内脊柱的两侧,左右各一,形如蚕豆。左肾上极平第十一胸椎下缘,下极平第二腰椎下缘,右肾上极平第十二胸椎,下极平第三腰椎,所以右肾稍低于左肾。肾脏分为上下两端,内外两缘和前后两面,内缘中间成凹陷状,是肾脏血管、淋巴管、神经和输尿管出入的部位,称为肾门。这些出入肾门的结构总称为肾蒂。肾门向内连续为一较大的腔称为肾窦,肾脏的表面自内向外有三层被膜包绕,分别是纤维膜、肾周脂肪层和肾筋膜,其内部结构大体上可分为肾实质和肾盂两部分,在肾脏的冠状切面上,肉眼可见肾实质分为皮质和髓质两部分。肾皮质在肾实质的浅层,主要由肾小体和肾小管构成。肾髓质在肾实质的深部,色淡,由 15～20 个肾锥体组成,锥体的底朝向皮质,锥体的尖端钝圆,伸向肾门,称为肾乳头,其顶端有许多乳头孔,肾形成的尿液由此流入肾小盏内。肾小盏为漏斗形的膜性小管,围绕肾乳头,每侧约有 7～8 个肾小盏。2～3 个肾小盏合成一个肾大盏,肾大盏约有 2～3 个。由肾大盏合成一个扁平漏斗形的肾盂。肾盂出肾门后,弯向下行,移行为输尿管。

二、肾脏的组织结构

肾单位是肾脏组织结构和功能的基本单位,每个肾脏约有 100 万～200 万个肾单位,可分为皮质肾单位和髓质肾单位,每个肾单位都由一个肾小体和一条与其相连通的长而弯曲的肾小管组成。肾小体包括肾小球和肾小囊两部分,横断面呈圆形,直径约 200μm。肾小体的一侧是形成血管球的血管出入处,称血管极;另一侧是肾小囊与肾小管连接处,称为尿极。肾小球是一团毛细血管网,由入球小动脉和出球小动脉及二者之间的毛细血管组成;肾小囊有两层,均由单层上皮细胞构成,外层(壁层)与肾小管管壁相通,内层(脏层)紧贴在肾小球毛细血管壁外面,内外两层上皮之间的腔隙称为囊腔,与肾小管管腔相通。肾小管长而弯曲,根据其结构和功能分成近端小管、髓袢细段、远端小管三段,其终末部分为连接小管和集合管。位于肾单位以及集合管之间的间叶组织称为肾间质,由间质细胞以及半流动状态的细胞外基质组成。

三、肾脏的生理功能

肾脏的生理功能主要是排泄体内代谢废物,调节水、电解质和酸碱平衡,维持机体内环境稳定,此外肾脏还有一些内分泌功能。

1. 肾小球滤过功能　肾脏滤过功能是代谢废物排出的主要途径。含氮类废物如尿素、肌酐等多由肾小球滤过排出,部分有机酸如马尿酸、苯甲酸、各种胺类及尿酸等也有一部分经肾小球滤过排出。正常成年人的肾小球滤过率(glomerular filtration rate, GFR)平均值为 $120ml/min$ 左右。肾小球滤液必须经过肾小球毛细血管壁才能滤过,而毛细血管壁由内皮细胞、肾小球基底膜和足细胞组成。肾小球滤过率主要取决于肾小球内毛细血管和肾小囊中的静水压、胶体渗透压以及滤过膜的面积和毛细血管超滤分数等因素。

2. 肾小管重吸收和分泌功能　肾小球每日滤过的原尿可达 $180L$,其电解质成分与血浆基本相同,但正常人每日排出的尿量仅 $1500ml$ 左右,原尿中 99% 以上的水和很多物质被肾小管重吸收。

近端小管是大部分物质的主要重吸收部位,滤过液中约 $70\%Na^+$ 、Cl^- 、K^+ 和水被重吸收,还有 90% 的 HCO_3^- 以及全部的葡萄糖、氨基酸都在此被重吸收,其中 HCO_3^- 的重吸收继发于 H^+ 的分泌。

　　远端肾小管,尤其是连接肾小管和集合管是调节尿液最终成分的主要场所。连接小管上有精氨酸加压素的 V_2 受体及加压素调节的水通道水孔蛋白的表达。集合管管腔膜在精氨酸加压素作用时,通透性明显增高,但精氨酸加压素仅能促使皮质部小管透过水而不能透过尿素,结果尿素得以浓缩;而在髓质部集合管,精氨酸加压素可使水和尿素都可通过,如此大量的水被吸收,高浓度的尿素则进入间质,再进入髓袢下降支,再到集合管,即是尿素再循环。

　　肾小管和集合管除了重吸收作用外,远端小管和集合管可以排泌 H^+,与尿液中的 Na^+ 交换,使尿液酸化。远端小管还可产生和排泄氨,结合尿液中的 H^+,以铵盐形式排出体外。

　　3. 肾脏的内分泌功能　肾脏不仅是激素作用的靶目标器官,而且它还合成、调节、分泌激素,影响全身其他器官的功能。肾脏分泌的激素可分为血管活性激素和非血管活性激素,前者除作用于全身外尚有器官局部作用,作用于肾脏的本身,参与肾脏的生理功能,主要调节肾脏的血流动力学和水盐代谢平衡,这类激素包括肾素、血管紧张素、前列腺素、激肽释放酶-激肽系统、内皮素、利钠肽等等;非血管活性激素包括 1α 羟化酶和促红细胞生成素等。此外肾脏还是体内一些活性激素清除和灭活的主要场所,如胰岛素主要在肾脏灭活。

第二节 肾功能不全患者的
生理特点

肾功能不全是指各种原因引起的肾脏功能严重障碍，机体出现多种代谢产物在体内蓄积，水、电解质酸碱平衡紊乱以及肾脏内分泌功能障碍的病理生理过程。根据病程可分为急性肾功能不全（acute renal insufficiency，ARI）和慢性肾功能不全（chronic kidney disease，CKD）。

患者肾功能发生下降后其体内生理状态将发生很大改变，主要表现为以下特点：

一、肾小球滤过功能障碍

肾脏滤过功能以 GFR 来衡量，患者发生肾功能不全时其 GFR 会明显下降，导致体内代谢废物蓄积，水电解质酸碱平衡紊乱，继而出现一系列的中毒症状和体征，如代谢性酸中毒及高钾血症等。此外，临床上许多药物经过肾脏排泄，患者发生肾功能不全时，肾脏排泄药物能力下降，药物半衰期延长，易发生体内药物蓄积从而引发机体药物中毒症状。因此，临床用药剂量要根据患者肾功能情况来具体调整，以避免不必要的药物毒副作用发生。

二、肾小管功能障碍

肾小管具有重吸收、分泌和排泄的功能。

肾功能不全时往往存在肾缺血、缺氧、感染及毒物的作用,可以发生肾小管上皮细胞变性甚至坏死,从而导致泌尿功能障碍,引起肾小管酸化功能障碍导致肾小管性酸中毒。此外,肾小管具有分泌功能,许多药物如酚红、青霉素以及某些用于泌尿系造影的碘剂等,患者发生肾功能不全时肾小管分泌排泄功能下降,上述物质随尿排出也就减少,药物在体内蓄积引起中毒。

三、肾脏内分泌功能障碍

肾脏具有分泌肾素、前列腺素、促红细胞生成素和形成 $1,25-(OH)_2-D_3$ 等内分泌功能。肾功能不全患者上述激素在肾脏分泌障碍可以引起机体循环系统、血液系统、骨骼系统等发生生理功能改变,易发生高血压、贫血、骨骼软化及纤维化等;许多激素如胃泌素、胰岛素等均经肾脏灭活,因此肾功能不全患者易发生消化系统和内分泌系统疾病,如慢性胃炎、消化性溃疡和血糖、血脂代谢紊乱;此外,患者发生肾功能不全时易发生甲状旁腺功能亢进,而甲状旁腺功能亢进又进一步影响机体其他各系统的生理功能。因此,肾功能不全患者的许多脏器生理功能之间的平衡是紊乱的并且不易纠正。

第三节　肾功能不全的病理病因

急性肾功能不全患者一般有比较明确的病

因,可以分为肾前性因素、肾性因素和肾后性因素。肾前性因素占急性肾功能不全病因的60%～80%,常见原因是由于细胞外液丢失过多或心血管疾病导致有效循环血容量不足;肾性因素常见为肾小球疾病(如急进性肾小球肾炎)、感染及药物所致的肾间质疾病、肾缺血或肾毒性原因所致的肾小管坏死等;肾后性因素常见为泌尿系统排尿和集合部分的各种梗阻性疾病。实际临床上很多患者发生急性肾功能不全的病因往往是多种因素并存。慢性肾功能不全病因往往复杂多样,各种原发性和继发性慢性肾脏疾病最终都会演变成慢性肾功能不全并进展至尿毒症阶段。

引起肾功能不全的原因有很多,归纳起来主要有肾外疾病、肾脏疾病和药物因素。

一、肾外疾病

全身性血液循环障碍如休克、心力衰竭、高血压病,全身代谢疾病如糖尿病、痛风、淀粉样变性等,风湿免疫性疾病如系统性红斑狼疮(systemic lupus erythematosus,SLE)、血管炎等,以及尿路疾病如尿路结石、肿瘤压迫等。

二、肾脏疾病

急、慢性肾小球肾炎、肾盂肾炎、肾结核、先天性肾脏疾病及肾小管间质性肾炎等。

三、药物因素

近年来肾毒性药物引起的肾功能不全在所有病因中比重在逐渐增加,目前临床使用的药物中很多都有致肾功能不全的可能,其致肾功能不全的机制及症状概述如下。

(一)抗菌药物

1. β-内酰胺类　包括青霉素类、头孢菌素类及碳青霉烯类。静脉滴注及肌内注射青霉素类可致急性肾衰竭、急性间质性肾炎;口服或静脉滴注青霉素类可致血尿、尿蛋白异常、尿崩症、尿潴留、肾绞痛等。部分头孢菌素对肾小管有直接毒性,与用药剂量和用药时间有关。已有碳青霉烯类药物亚胺培南西司他丁引起急性肾小管坏死的报道。

2. 氨基糖苷类　临床最早表现为肾浓缩功能减退及轻度蛋白尿,可伴血尿、管型尿、GFR降低;晚期可出现氮质血症,甚至可发生急性肾小管坏死,导致急性肾衰竭;多在用药第5~7天开始发病,第7~10天毒性最强,与剂量及种类有关。

3. 喹诺酮类　部分患者在服用该类药物时可出现轻度的肾毒性反应,环丙沙星还可引起血尿、间质性肾炎,重者发生急性肾衰竭。

4. 利福平　引起的肾损害为急性间质性肾炎和急性肾小管坏死,利福平在体内与抗体结合形成抗原抗体复合物,并进一步与细胞膜表面抗原结合,在补体参与下导致细胞损伤。

5. 磺胺类 该类药物易引起肾后性急性肾衰竭。在酸性条件下,饮水量少时在尿中可形成结晶,阻塞尿路,导致肾后性肾衰竭,少数可形成输尿管及膀胱结石。

6. 抗真菌药 两性霉素 B 对肾小管有直接毒性作用,还可使肾血流量和 GFR 降低,导致急慢性肾功能损害。两性霉素 B 的肾毒性与用药总量、基础肾脏疾病、合并用药等有关,表现为Ⅰ型肾小管性酸中毒及抗利尿剂激素性尿崩症、低血钾、低血镁、血肌酐及尿素氮升高。

7. 其他 引起肾功能不全的抗菌药物还有糖肽类药物(万古霉素、替考拉宁)、多黏菌素、林可霉素、克林霉素等,损害类型包括间质性肾炎、免疫性肾炎、肾小管中毒等。

(二)非甾体类抗炎药(non-steroid anti-inflammatory drugs,NSAIDs)

非诺洛芬、布洛芬、吡罗昔康、双氯芬酸、萘普生、吲哚美辛、对乙酰氨基酚、阿司匹林等引起的肾损害较多,塞来昔布、罗非昔布、尼美舒利等也有引起肾损害的报道,可导致肾衰竭、水钠潴留和高血钾等。另外,NSAIDs 尚可引起可逆性急性肾功能不全、急性间质性肾炎或肾病综合征、慢性间质性肾炎及肾乳头坏死。

(三)抗精神病药

可引起血尿、蛋白尿、管型尿,其机制为急性血液循环障碍,毒物及代谢产物对肾脏产生中毒损害,引起肾小球毛细血管袢通透性增高,肾小球滤液中有形成分增多,超过肾小管重吸收能力所致。

(四)造影剂

直接损害肾小管上皮细胞及氧自由基损伤等为导致肾功能不全的原因,大分子含碘造影剂造成肾损害的危险性大于不含碘造影剂,造影剂的剂量越大、渗透性越高,造成肾损害的可能性就越大。

(五)免疫抑制剂

部分免疫抑制剂大量或长期使用有肾毒性作用,如环孢素、他克莫司、甲氨蝶呤等。使用他克莫司的患者在治疗期间都会出现肾功能异常(血肌酐、尿素氮升高,尿量减少),故应避免与肾毒性药物联用。

(六)免疫增强剂

人免疫球蛋白、甘露聚糖肽等免疫增强剂类药物在肾小管内浓度增高至中毒浓度时,会产生肾小管上皮细胞的直接损伤,损伤的程度与剂量有相关性。免疫增强剂多为生物制品或血液制品,具有免疫源性,可引发急性过敏性间质肾炎;在经肾脏代谢时,可形成免疫复合物,激发免疫炎症反应,诱发药物性肾损害。

(七)抗肿瘤药

可引起肾功能不全的常见抗肿瘤药有顺铂、卡铂、环磷酰胺、丝裂霉素、甲氨蝶呤、阿糖胞苷、硫鸟嘌呤、氟尿嘧啶、α-干扰素和白细胞介素-2等。顺铂的肾毒性为血中尿素氮、肌酐升高;环磷酰胺的肾损害主要是引起出血性膀胱炎和膀胱慢性纤维化;丝裂霉素的肾毒性表现为蛋白尿、氮质血症、溶血尿毒综合征等;在大剂量应用时,甲氨蝶呤及其代谢产物可沉积在肾小管而致高尿酸血症性肾病,表现为血尿、蛋白尿、少尿、氮质血症甚至尿毒症;氟尿嘧啶在合并其他药物如丝裂霉素时,肾毒性发生率接近 10%,且病死率高;α-干扰素可引起可逆性肾病综合征;白细胞介素-2 在大剂量使用时急性肾衰竭的发生率可达 90%,持续缓慢的输注、避免与 NSAIDs 等药物同用可降低肾损害的发生率。

(八)利尿剂

应用利尿剂后出现水、电解质及酸碱平衡紊乱,可诱发药源性肾损害。临床表现多为急性过敏性间质性肾炎或过敏性肾血管炎。渗透性利尿剂可引起近端肾小管上皮细胞肿胀、变性坏死等病理改变,临床可出现肾衰竭、血尿或蛋白尿等渗透性肾病。

(九)中药

中草药及中成药所含成分可直接或间接导致肾小管损伤、坏死;药物服用过量或长期应用致使药物蓄积;中西药配伍或煎煮方法不当,某些含重金属的中药及其制剂造成的肾损害,可能引起急性过敏性间质性肾炎,致肾脏缺血而损伤血管内皮或造成血管痉挛,导致肾间质纤维化。常见的易引起不良反应的中药植物类有含生物碱类如雷公藤、草乌、麻黄等,含蛋白类如巴豆、黑豆等,含苷类如洋地黄、土牛膝、芦荟等,含酸/醇类如马兜铃、关木通、广防己等,含酮、酚、糖、酶类如棉花籽等,含挥发油类如土荆芥等;动物类有蛇毒类、斑蝥类、胆酸类;矿物类有含砷、汞类(砒霜、红矾、雄黄、朱砂、轻粉)及含铅(铅丹)类。

第四节 肾功能不全患者的临床表现

一、急性肾功能不全的临床表现

急性肾功能不全起病较急,临床根据尿量多少可分为少尿型急性肾功能不全和非少尿型急性肾功能不全。急性肾功能不全按病程临床上可分为起始期、维持期和恢复期三个阶段。

(一)起始期

此期患者一般遭受一些已知的致病因素如低血压、缺血、缺氧、肾毒性药物等。但临床上常为多种致病因素,如发生在危重疾病时,它综合包括了脓毒病、肾脏低灌注和肾毒性药物等多种因素。

(二)维持期

又称少尿期。大约为 10～14 天,但也可短至几天,长至 4～6 周。GFR 明显下降,多数患者出现少尿(每天少于 400ml)。但也有一些可没有少尿,尿量每天在 400ml 以上,称为非少尿型急性肾功能不全,这类患者病情多数较轻,预后较好。维持期阶段随着肾功能的进行性减退,临床上会出现尿毒症一系列症状。

1. **水电解质酸碱平衡紊乱** 可表现为水钠潴留、代谢性酸中毒、高钾血症、低钠血症等。

2. **急性肾功能不全的全身并发症**

(1)消化系统症状:纳差、恶心、呕吐、腹胀等。严重者可以出现消化道出血。

(2)呼吸系统症状:可以出现咳嗽、咳痰、憋气、呼吸困难等。

(3)心血管系统症状:高血压、心力衰竭、心包炎、心律失常等。

(4)内分泌系统症状:可以出现甲状腺素、生长激素、胰岛素等多种内分泌激素紊乱。

(5)神经系统症状:头痛、烦躁、谵语、抽搐以及昏迷。

(三)恢复期

损伤的肾小管开始修复和再生,尿量开始增多,尿量 400ml/d～5L/d,可持续 1～3 周或更长。此期患者大量失水失钠易出现水、电解质酸碱平衡紊乱,低血压,休克。

二、慢性肾功能不全的临床表现

CKD 病程一般比较长,往往患者起病隐匿,由于起病缓慢,机体各系统代偿较强,因此出现明显的临床症状时肾功能已经进入失代偿期,临床症状表现累及全身各个系统。

1. 消化系统表现 是尿毒症中最早和最常出现的症状。初期以厌食、腹部不适为主诉,以后出现恶心、呕吐、腹泻、舌炎、口有尿臭味和口腔黏膜溃烂,甚至有消化道大出血等。

2. 精神、神经系统表现 精神萎靡、疲乏、头晕、头痛、记忆力减退、失眠,可有四肢发麻、手足灼痛和皮肤痒感,甚至下肢痒痛难忍,须经常移动、不能休止等,晚期可出现嗜睡、烦躁、谵语、肌肉颤动甚至抽搐、惊厥、昏迷。

3. 血液系统表现 贫血是尿毒症患者必有的症状。除贫血外尚有出血倾向,如皮下瘀斑、鼻衄、牙龈出血、黑便等。

4. 心血管系统表现 常有血压升高,长期的高血压会导致左心室肥厚扩大、心肌损害、心力衰竭,潴留的毒性物质会引起心肌损害,发生尿毒症性心包炎。

5. 呼吸系统表现 酸中毒时呼吸深而长。代谢产物的潴留可引起尿毒症性支气管炎、肺炎、胸膜炎等并有相应的临床症状和体征。

6. 骨骼系统表现 骨软化及骨纤维化等。

7. 皮肤表现 皮肤失去光泽,干燥、脱屑。

8. 代谢性酸中毒 面色潮红,呼吸加深加快,血压下降,心率快。

9. 电解质平衡紊乱 低钠血症、低钙血症、高钾血症和高磷血症。

10. 代谢紊乱 患者多有明显的低蛋白血症和消瘦,此外尿毒症患者常有高脂血症。

第五节 肾功能不全患者的治疗原则

肾功能不全对患者危害极大,治疗不及时有可能引发更为严重的疾病,预后不佳,严重情况可危及患者生命。因此对肾功能不全患者要积极治疗并遵循以下治疗原则。

1. 纠正可逆的病因 导致肾功能不全的病因很多,要及时纠正可逆的病因,如对于各种严重外伤、心力衰竭、急性失血等,应该及时扩容,处理血容量不足,影响肾灌注或肾毒性的药物应停用,肾后性梗阻因素应及时解除等。

2. 积极治疗原发病,防止进展为尿毒症 积极治疗原发病,避免劳累,预防感冒,避免使用肾毒性药物。对于已经出现尿毒症者要及时进行肾脏替代治疗。

3. 纠正肾功能不全临床症状 如代谢性酸中毒,电解质紊乱。纠正贫血及营养不良,控制血压,预防心脑血管并发症。

4. 饮食疗法 患者应给予低蛋白饮食,且以含有人体必需氨基酸多的动物蛋白为主,成人每日蛋白摄入量为30g左右。食物要易消化和有充足的维生素。

5. 中药治疗 在西药治疗的基础上针对肾脏受损的根源问题,根据患者情况辨证后应用中药复方或中成药(如肾衰宁、金水宝等)进行及时有效的治疗。

第六节　肾功能不全的预防措施

肾功能不全预防至关重要,临床上很多患者通过预防可以避免发生肾功能不全或者使已患肾功能不全的患者避免急性加重。肾功能不全的预防方法有以下几点。

1. 要提高患者对肾功能不全的认识,了解其危害性,提高重视程度。

2. 加强对高危人群的肾功能、尿常规等指标的监测,如患有高血压、糖尿病、肥胖、高脂血症、慢性肾脏疾病、自身免疫性疾病、长期接触肾毒物质的患者等。

3. 预防患者发生感染,对血容量不足、心功能不全、痛风等能够诱发肾功能不全发生的诱因加强监测。

4. 加强肾毒性药物的管理与监测。避免易感人群使用肾毒性药物,规范易感人群用药的剂量,疗程及用药途径。尤其要控制造影剂和抗菌药物的不合理使用。

5. 定期监测血压、血糖、血脂、尿常规、肾功能等,监测糖尿病患者尿微量清蛋白,出现尿蛋白的患者,可进一步行 24 小时尿蛋白定量等检查,必要时可根据公式估算 eGFR 水平或做更精确的同位素 GFR 测定。这些检查可确定有无慢性肾功能不全及具体分期,并帮助确定引起慢性肾衰竭的原因。

6. 生活饮食中要有合理的蛋白质摄入量。人体内的代谢产物主要来源于饮食中的蛋白质成分,因此,为了减轻肾脏的工作负担,蛋白质摄入量必须与肾脏的排泄能力相适应。

参考文献

1. 王海燕.肾脏病学.北京:人民卫生出版社,2008:151-153.
2. 陆再英.内科学.第7版.北京:人民卫生出版社,2008:493-499.
3. 李广然,钟先阳.肾脏的解剖结构和生理功能.新医学,2005,36(7):379-381.
4. 傅辰生,丁小强.药物性肾损害的诊断与治疗.实用医院临床杂志,2008,5(4):16-18.
5. 邢雷,张洁,吴玉波,等.药物性肾损害的分类及预防研究.中国药房,2009,20(11):864-865.
6. 李平,李方剑,刘永刚.慢性肾功能不全患者合理应用抗菌药物情况分析.中国医院用药评价与分析,2012,12(5):425-427.
7. 晏琼,黄秋明,胡红艳.5517例药源性肾损害中文文献分析.中国医药导报,2009,6(25):114-116.
8. 吕昆,吕宏生.药物性肾损伤59例临床分析.河南中医学院学报,2009,24(2):36-38.
9. 王敏,闫芳.中药引起的药源性肾损害.山东医学高等专科学校学报,2006,28(1):75-77.

(陈象青 兰 雷)

第二章
肾功能不全患者的临床用药

第一节　肾功能不全患者用药原则

目前临床上所用的药物,约有70%完全或部分经肾排泄,因此,肾功能的变化必然会引起这些药物药代动力学和药效动力学的变化,尤其对于以原形经肾脏排泄的药物。当患者出现肾功能不全时,药物经肾脏排泄减少,可能使药物的血浆浓度和组织浓度与中毒浓度的差距减少,因而易出现药物的毒性反应。另一方面,慢性肾功能不全患者往往应用多种药物,药物的相互作用也经常发生,这些因素多也能引起所用药物药代动力学和药效动力学的变化。因此,慢性肾衰竭(CRF)患者用药应考虑这些变化,做到既合理用药,避免肾功能受损者因药物蓄积和毒性作用而受到进一步的影响,又使药物达到治疗目的。

一、肾功能不全对药代动力学和药效动力学的影响

药物的体内过程包括吸收、分布、代谢和排

泄4个主要环节,受多种因素的影响和制约。肾功能不全时,药物在体内的药代动力学、药效动力学过程会发生一系列变化。

(一)对药代动力学的影响

1. 对吸收的影响 口服给药的吸收率有赖于消化道的 pH、胃的能动性以及第一次经过肝脏的代谢情况。肾病患者常见的胃肠道症状,如恶心、呕吐、腹泻、肠壁水肿可能妨碍或延缓许多药物的吸收。同时,在肾功能不全时往往由于血尿素氮(blood urea nitrogen,BUN)增高,经胃尿素酶分解产生的氨浓度增高导致胃液 pH 增高,加上为了纠正代谢性酸中毒常口服碳酸氢钠片使胃液碱度升高,这些原因导致胃液 pH 的改变都能改变很多药物的吸收,如:铁剂从高铁转到亚铁才能被人体吸收,而这种转换需要酸性环境,当肾功能不全的患者其胃液 pH 升高,从高铁转到亚铁的量减少,最终患者对铁的吸收能力下降。药物相互作用也可影响药物的吸收,如脂蛋白结合因子消胆胺能与左旋甲状腺素、地高辛、华法林、苯妥英钠结合而严重减低后者的疗效;口服补充肠道营养物质也能降低某些药物如苯妥英钠等的生物利用度。

2. 对分布的影响 药物的分布与药物的理化特性、患者个体的特性相关,药物在体内的分布主要用表观分布容积来表示。所谓表观分布容积,是指药物溶解其中的体液容积,药物血浆浓度也就是代表分布容积的体液浓度。慢性肾衰竭时,甲氨蝶呤、地高辛等药物与组织结合减少,分布容积下降。一般来说地高辛和心肌及其他组织高度结合,其 $300\sim500L$ 的容积的药物由 Na^+-K^+ 转运酶转运,血浆浓度很低。在肾衰竭时,转运抑制物质积聚,可从组织结合部位置换出地高辛,减少其分布容积。

蛋白结合率是影响药物分布的重要因素。在尿毒症患者体内既存在蛋白质结合减少的因素,也有一些蛋白结合增加的因素。营养不良时常有血清蛋白水平降低,因而,低蛋白血症使药物与血浆蛋白结合减少,某些尿毒症毒素可降低清蛋白与多种药物的亲和力,因而可使药物-蛋白结合减少。由于 CRF 时常伴有酸中毒,而有机酸可以和酸性药物竞争蛋白结合点,所以酸性药物与蛋白结合可能减少,例如:头孢菌素、万古霉素、环丙沙星等在 CRF 时与蛋白的结合率下降,因而血浆游离药物水平升高。碱性药物如妥布霉素,与血清非蛋白的结合率增加。一般来说,CRF 时常存在低蛋白血症、酸中毒及尿毒症毒素蓄积等情况,因此 CRF 时,在药物总浓度相对降低或不变的情况下,常可有药物的血浆游离浓度升高。

3. 对代谢的影响 慢性肾功能不全易出现药物毒性反应的机制,除涉及肾小球滤过率下降引起药物及其代谢产物排泄减少导致蓄积外,尿毒症毒素以及继发的各种内环境紊乱也可干扰肝脏代谢酶功能。因而,各种药物的代谢过程、转化速率和途径都可受到不同程度的影响。药物的相互作用以及肝脏代谢酶的异常变化使药物的分解代谢表现为氧化速率加快,而还原、水解过程减慢,乙酰化过程正常或降低。肾脏是仅次于肝脏的药物代谢的重要场所,肾小管上皮细胞中含有多种酶,如细胞色素P450、葡萄糖醛酸转移酶和硫酸转移酶等,在正常情况下这些酶参与某些药物的分解转化,但当肾功能不全时肾脏的药物代谢功能下降,药物的代谢过程发生变化,如奎尼丁的乙酰化反应减慢、外源性胰岛素的降解减少以及苯妥英钠氧化代谢速率明显增快等。肾衰竭时由于肾脏排泄药物或药物代谢产物的作用减退,某些具有药理作用的药物或其代谢产物可在体内潴留(如别嘌醇、普鲁卡因胺等)。因此,临床上应根据肾功能不全时的药物代谢特点,进行相应剂量和使用方法的调整。

4. 对排泄的影响　肾功能不全时药物的肾脏排泄速度减慢或清除量降低,主要经肾脏排泄的药物及其活性代谢产物易在体内蓄积,使药物的血浆半衰期延长,导致药物的毒副作用发生率明显增高。肾功能不全时,药物的肾脏清除量主要取决于肾脏损害状态下的肾小球滤过功能和肾小管转运功能。药物经肾小球滤过的量与药物的血浆浓度、药物和血浆蛋白的结合程度以及肾小球滤过率有关。肾功能不全时药物经肾小球滤过的量减少主要是大量肾单位毁损、肾小球滤过率降低的直接结果。一般肌酐清除率＞30ml/min 时，药物的血浆半衰期变化相对缓慢；而肌酐清除率＜30ml/min 时，血浆半衰期则随其下降而显著延长。药物的血浆半衰期延长或引起药物效应增强、或导致毒性反应。如普鲁卡因胺的代谢产物 N-乙酰普鲁卡因胺蓄积可使普鲁卡因胺治疗心律失常的作用增强；哌替啶在体内潴留则使尿毒症患者发生震颤、抽搐及惊厥。肾功能不全时，机体积聚的内源性有机酸竞争性地抑制酸性药物的排泌，因而肾小管正常的药物转运和有机酸分泌受到影响。通过肾小管有机酸途径分泌的酸性药物如青霉素类、头孢菌素类、磺胺类抗菌药以及甲氨蝶呤、丙磺舒等药物由于排泄减少引起血药浓度升高。某些药物的肾脏清除既由肾小球滤过，又通过肾小管排泌。如地高辛除部分从肾小球滤过外，远端肾单位的分泌也参与了其排泄，因而，尿毒症患者地高辛血药浓度一般高于肾功能正常者，半衰期可由正常的 30～40 小时延长至 80 小时。

(二)对药效动力学的影响

肾衰竭时靶器官对药物的敏感性增高。如：胃肠道黏膜对阿司匹林等药物的敏感性增加；由于 K^+ 和 Ca^{2+} 等电解质变化，心肌细胞对洋地黄类药物的敏感性增高；某些药物如麻醉药、镇静剂等透过血-脑脊液屏障增加，中枢神经系统中毒的机会增多。同时,药物分布的变化,也可引起药效动力学的变化:药物蛋白结合率下降使药物的有效血浓度升高,药物的药理作用和某些副作用都有可能增加。

二、肾功能不全时的用药原则

当肾功能不全时临床用药应掌握以下原则:

1. 熟悉常用药物的药代动力学特点,了解药物的蛋白结合率、药物的主要排泄途径和药物的毒性作用,尤其是肾毒性反应等;

2. 正确判断肾功能损害程度以及营养代谢和内环境稳定状况;

3. 有明确的用药指征;

4. 首先选用肾毒性反应相对较小的药物,避免采用有肾毒性协同作用的联合用药方法;

5. 根据肾功能不全的程度调整药物的剂量和给药方案;

6. 密切观察药物的临床疗效及毒性反应(有条件时应监测药物的血浆浓度),发现不良反应时及时处理。

三、肾功能不全患者给药方法

(一)准确评价肾功能

当未收集尿标本时,可根据 Cockcroft-Grault 公式计算:

$$Ccr=[140-年龄(y)×体重(kg)]/[(72×Scr(mg/dl)]$$

如患者为女性,则上述公式计算结果×0.85

[注:Ccr:肌酐清除率(creatinine clearance);Scr:血肌酐(serum creatinine)]

严重急性肾衰竭时 Ccr 较难测定,可按Ccr<10ml/min 计算,以避免药物过量。

(二)正确确定给药的负荷量和维持量

1. 负荷量　同肾功能正常者。

2. 维持量　一是调整给药剂量,二是调整给药时间,或二者都进行调整。

(1)减少每日或每次给药剂量而给药时间不变:①轻度、中度和重度肾功能减退时分别给正常剂量的 1/2～2/3、1/5～1/2、1/10～1/5;②某些几乎全部经肾脏排泄的药物,则以每日或每次正常剂量除以患者的 Scr 值(mg/dl),即为患者每日或每次应用的剂量。

(2)延长给药间隔给药剂量不变:①根据肾功能减退程度延长给药间期;②几乎全部经肾排泄的药物,则以正常人给药间期乘以患者的血肌酐值为患者的给药间隔时间。

(三)根据公式计算出应调整的给药剂量或时间间隔

$$I_{RF}=I_{NL}\times[1-F_K(1-K_f)]^{-1}$$,即 $I_{NL}/I_{RF}=1-F_K(1-K_f)$

或 $D_{RF}=D_{NL}\times[1-F_K(1-K_f)]$,即 $D_{RF}/D_{NL}=1-F_K(1-K_f)$

[注:I_{NL}:正常人药物时间间隔;D_{NL}:正常人药物剂量;I_{RF}:肾衰竭患者药物时间间隔;D_{RF}:肾衰竭患者的药物剂量;F_K:原形药物经肾脏排泄的百分比;K_f:

肾衰竭患者肾功能为正常肾功能的百分比；$K_f = CL_{RF}/CL_{NL}$＝肾衰竭患者肌酐清除率/正常人肌酐清除率＝$CL_{RF}/100$。]

(四)治疗药物监测

随着科学技术的进步,治疗药物监测(therapeutic drug monitoring,TDM)成为一个发展很快的领域,它体现了用药方案的个体化,不仅能提高药物的疗效,又能预防药物中毒,减少盲目用药,尤其是对于肝、肾毒性较强的药物合并肝肾衰竭的患者以及透析的患者来说是非常有必要的。目前认为有必要进行 TDM 监测的药物见表 2-1。

表 2-1　需进行 TDM 监测药物品种

药物分类	品种
抗癫痫药	苯妥英钠、卡马西平、苯巴比妥、扑痫酮、乙琥胺、丙戊酸
抗心律失常药	利多卡因、奎尼丁、普鲁卡因胺、普萘洛尔
强心药	地高辛
抗哮喘药	氨茶碱、茶碱
三环类抗抑郁药	阿米替林、去甲阿米替林、丙米嗪、去甲丙米嗪
抗躁狂症药	锂盐
氨基糖苷类抗菌药物	庆大霉素、链霉素、阿米卡星、卡那霉素、妥布霉素
其他	甲氨蝶呤、环孢素 A

四、肾功能不全时常用药物用药剂量及时间间隔的调整

(一)抗菌药物

对肾功能不全患者抗菌药物的应用原则是:

1. 尽量选择敏感的低肾毒性或无肾毒性药物,避免使用有肾毒性药物。

2. 根据肾功能减退程度调整给药剂量和方法,常用抗菌药物中有以下4种情况:

(1)维持原剂量:红霉素、螺旋霉素等大环内酯类抗菌药物,虽然在肾功能不全时半衰期延长,但无需减量;利福平、异烟肼在肾功能不全患者体内不蓄积,无需减量;多西环素在肾功能重度减退时大部分由肠道排出,无需调整剂量;部分青霉素类和头孢菌素类抗菌药物,如氨苄西林、美洛西林、头孢哌酮和头孢曲松,由于肾和肝均为重要排泄途径,在肾功能不全患者也可维持原剂量。

(2)需适当调整剂量或延长给药间歇的药物:包括林可霉素、两性霉素B、甲硝唑、头孢菌素(头孢他啶、头孢噻肟、头孢唑啉和头孢孟多)、多黏菌素、乙胺丁醇、氟喹诺酮类抗菌药物(氧氟沙星、依诺沙星和诺美沙星)、β-内酰胺类的抗菌药物如亚胺培南、氨曲南等。林可霉素、青霉素等的半衰期在肾功能减退时有一定的延长,但因毒性较低,故仅需略减剂量;氯霉素的

血浆半衰期在肾功能严重减退时仅稍有延长，但其代谢产物葡萄糖醛酸衍生物可能在体内蓄积，故应酌情减量。亚胺培南在严重肾衰竭时也需减量（25%～50%）；氨曲南在严重肾衰竭时需减量 1/2～3/4（或用药时间延长 2～4 倍）；他唑巴坦是硫酸青霉素新的代谢产物，其功能是可逆性抑制许多 β-内酰胺酶，肾功能减退时，其代谢产物的最大血浆浓度增大，其清除半衰期和药时曲线下面积增大，故需减少给药剂量或延长给药间歇。

（3）避免使用有明显肾毒性且主要经肾排泄的药物：如必须应用，应在血药浓度监测下减量应用，包括氨基糖苷类抗菌药物以及万古霉素、多黏菌素。

（4）不宜应用的药物：包括四环素类抗菌药物（除多西环素外）以及呋喃妥因和萘啶酸类、头孢噻啶等。

肾功能不全时，在多种因素的作用下（药物的相互作用，蛋白结合率等），某些抗菌药物在体内的过程也受到影响。如当和制酸剂或磷结合剂一起应用时，四环素或环丙沙星的吸收下降。蛋白结合率减少可使 β-内酰胺类抗菌药物的神经毒性增强。许多抗菌药物有后作用，如氨基糖苷类、亚胺培南类等，在给药期间不必维持血药浓度在最小抑菌浓度之上。肾衰竭时，药物的不良反应发生率也增加，如应用氨基糖苷类、万古霉素和红霉素等多种抗菌药物时，可出现耳毒性和前庭毒性。药物及其代谢产物的蓄积,加之尿毒症患者潜在的尿毒症神经病变可影响第 8 对颅神经。

(二)心血管系统药物

尿毒症患者常合并心血管系统疾病,临床常用药品中需要调整剂量的有利尿剂、血管紧张素转化酶抑制剂、血管紧张素Ⅱ受体拮抗剂。使用时应从小剂量用起,根据疗效调整至最佳剂量。

1. 利尿剂 水负荷多的患者,常选用袢利尿剂,因为 GFR 低于 30ml/min 时,噻嗪类利尿剂通常无效,同时,避免使用保钾利尿剂,以防止出现高血钾。但当 GFR 低于 30ml/min 时,袢利尿剂剂量要大;当伴有代谢性酸中毒时,酸性物质有对抗利尿作用,其剂量应更大。如呋塞米单次剂量可用 40～80mg,静脉注射或口服,无效可逐渐加大剂量,最高可达 480mg/d,但使用时应根据患者对利尿剂的反应决定是否加量抑或放弃使用,不应盲目加量以致产生耳聋等严重不良反应。

2. 血管紧张素转化酶抑制剂 血管紧张素转化酶抑制剂(angiotensin converting enzyme inhibitors,ACEI)除能降低血压外,还有保护脏器功能、改善缺血心肌和内皮细胞的功能、降低肾小球内压、减少尿蛋白、延缓肾功能减退等作用,在临床上有广泛应用。肾衰竭患者使用应注意以下几点:①大部分 ACEI 经肾脏排泄,肾功能不全时应减量,最好选用肾、肝双通道排泄的 ACEI,如赖诺普利、苯那普利等;②醛固酮生成减少,导致尿钾排出减少、高钾血症,因此尿少者要慎用,尤其是不能与保钾利尿剂合用;③由于肾功能不全患者残存的肾单位很少,肾小球的高跨膜压、高滤过是维持代谢废物排泄的重要机制,ACEI 可使这种代偿机制破坏,导致肾功能进一步恶化,因此,当 Scr 大于 $350 \sim 400 \mu mol/L$ 时应尽量不用;④ACEI并不是对所有肾脏病患者都有保护作用,目前比较明确的是 ACEI 治疗糖尿病性肾病、IgA 肾病的效果显著而对多囊肾并没有保护作用,近年来研究发现这种差别与血管紧张素转化酶的基因多态性有关。

3. 其他　血管紧张素 II 受体拮抗剂(angiotensin II receptor blocker, ARB)经肝脏代谢,肾功能不全时无需减量,但因可能出现急性肾衰竭和高钾血症,所以也需要监测。β 受体拮抗剂对有心绞痛或近期心肌梗死的患者较好,但普萘洛尔应尽量避免长期使用,因该药可降低 GFR。大多数钙拮抗剂类降压药都不主要经肾脏清除,在慢性肾脏病患者中的半衰期也没有明显改变,故不需要调整剂量。

(三)胰岛激素和其他影响血糖的药物

糖尿病伴肾功能不全患者,在应用胰岛素和某些口服降糖药物时应慎重,因为这些药物或其代谢产物在肾衰竭时可蓄积,引起低血糖或如乳酸酸中毒等严重并发症。

中、重度肾衰竭患者的胰岛素用量一般应减少 1/3,并注意根据血糖水平调整用量。阿卡波糖是一种 α-葡萄糖苷酶抑制剂,在肾功能不全的患者中应用比较安全。磺脲类药物在肝代谢为活性或非活性代谢产物,药物原形及其代谢产物经肾排泄,而且排泄量取决于肾清除率,肾衰竭时磺脲类药物如妥拉磺脲、醋磺乙脲、格列本脲的原形或代谢产物易蓄积,导致严重低血糖。二甲双胍主要在肾清除,代谢少,在肾衰竭时可蓄积引起乳酸酸中毒,在中、重度肾衰竭时不宜使用。甲苯磺丁脲、格列吡嗪、格列齐特和格列喹酮一般较少引起低血糖,因其代谢产物是非活性代谢产物或降糖作用较弱。

肾衰竭患者常用降脂药,但一般应避免应用胆酸分离剂,因为此药可能加重酸中毒。他汀类调脂药(如洛伐他汀等)可能使少数患者横纹肌溶解增加,尤其与环孢素或烟酸合用更易发生。对于抗甲状腺或甲状腺替代治疗的用药剂量一般无需调整。

(四)抗风湿病药和抗痛风药

由于 NSAIDs 可拮抗肾组织前列腺素,可能对老年或血容量减少者的肾组织血供产生不利影响,一般不宜大剂量或长期应用。如确有应用必要,轻、中度肾衰竭时一般不必减量,但重度肾衰竭时,NSAIDs 应从低剂量开始。

肾衰竭患者高尿酸血症发生率升高,应根

据肾功能水平调整抗痛风药的剂量。重度肾衰竭时秋水仙碱宜减量 1/2,并密切监测不良反应如肌痛、多发性神经病变等。别嘌醇应减量 1/2～3/4。

(五)镇静药、催眠药和其他精神药物

精神治疗药通常用于缓解肾病患者的焦虑和抑郁,在肾功能不全的患者,过度的镇静是最常见的不良反应,由于精神欠佳、困倦、脑病也是尿毒症的常见症状,因而有可能延误对药物不良反应的确认。苯二氮䓬类药物,其活性、极性代谢产物经肾排泄,在肾功能不全患者中可明显蓄积,从而增强和延长镇定作用,例如地西泮、氯氮䓬和氟西泮,应考虑长期应用这些药物潜在的危险。

吩噻嗪类和三环类抗抑郁药同样也可产生过度的镇静作用,服用这类药物也可呈抗胆碱能作用,患者出现体位性低血压、精神紊乱和锥体外系等症状。

碳酸锂,由于该药物经肾排泄,治疗范围窄,对肾功能损害的患者进行血浆锂的检测并降低剂量是必要的。

(六)胃肠道用药

肾衰竭患者常伴有消化性溃疡等胃肠道疾病,因此了解胃肠道用药的药代动力学和常见的副作用很重要。止酸药如铝、钙、镁和碳酸氢钠被机体吸收可引起各种代谢合并症如高镁、高钙、代谢性碱中毒。过量吸收碳酸钙可引起

乳-碱综合征,表现为高钙血症、代谢性碱中毒、急性肾衰竭三联征。长期应用含铝制剂可引起铝吸收和蓄积。H_2受体拮抗剂主要经肾排泄(肾小管分泌),尤其是西咪替丁可使血肌酐假性升高。肾衰竭时,H_2受体拮抗剂需调整剂量,西咪替丁、雷尼替丁均需减量 $1/2\sim3/4$,法莫替丁需减量 $1/2\sim9/10$。质子泵抑制剂奥美拉唑、兰索拉唑一般不需减量。

　　肾功能不全时,应根据肾功能损害的程度、药物的毒性、药物的药代动力学制定个体化给药方案,在应用毒性较大的药物、且该种药物的治疗浓度与中毒浓度相差较小时,最好应根据血药浓度检测结果给药。

第二节　急性肾功能不全的药物治疗

　　急性肾衰竭(acute renal failure,ARF)是临床各科,尤其是内科、外科、妇产科较为常见的一种危重疾病,其发病急、病程发展快、病情危重。ARF 病程早期是可逆的,如能及早诊断并抢救及时、恰当,则肾功能多可完全恢复。但由于 ARF 的病因复杂、病程发展急促,往往难以做到及早诊断和鉴别诊断,因此加强对 ARF 的防治,及时纠正可逆因素对降低 ARF 的死亡率有重要意义。

一、对因治疗

　　ARF 病因治疗极为重要,从流行病学看,病因与预后明显相关,因此积极的病因治疗是ARF治疗中的首要环节。

(一)肾前性

肾前性肾衰竭主要是液体缺失,致肾灌注不足引起少尿、氮质血症,应进行补液治疗,静脉补液作为一项基本治疗措施可以减轻血流动力学不稳定和肾毒性造成的肾小管损伤,补入液体的成分应根据丢失的成分而定。

1. 若因大量出血造成严重血容量不足应立即补充压积红细胞,等张盐溶液只适用于轻到中度的出血或血浆的丢失,如烧伤、胰腺炎。

2. 尿液和胃肠道液体成分很不固定,但一般均为低张液,常推荐使用低张溶液用于多尿及胃肠道丢失的 ARF 最初治疗,但等张溶液更适用于严重病例。随后应根据丢失的液体量及丢失或排泄的离子成分进行进一步的补液治疗。

3. 应密切监测血钾及酸碱平衡的情况,适当的补钾和碳酸盐。少尿时一般不需要补钾,除非在纠正容量缺失后大量利尿引起低血钾时。

4. 心力衰竭患者可能需要正性肌力药物、抗心律失常药物、降低前后负荷药物及机械辅助设备。临床症状及体征不能正确地评估心血管功能及血容量时应进行有创血流动力学监测以指导治疗。

5. 在肝硬化并大量腹水时,常有血管内容量不足,此时补液应缓慢,并适当补充胶体,补液不当可增加腹水。适量腹腔穿刺放液及补充清蛋白可减轻腹水而不引起肾功能恶化,对顽固病例,做腹腔-颈静脉回流也是一种选择。

(二)肾性

1. **急性肾小管坏死的病因治疗**　急性肾小管坏死(acute tubular necrosis, ATN)在ARF发病中比例最高、最常见。治疗的目的在于减轻缺血性或肾毒性急性肾小管坏死的损伤或加速其恢复。治疗的原理包括增加肾血流量和尿流率、缓解小管梗阻、减轻肾小管上皮细胞肿胀、抑制肾小管上皮细胞的离子转运、降低对氧供和ATP的需求、清除氧自由基、预防胞内钙离子积聚、抑制缺血再灌注时白细胞的黏附及刺激肾小管上皮细胞的再生修复等。目前透析仍是治疗ATN最为有效和可靠的方法,药物主要用于预防、对症和支持治疗。在临床实际操作注意从以下几方面考虑:

(1)抗感染治疗:感染是ATN常见原因和并发症。根据感染病原体,准确选择敏感抗菌药物,并且避免肾毒性抗菌药物的应用,如氨基糖苷类、两性霉素等。肾衰竭时应根据肌酐清除率注意药物剂量调整。若有明确的感染灶,必须积极早期手术清除。

(2)抗休克治疗:寻找休克原因做相应处理,如出血性休克要早期输血补液,纠正血容量缺失,同时考虑积极止血,包括药物止血和必要的手术止血。若为创伤、感染性休克,应抗感染、清创;其他抗休克原则也应遵循,如纠正酸碱失衡,应用血管活性药物,如多巴胺、间羟胺等。

(3)其他:纠正代谢紊乱及营养支持也很必要。

2. **急性间质性肾炎致 ARF 的病因治疗**

(1)停用过敏的药物:对确定或疑为过敏的药物,立即停用,如氨苄西林、别嘌醇、利福平等。

(2)糖皮质激素:若诊断明确,且伴少尿和(或)伴有皮疹、发热、嗜酸性粒细胞增多等,一般主张用泼尼松 $20\sim30mg/d$,$2\sim3$ 周逐渐减量撤药。若发热、皮疹明显者,也可经静脉短期使用地塞米松或甲泼尼龙。

3. **急性肾小球疾病的病因治疗**　在 ARF 的病因中,急性肾小球疾病不如 ATN 发病率高,但病理改变较重,累及双侧肾脏,多有新月体形成,预后较差,多数演变为慢性肾衰竭而需长期肾替代。若早期肾活检确定病理类型后,需进行特异性病因治疗,部分患者病情可以逆转及肾功能好转,因此病因治疗就具有特殊意义。引起 ARF 的肾小球疾病病因很多,如特发性新月体肾炎、溶血尿毒综合征和血栓性血小板减少性紫癜、肺出血-肾炎综合征、重症狼疮性肾炎、原发性系统性小血管炎等,根据不同病因采用不同的治疗方案,如甲泼尼龙冲击、泼尼松、环磷酰胺、硫唑嘌呤、环孢素 A、吗替麦考酚酯、丙种球蛋白及血浆置换、免疫吸附的选择性应用,以控制急性活动性病变。

(三)肾后性

1. 解除尿路梗阻,根据梗阻病因及部位的不同采用相应的引流手术,若输尿管以上部位梗阻,可行肾或肾盂造瘘术,输尿管以下部位梗阻,可行膀胱造瘘术。并且要积极解除梗阻的原因,若不能去除梗阻的原因,则可能需长期引流。

2. 预防感染。

3. 继发于前列腺肥大者常可放置膀胱导管得到纠正,而由肿瘤引起的梗阻常需要相关科室协助治疗。

二、对症治疗

(一)少尿期的治疗

少尿期是 ARF 病程的主要阶段,在少尿期主要威胁生命的是水中毒、高钾血症、氮质血症、继发感染等,故治疗重点为调节水、电解质和酸碱平衡,控制氮质潴留,供给适当的营养,积极治疗原发病,减少并发症,可以促进肾功能的恢复。

1. 严格控制水和钠的摄入量 急性肾衰竭的患者因摄入液体过多而不能排出,导致细胞外液和细胞内液间隙均扩大,临床表现为软组织水肿、脑水肿、肺水肿、心力衰竭等。故少尿期应严格控制水分摄入,每天摄入量＝基础补液量＋显性失液量。所谓显性失液量指前一日 24 小时内的尿量、排便量、呕吐物、出汗、引

流液及创面渗液等的总和;不显性失液量系指
每日从呼吸道失去的水分(400~500ml),如有
发热,则皮肤蒸发水分增加,体温每增加1摄氏
度,应增加液量 100ml。钠的摄入量亦不超过
丢失量。以下几点可作为观察补液量适中的指
标:①皮下无水肿或脱水征象;②每日体重不增
加,若增加超过 0.5kg 提示体液过多;③血清钠
浓度偏低,且无失盐基础,提示体液潴留;④中
心静脉压正常在 6~10cmH$_2$O,超过 12cmH$_2$O
提示容量过多;⑤胸部 X 片血管影,若显示肺
充血征象,提示液体过多;⑥心率快、血压升高、
呼吸频率快,若无感染征象,应怀疑体液过多。

　2. 电解质代谢紊乱的处理　ARF 时,体
内常伴水潴留,且体液量的增加较钠总量增加
更加明显,因此常会出现稀释性低钠血症,一般
不需特殊处理,限制水分摄入及增加超滤脱水
便可纠正。如有长期胃肠引流等明显失钠时才
有真性低钠血症的发生。ARF 易出现高血钾,
若合并腹泻、呕吐、摄入不足等也可致低血钾。
在 ARF 多尿期,若摄入钾不足可出现暂时性
低血钾。若血钾轻度升高(<6.0mmol/L),可
限制钾的摄入及去除导致血钾升高的药物,积
极控制感染,不输库存血,清除体内坏死组织等
治疗。当血钾>6.5mmol/L,特别是出现心电
图改变时,应紧急处理:在病情危重或其他原因
不能及时进行紧急透析治疗时,可先使用药物
治疗:①对抗高钾血症对心肌的毒性作用,使用

10％葡萄糖酸钙(或氯化钙)20ml 缓慢推注,必要时可重复;当患者用洋地黄等药物时,则不给钙剂。②纠正酸中毒,可使血钾转移入细胞内,使用 5％碳酸氢钠 50～100ml 静脉推注,必要时 15～30 分钟可重复使用。③注射葡萄糖和胰岛素也能促进钾离子进入细胞内,暂时性使血钾浓度有所降低,赢得时间进行透析治疗,按 3～4g 葡萄糖与 1U 胰岛素比例配合使用;糖尿病患者在高血糖伴高钾血症时,可单使用胰岛素降低血钾浓度。④排钾利尿剂使用,促使钾离子从泌尿道排出,使用 50％葡萄糖 40ml 加呋塞米注射剂 40～80mg 静脉推注,必要时可重复使用;无尿患者不必使用。⑤消化道排钾疗法,使用生理盐水 200ml 或阳离子交换树脂(聚苯乙烯磺酸 kayexalate)25～50g 加温水 200ml,保留灌肠 30～60 分钟,重复 2～3 次;口服 25％山梨醇溶液 20ml 或 20g 阳离子树脂导泻,促使钾离子从消化道排出。

　　3. 代谢性酸中毒的处理　对于非高分解代谢的少尿期,补充足够的热量,可减少体内组织分解,缓解病情。一般代谢性酸中毒并不严重,但高分解代谢性酸中毒发生早,程度严重,可以加重高钾血症,应及时治疗。当血浆中碳酸氢根低于 15mmol/L,应给予 5％碳酸氢钠 100～250ml 静脉滴注,根据心功能情况控制滴速,并动态监测血气分析,对严重代谢性酸中毒应尽早进行血液透析较为安全。

4. 心力衰竭的治疗 心力衰竭也是 ARF 患者死亡原因之一。ARF 患者的急性心力衰竭与一般心力衰竭的患者处理措施大致相同。由于利尿剂失效,此时应强调扩血管药物的使用,包括静脉滴注硝酸甘油、酚妥拉明和硝普钠。在应用洋地黄类的药物时,要按肾功能状况调整剂量。最好的措施是尽早进行透析治疗。

5. 控制感染 感染是急性肾衰竭的常见并发症和主要死亡原因。一般不应使用抗菌药物来预防,但临床上一旦出现感染的迹象(常见的是支气管、肺、泌尿道感染或败血症)则应尽早使用强有力的抗菌药物控制,应选用对肾脏无毒性或毒性低的药物,并按肌酐清除率来调整剂量,同时应注意许多药物可经透析排出,应相应地调整用药的时间和剂量。

6. 呋塞米的应用 少尿和无尿病例在判断无血容量不足的因素后,可以试用呋塞米。呋塞米可扩张血管,降低肾小管血管阻力,增加肾血流量和肾小球滤过率,并调节肾血流的分布,减轻肾小管和间质水肿。早期使用有预防急性肾衰竭的作用,减少 ARF 发生的机会,对少尿型急性肾衰竭,呋塞米尚可鉴别急性肾衰竭属于功能性或器质性。用呋塞米 4mg/kg 静脉注射如果 1 小时内尿量明显增加,考虑可能属于功能性的急性肾衰竭,但对呋塞米使用剂量意见不统一,大剂量有效者是否属于功能性也有争议。曾有报道每日超过 1g 甚至 4g 可以达到利尿作用,但大剂量的呋塞米对肾实质有损害。

(二)多尿期和恢复期的治疗

大量利尿后要防止脱水及电解质紊乱(如:低钾血症、低钠血症、低钙血症、低镁血症),应根据患者体重、血钠、血钾、血钙及血镁的结果及时补充。多尿期约 1 周左右、可见血尿素氮、血肌酐逐渐降至接近于正常范围,此时饮食中蛋白质的摄入量可逐渐增加,以有利于肾细胞的修复与再生,并逐渐减少透析次数至停止透析。恢复期无特殊的治疗,避免使用肾毒性的药物。如有需要,应根据肌酐清除率或血肌酐调整用药剂量及给药间期,防止肾毒性的发生。每 1~2 个月查肾功能 1 次,受损肾细胞功能和结构完全恢复正常约半年至 1 年之久。少数重症、病情复杂、年迈的患者,以及原有肾脏病或已有肾功能不全者,肾功能难以恢复,常遗留永久性肾功能损害,甚至需依赖维持性透析生存。

第三节 慢性肾功能不全的药物治疗

临床工作中,及时有效地对原发病进行严格标准治疗、及时干预、积极控制危险因素可明显延缓慢性肾脏疾病发展成为慢性肾衰竭的进度,有效促进病情好转;病程中后期维持定时透析和对症治疗是目前针对肾衰竭的主要治疗措施,在条件具备时也可进行肾移植来改善患者的生活质量。

一、延缓早中期慢性肾衰竭进展的对策

在对肾脏疾病进行性发展的防治中应明确3级预防的基本策略,加强早、中期慢性肾衰竭的预防措施,减少和防止尿毒症的发生。

1. 一级预防(primary prevention)　即对已有的肾脏疾病(如慢性肾小球肾炎,狼疮性肾炎等)或可能引起肾损害的疾病(如糖尿病、高血压病等)进行有效的治疗,防止慢性肾衰竭的发生。

2. 二级预防(secondary prevention)　是指对早、中期的慢性肾功能损伤进行治疗,防止慢性肾衰竭的发生。基本对策如下:

(1)积极治疗原发病:无论 CRF 患者处于临床分期的何阶段,只要医疗上有需要都应当积极治疗原发病。在尿毒症期前的患者,恰当地控制原发病,如免疫性肾炎的免疫炎症反应的减轻,糖尿病者血糖良好的控制,高血压肾病的血压控制等等,不但有助于减轻肾脏的损害,延缓 CRF 的发展,而且也有利于缓解原发病产生的各种不适症状和并发症,提高患者的生活质量。

(2)纠正加速肾脏疾病进展的可逆因素:如治疗全身或尿路感染;解除尿路梗阻;避免使用肾毒性的药物;纠正心力衰竭;纠正酸碱平衡紊乱;戒烟等。控制患者血压、血糖、尿蛋白定量、血肌酐上升幅度、GFR 下降幅度等指标在"理想范围",则延缓 CRF 进展的临床效果将会有所改善。

二、早中期慢性肾衰竭的药物治疗

1. CRF 的营养治疗 CRF 营养治疗中占有重要地位的低蛋白饮食应该达到两个临床目的,即缓解尿毒症症状和保护残存肾功能、延缓肾衰竭进程。因此,营养疗法的原则要求限制饮食蛋白质的摄入量既要符合残存肾功能可耐受的能力,同时又要满足机体必需氨基酸和高能量的需求。

(1)低蛋白饮食:以满足患者营养的需要为原则,不宜限制过严,以免发生营养不良。可根据肾功能的不同分期而采取不同的方案。①肾功能不全代偿期:可采用正常饮食;②肾功能不全失代偿期及肾衰竭期:低蛋白低磷饮食,蛋白质为 $0.5\sim0.6g/(kg \cdot d)$（$35\sim45g$）,磷为 $5\sim10mg/(kg \cdot d)$,另加 α-酮酸或必需氨基酸制剂 $0.1\sim0.15g/(kg \cdot d)$［原因见下（2）、（3）］;③尿毒症期:极低蛋白低磷饮食,蛋白质为 $0.3\sim0.4g/(kg \cdot d)$,磷为 $5\sim8mg/(kg \cdot d)$,另加 α-酮酸或必需氨基酸制剂 $0.1\sim0.2g/(kg \cdot d)$。对糖尿病肾病患者,蛋白摄入量可适当放宽,通常比非糖尿病肾衰竭患者多 $0.05\sim0.1g/(kg \cdot d)$,且应在 GFR$<$15ml/min 时就应开始极低蛋白低磷饮食。

(2)低蛋白饮食加必需氨基酸疗法:低蛋白

饮食同时补充必需氨基酸,可调整体内必需氨基酸与非必需氨基酸的比例,增加人体蛋白合成而不增加氮质代谢产物,不加重肾小球滤过。因此,适用于无明显并发症的 CRF 及维持性血透并伴营养不良者,常用药物有:复合氨基酸(9AA)注射液。由于采用盐酸制剂,部分患者可出现高氯性酸中毒,需用碳酸氢钠纠正,对有肝功能衰竭、高血氨症、严重脱水者不宜使用。

(3)低蛋白加酮酸疗法:α-酮酸是氨基酸的前体,可通过转氨基或氨基化作用转变为相应的氨基酸,使 BUN 下降的更显著,蛋白合成比例增高,同时能降低血磷、碱性磷酸酶及 PTH 水平,延缓肾衰竭的进展速度。常用的药物为 α-酮酸及其复方制剂,其内含 5 种必需氨基酸、5 种 α-酮酸或 α-羟酸,但 5% 的患者长期服用可发生高钙血症,因此应定期监测血钙水平,并谨慎与其他钙制剂合用,有高钙血症者禁用。

2. 纠正水电解质紊乱和酸碱平衡失调

(1)纠正水钠平衡失调:为防止出现水钠潴留,一般患者应限制钠盐的摄入量在 $6\sim8g/d$,有明显水肿高血压者则应更少。也可根据需要使用袢利尿剂(呋塞米、布美他尼等,如呋塞米 $20\sim160mg/$次,$2\sim3g/d$)。但对 CRF 患者($Scr>220\mu mol/L$)不宜使用噻嗪类利尿剂及保钾利尿剂,因此时疗效甚差。对于严重肺水肿急性左心力衰竭者常需及时给予血液透析或持续性血液滤过,以免延误治疗时机。慢性肾衰竭患者的轻、中度低钠血症应在分析其原因后对真性缺钠者谨慎补充钠盐,严重缺钠或失钠性肾炎则应有针对性地纠正低钠状态。

(2)高钾血症的防治:应积极预防高钾血症的发生,$GFR < 25ml/min$ 或 $Scr > 3.5 \sim 4mg/dl$ 时应限制钾的摄入,$GFR < 10ml/min$ 或血清钾 $> 5.5mmol/L$ 时应严格限制钾的摄入。如果出现高钾血症,心电图高钾表现,甚至骨骼肌无力,必须紧急处理。如:①10%的葡萄糖酸钙20ml,缓慢静脉注射;②5%的碳酸氢钠100ml静脉推注,5分钟内注射完;③静脉注射25%~50%的葡萄糖50~100ml及胰岛素6~12U,经上述处理后还应立即透析。

(3)代谢性酸中毒:二氧化碳结合率在13.5mmol/L 以上时,可应用碳酸氢钠 $1 \sim 6g/d$ 分三次口服;如二氧化碳结合率低于13.5mmol/L,尤其伴有昏迷和大呼吸时,应静脉补碱将二氧化碳结合率纠正至 17.1mmol/L。但对于明显心力衰竭者应注意避免心脏负荷加重。如因纠正酸中毒而引起低钙并发手足抽搐可给予 10%的葡萄糖酸钙 10ml 缓慢静脉注射,重度代谢酸中毒应给予透析治疗。

3. 清除肠道毒物　CRF 患者肾脏对多种物质清除率显著下降,因而寻找肾外途径来增加这些物质的清除,以缓解尿毒症症状。通过肠道清除毒物是一种传统的方法,但近年来它的意义不仅局限在缓解尿毒症症状上,同时还具有延缓肾脏疾病进展的作用。常用的药物如:包醛氧淀粉主要是吸附胃肠中氮产物,并通过腹泻将毒物排出体外从而降低 BUN;临床观察慢性肾功能不全患者口服吸附剂 AST-120 后 12～24 个月,可使肾功能减退的速率延缓。上述药物只能用于尿毒症早期或透析患者透析的辅助治疗。当患者合并严重的腹泻、恶心、呕吐或水、电解质失衡时应慎用。中西医结合治疗也常用于肠道清除,大黄灌肠或口服大黄类制剂导至轻度腹泻,具有缓解症状和降低 BUN、血肌酐、血磷的作用,在临床也有应用。

4. 肾功能不全合并其他疾病(高血压、高血脂、贫血等)见相关章节。

第四节　透析患者用药方案调整

肾功能不全患者当 GFR<10ml/min 并出现明显的尿毒症症状,或者血压和水肿难以控制、营养状况开始恶化时就应当开始肾脏替代治疗。肾脏替代治疗的方式有透析和肾移植。透析仅能替代肾脏的一部分排泄功能(如对小分子溶质的清除约相当于正常肾脏的 15%),而不能替代内分泌和代谢功能,因此在透析的同时仍需进行药物治疗。

一、透析患者所使用的药物

血透患者临床用药要严格按医嘱用药。要

尽量减少使用药物种类,并且使用能够达到药效的最低剂量及保证药效的最适给药时间。

(一)透析患者常用药物

1. **磷结合剂**   健康的肾脏可以清除额外的磷,并将其从尿液排出。但是,磷不能通过透析充分地被清除,因而蓄积于血液中,出现高磷血症。长期的高磷血症还会导致心脏、血管的钙化,易出现心力衰竭、心律失常等并发症。

多数腹膜透析患者都服用"磷结合剂"类的钙剂,目的是为了防止过多的磷从胃肠道吸收。注意必须在进食的同时服用,否则无效。但服用量大时易出现高钙血症。

2. **维生素 D**   肾功能发生衰竭时,就会缺乏活性形式的维生素 D。部分透析患者需要服用活性维生素 D,以补充维生素 D 的缺乏,应在晚上睡前服药。目前临床常用的药物是骨化三醇和阿法骨化醇。

3. **铁剂**   铁剂帮助身体合成红细胞。但不要在服用钙剂的同时服用铁剂,因为它们可互相络合而不能发挥药效,也不要在服药的同时饮用茶水,这样会降低药效。宜在两餐中间服用铁剂。

4. **维生素 B 和维生素 C**   腹膜透析患者容易从透析液中丢失水溶性维生素如维生素 B_1、维生素 B_6 和维生素 C。每天补充维生素 C 0.1g,维生素 B_1 和维生素 B_6 各 10mg。

5. **缓泻药**   透析过程中由于饮食及服用

药物的缘故,有时难以保持正常的肠道蠕动而易形成便秘。便秘容易增加腹腔感染的机会,导致腹膜炎的发生;便秘还容易造成腹膜透析液引流不畅。可通过增加食物中纤维素的含量来通便。如果单纯食疗不能解决便秘问题,可使用适当的缓泻药,如开塞露、乳果糖等。

6. 促红细胞生成素(erythropoietin,EPO)正常情况下,肾脏可以产生 EPO 帮助身体合成红细胞。肾衰竭时自身肾脏不能产生足够的EPO,如果没有足够的红细胞,就会发生贫血,贫血会使患者感到疲乏,体能降低。长期贫血会加重心脏负担,影响心脏功能。许多透析患者使用 EPO 以提高身体中红细胞量。EPO 只能采用注射方式给药。

7. 非甾体抗炎药　透析患者有时可出现骨和关节的疼痛或头痛。可以服用非甾体抗炎药来缓解疼痛,如对乙酰氨基酚。除非有医嘱,否则避免服用阿司匹林,因为阿司匹林可以干扰身体的凝血功能,还会刺激胃黏膜。可以使用外用的非甾体抗炎药,如双氯芬酸乳膏等。

(二)透析患者因特殊需要而使用的其他药物

1. 胰岛素　许多糖尿病患者使用胰岛素以降低血糖水平。糖尿病患者通常每天皮下注射胰岛素,腹膜透析患者也可以在灌液前将胰岛素注入透析液袋内,使胰岛素随透析液从腹腔吸收入血从而降低血糖。

2. 肝素　肝素是一种抗凝剂。纤维蛋白

有时可阻塞导管而造成透析液排出困难,使用肝素可减少排出液中的纤维蛋白。进入透析液的肝素会停留在透析液中,不会进入身体。

3. 抗高血压药 水负荷过多是肾衰竭患者高血压的一个主要原因,很多腹膜透析患者随着充分透析和水负荷的纠正,抗高血压药需要逐渐减量,大多数患者甚至不需要再服用抗高血压药。因此,为了更好地控制血压,需要患者每天测量血压,并做记录。以便医师及时调整抗高血压药的使用,防止低血压的发生。

4. 抗菌药物 抗菌药物用于治疗感染。如果患有腹膜炎或创口感染,医师常会用抗菌药物来治疗感染。可以用口服抗菌药物或将抗菌药物注射液注入透析液中。用药前注意询问患者有无药物过敏史。

另外,腹膜透析患者如要在近期内做牙齿或上呼吸道检查操作,要预先告知腹膜透析中心的医师,使用一些抗菌药物以预防感染。

二、透析患者药物的选择以及给药方法的注意事项

(一)药物的选择和给药方法

在选择药物时应注意以下方面:

1. 透析患者可否使用的药物

(1)药效是否可靠;

(2)在考虑到治疗的需要时,同时注意水分、电解质等的负荷是否在允许范围内。

2. 收集透析患者用药后副作用的情况
特别是药物的蓄积、过量给药，以及透析患者特
有的药物动力学变化带来的副作用等。其严重
程度如何，监测指标有哪些(临床症状、药物的
血浆浓度、检查结果等)。

3. 收集透析患者给药时的有关药物动力
学变化的情况

(1)吸收、生物利用度；

(2)体内分布：血浆蛋白结合率，体内分布
容积；

(3)代谢、排泄：排泄途径、血中半衰期；

(4)透析性等。

4. 给药计划、方案　在 2 和 3 的基础上：

(1)确定给药途径：经口服、静脉注射、皮
下、肌内注射等何种给药方法最为合适；

(2)决定给药的时机：饭前、饭后、透析日的
给药等；

(3) 确定首次给药量 (负荷量 loading
dose)：使药物在短时间内达到治疗水平的血中
浓度的首次给药量。

Loading dose$=CV_d/F$

C：目标血中浓度；V_d：表观分布容积；F：生
物利用度。

从以上可以算出首次给药量，除因肾衰竭，
能改变 V_d 和 F 变化的药物以外，一般常用量不
必变化。

(4)确定维持量：为维持由初次给药量得到

的治疗量在血中的浓度,有各种各样的给药方法,以下介绍有代表性的几种:

1)给药间隔延长法

给药间隔=正常给药间隔×肾衰竭时的药物半衰期/正常肾功能的半衰期

2)减少给药量法

给药量=正常给药量×肾衰竭时的药物半衰期/正常肾功能的半衰期

3)Kunin法:肾衰竭时每种药的成人半衰期的半量给药法,不用复杂计算,比较简单。

在治疗上,无论选择何种方法,必须要了解药物浓度在血中怎样地推移,是否达到治疗的需要。各种方法都有其利弊,实际临床上选择何种方法、何种药物比较合适,有时难以判断。所以,将主要药物的药理学参数和透析患者给药时的用法、用量、安全性等集中,以给药表的形式体现,了解了以上提到的内容,参考给药表设定给药计划是比较实际的做法。

(二)给药

根据选定的给药计划进行给药。

(三)对给药的影响进行监测

大多数情况下,不一定能得到预期的药效、药物的血中浓度,甚至还会出现预想不到的副作用,要注意观察药效、不良反应、临床症状、检查结果等,可能的话应对药物的血中浓度进行监测,调整给药计划。

(四)对所用药物必要性的再评价

对使用中的药物要经常进行必要性的再评

价,不需要用的药物要严格控制,及时调整、减量,这一点要时刻铭记。

三、透析患者药物剂量的调整方法

肾脏替代治疗患者的药物清除量等于机体的清除量与替代治疗清除量之和。如果替代治疗清除量较大,除了需要根据肾功能状况调整药物剂量外,还要根据透析的清除量对剂量进行调整或补充。由于血液透析是一种间断治疗,应每次透析后补充被清除的药物;由于腹膜透析是一种持续治疗,应根据机体清除量与腹膜透析清除量之和调整药物剂量和用药间隔。

血液透析过程中药物通过弥散从血中清除,其清除率决定于药物特性、患者特征以及所选择的治疗模式。分子量小于 500 道尔顿(Dalton,D)的药物可以自由通过普通透析膜,蛋白结合率大于 90% 或药物分布容积很大的药物难以通过血液透析清除。高通量透析能清除分子量较大的药物。可通过选择大面积透析器、提高血流速和透析液流速、延长透析时间来提高药物的清除率。对于非蛋白结合的药物,透析清除率可以计算为:

$$透析清除率＝尿素清除率×\frac{60}{药物分子量}$$

而高通量透析时,由于透析器的膜孔径较大,而大多数药物的分子量小于 1500D,因此药物清除主要和药物的分布容积以及蛋白结合率有关,当然也和透析能达到的 K_t/V 有关。由于持续肾脏替代治疗(continuous renal replacement therapy,CRRT)也常常使用高通量滤过器,因此,影响 CRRT 对药物清除的因素和普通高通量透析相似,由于药物清除与尿素清除成比例,因此,可用尿素清除率估计药物清除率。

腹膜透析与血液透析相比,清除药物的能力较低,一般来说,如果血液透析不能清除的药物,腹膜透析也不能清除。腹膜透析的药物清除率可计算为:

$$透析清除率＝尿素清除率×\frac{\sqrt{60}}{\sqrt{药物分子量}}$$

由于药物的分子量各不相同、蛋白结合率也不尽相同,因此难以用单一公式表述单次透析药物的清除量。作为参考,本章选列了一些药物剂量的调整方案,见表 2-2。但是,由于患者的个体差异,并不能说仅仅依照该表进行药物调整就能达到安全、有效。对于治疗窗窄并且毒副作用大的药物,应当及时检测患者对药物的反应,必要时进行血药浓度监测。为了更好地监测血药浓度,一般在用药 4~5 个半衰期后,达到稳态血药浓度时进行。在用药并且药物分布均匀后立即采血可获得血药峰浓度,而在下次用药前采血可获得血药谷浓度,用于判断稳态血药浓度是否在要求的治疗窗,并帮助调整下次给药的间隔和剂量。

表 2-2 肾衰竭及透析患者用药剂量表

中文名	药物	剂量/方法	GFR>50 (ml/min)	GFR10~50 (ml/min)	GFR<10 (ml/min)	HD后补充	CAPD	CRRT
阿卡波糖	acarbose	D	50%~100%	避免	避免	不明	不明	避免
醋丁洛尔	acebutolol	D	100%	50%	30%~50%	不用	不用	50%
对乙酰氨基酚	acetaminophen	I	q4h	q6h	q8h	不用	不用	q6h
乙酰唑胺	acetazolamide	I	q6h	q12h	避免	无资料	无资料	不用
醋磺己脲	acetohexamide	I	避免	避免	避免	不明	不用	避免
乙酰氧肟酸	acetohydroxamic acid	D	100%	100%	避免	不明	不明	不明
乙酰水杨酸	acetylsalicylic acid	I	q4h	q4~6h	避免	HD后补充	不用	q4~6h
阿伐斯汀	acrivastine	D	不明	不明	不明	不明	不明	不明

续表

中文名	药物	剂量/方法	GFR>50 (ml/min)	GFR10~50 (ml/min)	GFR<10 (ml/min)	HD后补充	CAPD	CRRT
无环鸟苷	acyclovir	DI	5mg/kg,q8h	5mg/kg,q12~24h	2.5mg/kg,q24h	HD后补充	2.5mg/kg,q24h	3.5mg/(kg·d)
腺苷	adenosine	D	100%	100%	100%	不用	不用	100%
沙丁胺醇	albuterol	D	100%	75%	50%	不明	不明	75%
双烯丙毒马钱碱	alcuronium	D	避免	避免	避免	不明	不明	避免
阿芬太尼	alfentanil	D	100%	100%	100%	不明	不明	100%
别嘌醇	allopurinol	D	75%	50%	25%	1/2剂量	不明	50%
甲基三唑安定	alprazolam	D	100%	100%	100%	不用	不明	无效
六甲基蜜胺	altretamine	D	不明	不明	不明	无资料	无资料	不明

续表

中文名	药物	剂量/方法	GFR>50 (ml/min)	GFR10~50 (ml/min)	GFR<10 (ml/min)	HD后补充	CAPD	CRRT
金刚烷胺	amantadine	I	q24~48h	q48~72h	q7d	不用	不用	q48~72h
阿米卡星	amikacin	D,I	60%~90%, q12h	30%~70%, q12~18h	20%~30%, q24~48h	2/3剂量	15~20mg/(L·d)	30%~70%, q12~18h
阿米洛利	amiloride	D	100%	50%	避免	不适用	不适用	不适用
胺碘酮	amiodarone	D	100%	100%	100%	不用	不用	100%
阿米替林	amitriptyline	D	100%	100%	100%	不用	不明	无效
氨氯地平	amlodipine	D	100%	100%	100%	不用	不明	100%
阿莫沙平	amoxapine	D	100%	100%	100%	不明	不明	无效
阿莫西林	amoxicillin	I	q8h	q8~12h	q24h	HD后补充	0.25q12h	不适用

续表

中文名	药物	剂量/方法	GFR>50 (ml/min)	GFR10~50 (ml/min)	GFR<10 (ml/min)	HD后补充	CAPD	CRRT
两性霉素	amphotericin	I	q24h	q24h	q24h~36h	不用	q24h~36h	q24h
两性霉素 B 脂质体	amphotericin B lipid	I	q24h	q24h	q24h~36h	不用	q24h~36h	q24h
氨苄西林	ampicillin	I	q6h	q6~12h	q12h~24h	HD后补充	0.25q12h	q6~12h
氨力农	amrinone	D	100%	100%	50%~75%	无资料	无资料	100%
阿尼普酶	anistreplase	D	100%	100%	100%	不明	不明	100%
阿司咪唑	astemizole	D	100%	100%	100%	不明	不明	无效
阿替洛尔	atenolol	D,I	100%,q24h	50%,q48h	30%~50%,q96h	25~50mg	不用	50%,q48h
阿托喹酮	atovaquone		100%	100%	100%	不用	不用	100%

续表

中文名	药物	剂量/方法	GFR>50 (ml/min)	GFR10~50 (ml/min)	GFR<10 (ml/min)	HD后补充	CAPD	CRRT
阿曲库铵	atracurium	D	100%	100%	100%	不明	不明	100%
硫唑嘌呤	azathioprine	D	100%	75%	50%	是	不明	75%
阿奇霉素	azithromycin	D	100%	100%	100%	不用	不用	不用
阿洛西林	azlocillin	I	q4~6h	q6~8h	q8h	HD后补充	q8h	q6~8h
氨曲南	aztreonam	D	100%	50%~75%	25%	0.5 HD 后补充	25%	50%~75%
贝那普利	benazepril	D	100%	50%~75%	25%~50%	不用	不用	50%~75%
苄普地尔	bepridil	D	不明	不明	不明	不用	不用	无资料
倍他米松	betamethasone	D	100%	100%	100%	不明	不明	100%
倍他洛尔	betaxolol	D	100%	100%	50%	不用	不用	100%

续表

中文名	药物	剂量/方法	GFR>50 (ml/min)	GFR10~50 (ml/min)	GFR<10 (ml/min)	HD后补充	CAPD	CRRT
苯扎贝特	bezafibrate	D	70%	50%	25%	不明	不明	50%
比索洛尔	bisoprolol	D	100%	75%	50%	不明	不明	75%
博来霉素	bleomycin	D	100%	75%	50%	不用	不明	75%
波吲洛尔	bopindolol	D	100%	100%	100%	不用	不用	100%
溴苄胺	bretylium	D	100%	25%~50%	25%	不用	不明	25%~50%
溴隐亭	bromocriptine	D	100%	100%	100%	不明	不明	不明
溴苯吡丙胺	brompheniramine	D	100%	100%	100%	不用	不用	无效
布地奈德	budesonide	D	100%	100%	100%	不明	不明	100%
布美他尼	bumetanide	D	100%	100%	100%	不用	不用	不适用

续表

中文名	药物	剂量/方法	GFR>50 (ml/min)	GFR10~50 (ml/min)	GFR<10 (ml/min)	HD后补充	CAPD	CRRT
安非他酮	bupropion	D	100%	100%	100%	不明	不明	无效
丁螺环酮	buspirone	D	100%	100%	100%	不用	不明	无效
白消安	busulfan	D	100%	100%	100%	不明	不明	100%
布托啡诺	butorphanol	D	100%	75%	50%	不明	不明	无效
卷曲霉素	capreomycin	I	q24h	q24h	q48h	HD后补充	不用	q24h
卡托普利	captopril	D,I	100%,q8~12h	75%,q12~18h	50%,q24h	25%~30%	不用	75%,q12~18h
卡马西平	carbamazepine	D	100%	100%	100%	不用	不明	不用
卡比多巴	carbidopa	D	100%	100%	100%	不明	不明	不明
卡铂	carboplatin	D	100%	50%	25%	1/2剂量	不明	50%

续表

中文名	药物	剂量/方法	GFR>50 (ml/min)	GFR10~50 (ml/min)	GFR<10 (ml/min)	HD后补充	CAPD	CRRT
亚硝基脲氮芥	carmustine	D	不明	不明	不明	不明	不明	不明
卡替洛尔	carteolol	D	100%	50%	25%	不明	不用	50%
卡维地洛	carvedilol	D	100%	100%	100%	不用	不用	100%
头孢克洛	cefaclor	D	100%	50%~100%	50%	0.25g HD后补充	HD后 0.25g, q8~12h	不适用
头孢羟氨苄	cefadroxil	I	q12h	q12~24h	q24~48h	0.5~1.0g HD后补充	0.5g/d	不适用
头孢孟多	cefamandole	I	q6h	q6~8h	q12h	不用	不用	100%
头孢唑林	cefazolin	I	q8h	q12h	q24~48h	0.5~1.0g HD后补充	q12h	q12h

续表

中文名	药物	剂量/方法	GFR>50 (ml/min)	GFR10~50 (ml/min)	GFR<10 (ml/min)	HD后补充	CAPD	CRRT
头孢吡肟	cefepime	I	q12h	q16~24h	q24~48h	1.0g HD后补充	q24~48h	不推荐
头孢克肟	cefixime	D	100%	75%	50%	0.3g HD后补充	0.2g, qd	不推荐
头孢甲肟	cefmenoxime	D, I	1.0g, q8h	0.75g, q8h	0.75g, q12h	0.75g HD后补充	0.75g, q12h	0.75g, q8h
头孢美唑	cefmetazole	I	q16h	q24h	q48h	HD后补充	q48h	q24h
头孢尼西	cefonicid	D, I	0.5g/d	0.1~0.5g/d	0.1g/d	不用	不用	不用
头孢哌酮	cefoperazone	D	100%	100%	100%	1.0g HD后补充	不用	不用

续表

中文名	药物	剂量/方法	GFR>50 (ml/min)	GFR10~50 (ml/min)	GFR<10 (ml/min)	HD后补充	CAPD	CRRT
头孢雷特	ceforanide	I	q12h	q12~24h	q24~48h	0.5~1.0g HD后补充	不用	1.0g,qd
头孢噻肟	cefotaxime	I	q6h	q8~12h	q24h	1.0g HD后补充	1g·qd	1.0g,q12h
头孢替坦	cefotetan	D	100%	50%	25%	1.0g HD后补充	1g·qd	0.75g,q12h
头孢西丁	cefoxitin	I	q8h	q8~12h	q24~48h	1.0g HD后补充	1g·qd	q8~12h
头孢泊肟	cefpodoxime	I	q12h	q16h	q24~48h	0.2g HD后补充	q24~48h	不适用

续表

中文名	药物	剂量/方法	GFR>50 (ml/min)	GFR10~50 (ml/min)	GFR<10 (ml/min)	HD后补充	CAPD	CRRT
头孢罗齐	cefprozil	D,I	0.25g,q12h	0.25g,q12~16h	0.25g,q24h	0.25g HD后补充	0.25g,q24h	0.25g,q24h
头孢他啶	ceftazidime	I	q8~12h	q24~48h	q48h	1.0g HD后补充	0.5g,qd	q24~48h
头孢布烯	ceftibuten	D	100%	50%	25%	0.3g HD后补充	25%	50%
头孢唑肟	ceftizoxime	I	q8~12h	q12~24h	q24h	1.0g HD后补充	0.5~1.0g,qd	q12~24h
头孢曲松	ceftriaxone	D	100%	100%	100%	HD后补充	0.75g,q12h	100%

续表

中文名	药物	剂量/方法	GFR>50 (ml/min)	GFR10~50 (ml/min)	GFR<10 (ml/min)	HD后补充	CAPD	CRRT
头孢呋辛	cefuroxime axetil	D	100%	100%	100%	HD后补充	100%	不适用
塞利洛尔	celiprolol	D	100%	100%	75%	不明	不用	100%
头孢氨苄	cephalexin	I	q8h	q12h	q12h	HD后补充	q12h	不适用
头孢噻吩	cephalothin	I	q6h	q6~8h	q12h	HD后补充	1g,q12h	1g,q8h
头孢吡硫	cephapirin	I	q6h	q6~8h	q12h	HD后补充	1g,q12h	1g,q8h
头孢拉定	cephradine	D	100%	50%	25%	HD后补充	25%	不适用
西替利嗪	cetirizine	D	100%	100%	30%	不用	不明	无效
水合氯醛	chloral hydrate	D	100%	避免	避免	不用	不明	无效
苯丁酸氮芥	chlorambucil	D	不明	不明	不明	不明	不明	不明

续表

中文名	药物	剂量/方法	GFR>50 (ml/min)	GFR10~50 (ml/min)	GFR<10 (ml/min)	HD后补充	CAPD	CRRT
氯霉素	chloramphenicol	D	100%	100%	100%	不用	不用	不用
氯氮草盐	chlorazepate	D	100%	100%	100%	不明	不明	无效
氯氮草	chlordiazepoxide	D	100%	100%	50%	不用	不明	100%
氯喹	chloroquine	D	100%	100%	50%	不用	不用	不用
氯苯那敏	chlorpheniramine	D	100%	100%	100%	不用	不明	无效
氯丙嗪	chlorpromazine	D	100%	100%	100%	不用	不用	100%
氯磺丙脲	chlorpropamide	D	50%	避免	避免	不用	不用	避免
氯噻酮	chlorthalidone	I	q24h	q24h	避免	不适用	不适用	不适用
消胆胺	cholestyramine	D	100%	100%	100%	不用	不用	100%

续表

中文名	药物	剂量/方法	GFR>50 (ml/min)	GFR10~50 (ml/min)	GFR<10 (ml/min)	HD后补充	CAPD	CRRT
西苯唑啉	cibenzoline	DI	100%,q12h	100%,q12h	66%,q24h	不用	不用	100%,q12h
西多福韦	cidofovir	D	50%~100%	避免	避免	无资料	无资料	避免
亚胺培南	cilastin	D	100%	50%	避免	避免	避免	避免
西拉普利	cilazapril	D,I	75%,q24h	50%,q24~48h	10%~25%,q72h	不用	不用	50%,q24~48h
西咪替丁	cimetidine	D	100%	50%	25%	不用	不用	50%
西诺沙星	cinoxacin	D	100%	50%	避免	避免	避免	避免
环丙沙星	ciprofloxacin	D	100%	50%~75%	50%	0.25g·q12h	0.25g,q8h	0.2g,q12h
西沙比利	cisapride	D	100%	100%	50%	不明	不明	50%~100%

续表

中文名	药物	剂量/方法	GFR>50 (ml/min)	GFR10~50 (ml/min)	GFR<10 (ml/min)	HD后补充	CAPD	CRRT
顺铂	cisplatin	D	100%	75%	50%	是	不明	75%
克拉屈宾	cladribine	D	不明	不明	不明	不明	不明	不用
克拉霉素	clarithromycin	D	100%	75%	50%~75%	HD后补充	不用	不用
克拉维酸	clavulanic acid	D	100%	100%	50%~75%	HD后补充	50%~75%	100%
克林霉素	clindamycin	D	100%	100%	100%	不用	不用	不用
氯膦酸盐	clodronate	D	不明	不明	避免	不明	不明	不明
氯酚苯嗪	clofazamine	D	100%	100%	100%	不用	不用	无资料
氯贝丁酯	clofibrate	I	q6~12h	q12~18h	避免	不用	不明	q12~18h
氯丙咪嗪	clomipramine	D	不明	不明	不明	不明	不明	无效

续表

中文名	药物	剂量/方法	GFR>50 (ml/min)	GFR10~50 (ml/min)	GFR<10 (ml/min)	HD后补充	CAPD	CRRT
氯硝西泮	clonazepam	D	100%	100%	100%	不用	不明	无效
可乐定	clonidine	D	100%	100%	100%	不用	不用	100%
可待因	codeine	D	100%	75%	50%	不明	不明	75%
秋水仙碱	colchicine	D	100%	100%	50%	不用	不明	100%
考来替泊	colestipol	D	100%	100%	100%	不用	不用	100%
可的松	cortisone	D	100%	100%	100%	不用	不明	100%
环磷酰胺	cyclophosphamide	D	100%	100%	75%	1/2剂量	不明	100%
环丝氨酸	cycloserine	I	q12h	q12~24h	q24h	不用	不用	q12~24h
环孢霉素	cyclosporine	D	100%	100%	100%	不用	不用	100%
阿糖胞苷	cytarabine	D	100%	100%	100%	不明	不明	100%

续表

中文名	药物	剂量/方法	GFR>50 (ml/min)	GFR10~50 (ml/min)	GFR<10 (ml/min)	HD后补充	CAPD	CRRT
氨苯砜	dapsone	D	100%	无资料	无资料	不用	无资料	无资料
柔红霉素	daunorubicin	D	100%	100%	100%	不明	不明	不明
地拉韦啶	delavirdine	D	100%	100%	100%	不用	无资料	100%
去铁胺	desferoxamine	D	100%	100%	100%	不明	不明	100%
去甲丙咪嗪	desipramine	D	100%	100%	100%	不用	不用	无效
地塞米松	dexamethasone	D	100%	100%	100%	不明	不明	100%
地西泮	diazepam	D	100%	100%	100%	不用	不用	100%
二氮嗪	diazoxide	D	100%	100%	100%	不用	不用	100%
双氯芬酸	diclofenac	D	100%	100%	100%	不用	不用	100%
双氯西林	dicloxacillin	D	100%	100%	100%	不用	不用	不适用

续表

中文名	药物	剂量/方法	GFR>50 (ml/min)	GFR10~50 (ml/min)	GFR<10 (ml/min)	HD后补充	CAPD	CRRT
二脱氧肌苷	didanosine	I	q12h	q24h	q24~48h	HD后补充	q24~48h	q24~48h
双氟尼酸	diflunisal	D	100%	50%	50%	不用	不用	50%
洋地黄毒苷	digitoxin	D	100%	100%	50%~75%	不用	不用	100%
地高辛	digoxin	D,I	100%,q24h	25%~75%,q36h	10%~25%,q48h	不用	不用	25%~75%,q36h
地来洛尔	dilevalol	D	100%	100%	100%	不用	不用	不明
地尔硫䓬	diltiazem	D	100%	100%	100%	不用	不用	100%
苯海拉明	diphenhydramine	D	100%	100%	100%	不用	不用	不用
双嘧达莫	dipyridamole	D	100%	100%	100%	不明	不明	无效
地红霉素	dirithromycin	D	100%	100%	100%	不用	不用	100%

续表

中文名	药物	剂量/方法	GFR>50 (ml/min)	GFR10~50 (ml/min)	GFR<10 (ml/min)	HD后补充	CAPD	CRRT
丙吡胺	disopyramide	I	q8h	q12~24h	q24~40h	不用	不用	q12~24h
多巴酚丁胺	dobutamine	D	100%	100%	100%	无资料	无资料	100%
多库铵	doxacurium	D	100%	50%	50%	不明	不明	50%
多沙唑嗪	doxazosin	D	100%	100%	100%	不用	不用	100%
多虑平	doxepin	D	100%	100%	100%	不用	不用	100%
阿霉素	doxorubicin	D	100%	100%	100%	不用	不明	100%
多西环素	doxycycline	D	100%	100%	100%	不用	不用	100%
二羟丙茶碱	dyphylline	D	75%	50%	25%	1/3剂量	不明	50%
依那普利	enalapril	D	100%	75%~100%	50%	20%~25%	不用	75%~100%

续表

中文名	药物	剂量/方法	GFR>50 (ml/min)	GFR10~50 (ml/min)	GFR<10 (ml/min)	HD 后补充	CAPD	CRRT
表阿霉素	epirubicin	D	100%	100%	100%	不用	不明	100%
红霉素	erythromycin	D	100%	100%	50%~75%	不用	不用	不用
舒乐安定	estazolam	D	100%	100%	100%	不明	不明	无效
利尿酸	ethacrynic acid	I	q8~12h	q8~12h	避免	不用	不用	不适用
乙胺丁醇	ethambutol	I	q24h	q24~36h	q48h	HD 后补充	q48h	q24~36h
乙氯维诺	ethchlorvynol	D	100%	避免	避免	不用	不用	无效
乙硫异烟胺	ethionamide	D	100%	100%	50%	不用	不用	不明
乙琥胺	ethosuximide	D	100%	100%	100%	不用	不明	不明
依托度酸	etodolac	D	100%	100%	100%	不用	不用	100%

续表

中文名	药物	剂量/方法	GFR>50 (ml/min)	GFR10~50 (ml/min)	GFR<10 (ml/min)	HD后补充	CAPD	CRRT
依托咪酯	etomidate	D	100%	100%	100%	不明	不明	100%
足叶乙苷	etoposide	D	100%	75%	50%	不用	不明	75%
泛昔洛韦	famciclovir	I	100%	q12~48h	50%，q48h	HD后补充	无资料	q12~48h
法莫替丁	famotidine	D	50%	25%	10%	不用	不用	25%
法扎溴铵	fazadinium	D	100%	100%	100%	不明	不明	100%
非洛地平	felodipine	D	100%	100%	100%	不用	不用	100%
非诺洛芬	fenoprofen	D	100%	100%	100%	不用	不用	100%
芬太尼	fentanyl	D	100%	75%	50%	不适用	不适用	无效
非索非那定	fexofenadine	I	q12h	q12~24h	q24h	不明	不明	q12~24h

续表

中文名	药物	剂量/方法	GFR>50 (ml/min)	GFR10~50 (ml/min)	GFR<10 (ml/min)	HD后补充	CAPD	CRRT
氟卡尼	flecainide	D	100%	100%	50%~75%	不用	不用	100%
氟罗沙星	fleroxacin	D	100%	50%~75%	50%	0.4g,HD后补充	0.4g,qd	不适用
氟康唑	fluconazole	D	100%	100%	100%	0.2g,HD后补充	100%	100%
氟胞嘧啶	flucytosine	I	q12h	q16h	q24h	HD后补充	0.5~1.0g,qd	q16h
氟达拉滨	fludarabine	D	100%	75%	50%	不明	不明	75%
氟马西尼	flumazenil	D	100%	100%	100%	不用	不明	无效
氟桂嗪	flunarizine	D	100%	100%	100%	不用	不用	不用

续表

中文名	药物	剂量/方法	GFR>50 (ml/min)	GFR10~50 (ml/min)	GFR<10 (ml/min)	HD后补充	CAPD	CRRT
氟尿嘧啶	fluorouracil	D	100%	100%	100%	HD后补充	不明	100%
氟西汀	fluoxetine	D	100%	100%	100%	不明	不明	无效
氟西泮	flurazepam	D	100%	100%	100%	不用	不明	无效
氟布洛芬	flurbiprofen	D	100%	100%	100%	不用	不用	100%
氟他胺	flutamide	D	100%	100%	100%	不明	不明	不明
氟伐他汀	fluvastatin	D	100%	100%	100%	不明	不明	100%
氟伏沙明	fluvoxamine	D	100%	100%	100%	不用	不明	无效
膦甲酸	foscarnet	D	28mg/kg	15mg/kg	6mg/kg	HD后补充	6mg/kg	15mg/kg
福辛普利	fosinopril	D	100%	100%	75%~100%	不用	不用	100%

中文名	药物	剂量/方法	GFR>50 (ml/min)	GFR10~50 (ml/min)	GFR<10 (ml/min)	HD后补充	CAPD	CRRT
呋塞米	furosemide	D	100%	100%	100%	不用	不用	不适用
加巴喷丁	gabapentin	D,I	0.4g,tid	0.3g,q12~24h	0.3g,qd	0.3g起始,维持量0.2~0.3g	不适用	0.3g,q12~24h
加拉碘铵	gallamine	D	75%	避免	避免	不适用	不适用	避免
更昔洛韦	ganciclovir	I	q12h	q24~48h	q48~96h	HD后补充	q48~96h	2.5mg/(kg·d)
吉非贝齐	gemfibrozil	D	100%	100%	100%	不用	不明	100%
庆大霉素	gentamicin	D,I	60%~90%, q8~12h	30%~70%, q12h	20%~30%,	2/3剂量	3~4mg/L/d	30%~70%, q12h
格列波脲	glibornuride	D	不明	不明	不明	不明	不明	避免

续表

中文名	药物	剂量/方法	GFR>50 (ml/min)	GFR10~50 (ml/min)	GFR<10 (ml/min)	HD后补充	CAPD	CRRT
格列齐特	gliclazide	D	不明	不明	不明	不明	不明	避免
格列吡嗪	glipizide	D	100%	100%	100%	不明	不明	避免
格列本脲	glyburide	D	不明	避免	避免	不用	不用	避免
硫代苹果酸金钠	gold sodium thi-omalate	D	50%	避免	避免	不用	不用	避免
灰黄霉素	griseofulvin	D	100%	100%	100%	不用	不用	不用
胍那苄	guanabenz	D	100%	100%	100%	不明	不明	100%
胍那决尔	guanadrel	I	q12h	q12~24h	q24~48h	不明	不明	q12~24h
胍乙啶	guanethidine	I	q24h	q24h	q24~36h	不明	不明	避免

续表

中文名	药物	剂量/方法	GFR>50 (ml/min)	GFR10~50 (ml/min)	GFR<10 (ml/min)	HD后补充	CAPD	CRRT
胍法辛	guanfacine	D	100%	100%	100%	不用	不用	100%
氟哌啶醇	haloperidol	D	100%	100%	100%	不用	不用	100%
肝素	heparin	D	100%	100%	100%	不用	不用	100%
环己烯巴比妥	hexobarbital	D	100%	100%	100%	不用	不明	无效
盐酸肼苯哒嗪	hydralazine	I	q8h	q8h	q8~16h	不用	不用	q8h
氢化可的松	hydrocortisone	D	100%	100%	100%	不用	不明	100%
羟基脲	hydroxyurea	D	100%	50%	20%	不明	不明	50%
羟嗪	hydroxyzine	D	100%	不明	不明	100%	100%	100%
布洛芬	ibuprofen	D	100%	100%	100%	不用	不用	100%

续表

中文名	药物	剂量/方法	GFR>50 (ml/min)	GFR10~50 (ml/min)	GFR<10 (ml/min)	HD后补充	CAPD	CRRT
伊达比星	idarubicin		不明	不明	不明	不明	不明	不明
异磷酰胺	ifosfamide	D	100%	100%	75%	不明	不明	100%
伊洛前列素	iloprost	D	100%	100%	50%	不明	不明	100%
亚胺培南	imipenem	D	100%	50%	25%	HD后补充	25%	50%
丙咪嗪	imipramine	D	100%	100%	100%	不用	不用	无效
吲达帕胺	indapamide	D	100%	100%	避免	不用	不用	不适用
茚地那韦	indinavir	D	100%	100%	100%	不用	100%	无资料
吲哚布芬	indobufen	D	100%	50%	25%	不明	不明	无效
吲哚美辛	indomethacin	D	100%	100%	100%	不用	不用	100%

续表

中文名	药物	剂量/方法	GFR>50 (ml/min)	GFR10~50 (ml/min)	GFR<10 (ml/min)	HD后补充	CAPD	CRRT
胰岛素	insulin	D	100%	75%	50%	不用	不用	75%
异丙托铵	ipratropium	D	100%	100%	100%	不用	不用	100%
异烟肼	isoniazid	D	100%	100%	50%	HD后补充	50%	50%
异山梨醇	isosorbide	D	100%	100%	100%	10~20mg	不用	100%
依拉地平	Isradipine	D	100%	100%	100%	不用	不用	100%
伊曲康唑	Itraconazole	D	100%	100%	50%	0.1g·q12~24h	0.1g,q12~24h	0.1g,q12~24h
卡那霉素	kanamycin	D,I	60%~90%, q8~12h	30%~70%, q12h	20%~30%, q24~48h	2/3剂量	15~20mg/L/d	30%~70%, q12h
氯胺酮	ketamine	D	100%	100%	100%	不明	不明	100%

续表

中文名	药物	剂量/方法	GFR>50 (ml/min)	GFR10~50 (ml/min)	GFR<10 (ml/min)	HD后补充	CAPD	CRRT
酮舍林	ketanserin	D	100%	100%	100%	不用	不用	100%
酮康唑	ketoconazole	D	100%	100%	100%	不用	不用	不用
酮洛芬	ketoprofen	D	100%	100%	100%	不用	不用	100%
酮咯酸	ketorolac	D	100%	50%	50%	不用	不用	50%
拉贝洛尔	labetalol	D	100%	100%	100%	不用	不用	100%
拉米夫定	lamivudine	D,I	100%	50~150mg, qd	25mg, qd	HD后补充	25mg, qd	50~150mg, qd
拉莫三嗪	lamotrigine	D	100%	100%	100%	不明	不明	100%
兰索拉唑	lansoprazole	D	100%	100%	100%	不明	不明	不明
左旋多巴	levodopa	D	100%	100%	100%	不明	不明	100%

续表

中文名	药物	剂量/方法	GFR>50 (ml/min)	GFR10~50 (ml/min)	GFR<10 (ml/min)	HD后补充	CAPD	CRRT
左氧氟沙星	levofloxacin	D	100%	50%	25%~50%	25%~50%	25%~50%	50%
利多卡因	lidocaine	D	100%	100%	100%	不用	不用	100%
林可霉素	lincomycin	I	q6h	q6~12h	q12~24h	不用	不用	不适用
赖诺普利	lisinopril	D	100%	50%~75%	25%~50%	20%	不用	50%~75%
胰岛素类似物	lispro insulin	D	100%	75%	50%	不用	不用	不用
碳酸锂	lithium carbonate	D	100%	50%~75%	25%~50%	HD后补充	不用	50%~75%
洛美沙星	lomefloxacin	D	100%	50%~75%	50%	50%	50%	不适用
洛拉卡比	loracarbef	I	q12h	q24h	q3~5d	HD后补充	q3~5d	q24h
劳拉西泮	lorazepam	D	100%	100%	100%	不用	不明	100%

续表

中文名	药物	剂量/方法	GFR>50 (ml/min)	GFR10~50 (ml/min)	GFR<10 (ml/min)	HD后补充	CAPD	CRRT
氯沙坦	losartan	D	100%	100%	100%	不明	不明	100%
洛伐他汀	lovastatin	D	100%	100%	100%	不明	不明	100%
低分子肝素	low-molecular-weight heparin	D	100%	100%	50%	不明	不明	100%
麦普替林	maprotiline	D	100%	100%	100%	不明	不明	无效
甲氯芬那酸	meclofenamic acid	D	100%	100%	100%	不用	不用	100%
甲芬那酸	mefenamic acid	D	100%	100%	100%	不用	不用	100%
甲氟喹	mefloquine	D	100%	100%	100%	不用	不用	100%
苯丙氨酸氮芥	melphalan	D	100%	75%	50%	不明	不明	75%

续表

中文名	药物	剂量/方法	GFR>50 (ml/min)	GFR10~50 (ml/min)	GFR<10 (ml/min)	HD后补充	CAPD	CRRT
哌替啶	meperidine	D	100%	75%	50%	避免	不用	避免
甲丙氨酯	meprobamate	I	q6h	q9~12h	q12~18h	不用	不明	无效
美罗培南	meropenem	D,I	0.5g,q6h	0.25g~0.5g,q12h	0.25g~0.5g,q24h	HD后补充	0.25g~0.5g,q24h	0.25g~0.5g,q12h
奥西那林	metaproterenol	D	100%	100%	100%	不明	不明	100%
二甲双胍	metformin	D	50%	25%	避免	不明	不明	避免
美沙酮	methadone	D	100%	100%	50%~75%	不用	不用	无效
乌洛托品扁桃酸盐	methenamine mandelate	D	100%	避免	避免	不适用	不适用	不适用

续表

中文名	药物	剂量/方法	GFR>50 (ml/min)	GFR10~50 (ml/min)	GFR<10 (ml/min)	HD后补充	CAPD	CRRT
甲氧西林	methicillin	I	q4~6h	q6~8h	q8~12h	不用	不用	q6~8h
他巴唑	methimazole	D	100%	100%	100%	不明	不明	100%
甲氨蝶呤	methotrexate	D	100%	50%	避免	是	不用	50%
甲基多巴	methyldopa	I	q8h	q8~12h	q12~24h	0.25g	不用	q8~12h
甲泼尼龙	methylpred-nisolone	D	100%	100%	100%	是	不明	100%
甲氧氯普胺	metoclopramide	D	100%	75%	50%	不用	不明	50%~75%
甲筒箭毒	metocurine	D	75%	50%	50%	不明	不明	50%
美托拉宗	metolazone	D	100%	100%	100%	不用	不用	不适用
美托洛尔	metoprolol	D	100%	100%	100%	50mg	不用	100%

续表

中文名	药物	剂量/方法	GFR>50 (ml/min)	GFR10~50 (ml/min)	GFR<10 (ml/min)	HD后补充	CAPD	CRRT
甲硝唑	metronidazole	D	100%	100%	50%	HD后补充	50%	100%
美西律	mexiletine	D	100%	100%	50%~75%	不用	不用	不用
美洛西林	mezlocillin	I	q4~6h	q6~8h	q8h	不用	不用	q6~8h
咪康唑	miconazole	D	100%	100%	100%	不用	不用	不用
咪达唑仑	midazolam	D	100%	100%	50%	不适用	不适用	无效
米多君	midodrine	D	5~10mg, q8h	5~10mg, q8h	不明	5mg, q8h	无资料	5~10mg, q8h
米格列醇	miglitol	D	50%	避免	避免	不明	不明	避免
米力农	milrinone	D	100%	100%	50%~75%	无资料	无资料	100%
美满霉素	minocycline	D	100%	100%	100%	不用	不用	100%

续表

中文名	药物	剂量/方法	GFR>50 (ml/min)	GFR10～50 (ml/min)	GFR<10 (ml/min)	HD后补充	CAPD	CRRT
米诺地尔	minoxidil	D	100%	100%	100%	不用	不用	100%
丝裂霉素 C	mitomycin C	D	100%	100%	75%	不明	不明	不明
米托蒽醌	mitoxantrone	D	100%	100%	100%	不明	不明	100%
米伐克衣	nivacurium	D	100%	50%	50%	不明	不明	不明
莫雷西嗪	moricizine	D	100%	100%	100%	不用	不用	100%
吗啡	morphine	D	100%	75%	50%	不用	不明	75%
拉氧头孢	moxalactam	I	q8～12h	q12～24h	q24～48h	HD后补充	q24～48h	q12～24h
萘丁美酮	nabumetone	D	100%	100%	100%	不用	不用	100%
N-乙酰半胱氨酸	n-acetylcysteine	D	100%	100%	75%	不明	不明	100%

续表

中文名	药物	剂量/ 方法	GFR>50 (ml/min)	GFR10~50 (ml/min)	GFR<10 (ml/min)	HD后补充	CAPD	CRRT
纳多洛尔	nadolol	D	100%	50%	25%	40mg	不用	50%
萘夫西林	nafcillin	D	100%	100%	100%	不用	不用	100%
萘啶酸	nalidixic acid	D	100%	避免	避免	避免	避免	不适用
纳洛酮	naloxone	D	100%	100%	100%	不适用	不适用	100%
萘普生	naproxen	D	100%	100%	100%	不用	不用	100%
萘法唑酮	nefazodone	D	100%	100%	100%	不明	不明	无效
那非那韦	nelfinavir		无资料	无资料	无资料	无资料	无资料	无资料
新斯的明	neostigmine	D	100%	50%	25%	不明	不明	50%
奈替米星	netilmicin	D,I	50%~90%, q8~12h	20%~60%, q12h	10%~20%, q24~48h	2/3剂量	3~4mg/ L/d	20%~ 60%, q12h

续表

中文名	药物	剂量/方法	GFR>50 (ml/min)	GFR10~50 (ml/min)	GFR<10 (ml/min)	HD后补充	CAPD	CRRT
奈韦拉平	nevirapine	D	100%	100%	100%	不用	100%	100%
尼卡地平	nicardipine	D	100%	100%	100%	不用	不用	100%
烟酸	nicotinic acid	D	100%	50%	25%	不明	不明	50%
硝苯地平	nifedipine	D	100%	100%	100%	不用	不用	100%
尼莫地平	nimodipine	D	100%	100%	100%	不用	不用	100%
尼索地平	nisoldipine	D	100%	100%	100%	不用	不用	100%
硝西泮	nitrazepam	D	100%	100%	100%	不明	不明	无效
呋喃妥因	nitrofurantoin	D	100%	避免	避免	不适用	不适用	不适用
硝酸甘油	nitroglycerine	D	100%	100%	100%	无资料	无资料	100%

续表

中文名	药物	剂量/方法	GFR>50 (ml/min)	GFR10~50 (ml/min)	GFR<10 (ml/min)	HD后补充	CAPD	CRRT
硝普钠	nitroprusside	D	100%	100%	100%	不用	不用	100%
亚硝基脲	nitrosoureas	D	100%	75%	25%~50%	不用	不明	不明
尼扎替丁	nizatidine	D	75%	50%	25%	不明	不用	50%
诺氟沙星	norfloxacin	I	q12h	q12~24h	避免	不适用	不适用	不适用
去甲替林	nortriptyline	D	100%	100%	100%	不用	不用	无效
氧氟沙星	ofloxacin	D	100%	50%	25%~50%	0.1g,Bid	25%~50%	0.3g,qd
奥美拉唑	omeprazole	D	100%	100%	100%	不明	不明	不明
昂丹司琼	ondansetron	D	100%	100%	100%	不明	不明	100%
邻甲苯海拉明	orphenadrine	D	100%	100%	100%	不明	不明	无效

续表

中文名	药物	剂量/方法	GFR>50 (ml/min)	GFR10~50 (ml/min)	GFR<10 (ml/min)	HD后补充	CAPD	CRRT
毒毛花苷 G	ouabain	I	q12~24h	q24~36h	q36~48h	不用	不用	q24~36h
奥沙普秦	oxaproxin	D	100%	100%	100%	不用	不用	100%
奥沙米特	oxatomide	D	100%	100%	100%	不用	不用	无效
奥沙西泮	oxazepam	D	100%	100%	100%	不用	不明	100%
奥卡西平	oxcarbazepine	D	100%	100%	100%	不明	不明	不明
紫杉醇	paclitaxel	D	100%	100%	100%	不明	不明	100%
洋库溴铵	pancuronium	D	100%	50%	避免	不明	不明	50%
帕罗西丁	paroxetine	D	100%	50%~75%	50%	不明	不明	无效
对氨基水杨酸 PAS	PAS	D	100%	50%~75%	50%	HD后补充	50%	50%~75%

续表

中文名	药物	剂量/方法	GFR>50 (ml/min)	GFR10~50 (ml/min)	GFR<10 (ml/min)	HD后补充	CAPD	CRRT
喷布洛尔	penbutolol	D	100%	100%	100%	不用	不用	100%
青霉胺	penicillamine	D	100%	避免	避免	1/3 剂量	不明	避免
青霉素 G	penicillin G	D	100%	75%	25%~50%	HD后补充	20%~50%	75%
青霉素 V 钾	penicillin VK	D	100%	100%	100%	HD后补充	100%	不适用
喷他脒	pentamidine	I	q24h	q24~36h	q48h	不用	不用	不用
喷他佐辛	pentazocine	D	100%	75%	50%	不用	不明	75%
戊巴比妥	pentobarbital	D	100%	100%	100%	不用	不明	100%
喷托普利	pentopril	D	100%	50%~75%	50%	不明	不明	50%~75%
己酮可可碱	pentoxifylline	D	100%	100%	100%	不明	不明	100%

续表

中文名	药物	剂量/方法	GFR>50 (ml/min)	GFR10~50 (ml/min)	GFR<10 (ml/min)	HD后补充	CAPD	CRRT
甲氟哌酸	perfloxacin	D	100%	100%	100%	不用	不用	100%
培哚普利	perindopril	D	100%	75%	50%	25%~50%	不明	75%
苯乙肼	phenelzine	D	100%	100%	100%	不明	不明	无效
苯巴比妥	phenobarbital	I	q8~12h	q8~12h	q12~16h	HD后补充	1/2剂量	q8~12h
保泰松	phenylbutazone	D	100%	100%	100%	不用	不用	100%
苯妥英	phenytoin	D	100%	100%	100%	不用	不用	不用
吲哚洛尔	pindolol	D	100%	100%	100%	不用	不用	100%
哌库溴铵	pipecuronium	D	100%	50%	25%	不明	不明	50%
哌拉西林	piperacillin	I	q4~6h	q6~8h	q8h	HD后补充	q8h	q6~8h

续表

中文名	药物	剂量/方法	GFR>50 (ml/min)	GFR10~50 (ml/min)	GFR<10 (ml/min)	HD后补充	CAPD	CRRT
吡咯他尼	piretanide	D	100%	100%	100%	不用	不用	不适用
吡罗昔康	piroxicam	D	100%	100%	100%	不用	不用	100%
光辉霉素	plicamycin	D	100%	75%	50%	不明	不明	不明
普伐他汀	pravastatin	D	100%	100%	100%	不明	不明	100%
普拉西泮	prazepam	D	100%	100%	100%	不明	不明	无效
哌唑嗪	prazosin	D	100%	100%	100%	不用	不用	100%
氢化泼尼松	prednisolone	D	100%	100%	100%	是	不明	100%
泼尼松	prednisone	D	100%	100%	100%	不用	不明	100%
伯氨喹	primaquine	D	100%	100%	100%	不用	不用	100%

续表

中文名	药物	剂量/方法	GFR>50 (ml/min)	GFR10~50 (ml/min)	GFR<10 (ml/min)	HD后补充	CAPD	CRRT
扑米酮，麦苏林	primidone	I	q8h	q8~12h	q12~24h	1/3剂量	不明	不明
丙磺舒	probenecid	D	100%	避免	避免	避免	不明	避免
普罗布考	probucol	D	100%	100%	100%	不明	不用	100%
普鲁卡因胺	procainamide	I	q4h	q6~12h	q8~24h	0.2g	不用	q6~12h
异丙嗪	promethazine	D	100%	100%	100%	不明	不明	100%
普罗帕酮	propafenone	D	100%	100%	100%	不用	不用	100%
普鲁泊福	propofol	D	100%	100%	100%	不明	不明	100%
右旋丙氧芬	propoxyphene	D	100%	100%	避免	不用	不用	无效

续表

中文名	药物	剂量/方法	GFR>50 (ml/min)	GFR10~50 (ml/min)	GFR<10 (ml/min)	HD后补充	CAPD	CRRT
普萘洛尔	propranolol	D	100%	100%	100%	不用	不用	100%
丙硫氧嘧啶	propylthiouracil	D	100%	100%	100%	不明	不明	100%
普罗替林	protryptyline	D	100%	100%	100%	不用	不用	无效
吡嗪酰胺	pyrazinimide	D	100%	避免	避免	避免	避免	避免
吡啶斯的明	pyridostigmine	D	50%	35%	20%	不明	不明	35%
乙胺嘧啶	pyrimethamine	D	100%	100%	100%	不用	不用	不用
夸西泮	quazepam	D	不明	不明	不明	不明	不明	无效
喹那普利	quinapril	D	100%	75%~100%	75%	25%	不用	75%~100%
奎尼丁	quinidine	D	100%	100%	75%	0.1~0.2g	不用	100%
奎宁	quinine	I	q8h	q8~12h	q24h	HD后补充	q24h	q8~12h

续表

中文名	药物	剂量/方法	GFR>50 (ml/min)	GFR10~50 (ml/min)	GFR<10 (ml/min)	HD后补充	CAPD	CRRT
雷米普利	ramipril	D	100%	50%~75%	25%~50%	20%	不用	50%~75%
雷尼替丁	ranitidine	D	75%	50%	25%	1/2剂量	不用	50%
利血平	reserpine	D	100%	100%	避免	不用	不用	100%
利巴韦林	ribavirin	D	100%	100%	50%	HD后补充	50%	100%
利福布汀	rifabutin	D	100%	100%	100%	不用	不用	100%
利福平	rifampin	D	100%	50%~100%	50%~100%	不用	50%~100%	50%~100%
利托那韦	ritonavir	D	100%	100%	100%	不用	100%	100%
沙奎那韦	saquinavir	D	100%	100%	100%	不用	100%	100%

续表

中文名	药物	剂量/方法	GFR>50 (ml/min)	GFR10~50 (ml/min)	GFR<10 (ml/min)	HD后补充	CAPD	CRRT
司可巴比妥	secobarbital	D	100%	100%	100%	不用	不用	无效
舍曲林	sertraline	D	100%	100%	100%	不明	不明	无效
辛伐他汀	simvastatin	D	100%	100%	100%	不明	不明	100%
丙戊酸钠	sodium valproate	D	100%	100%	100%	不用	不用	不用
索他洛尔	sotalol	D	100%	30%	15%~30%	80mg	不用	30%
司帕沙星	sparfloxacin	D,I	100%	50%~75%	50%,q48h	50%,q48h	无资料	50%~75%
壮观霉素	spectinomycin	D	100%	100%	100%	不用	不用	不用
螺内酯	spironolactone	I	q6~12h	q12~24h	避免	不适用	不适用	避免

续表

中文名	药物	剂量/方法	GFR>50 (ml/min)	GFR10~50 (ml/min)	GFR<10 (ml/min)	HD后补充	CAPD	CRRT
司他夫定	stavudine	D,I	100%	50%,q12~24h	50%,q24h	HD后补充	无资料	50%,q12~24h
链激酶	streptokinase	D	100%	100%	100%	不适用	不适用	100%
链霉素	streptomycin	I	q24h	q24~72h	q72~96h	1/2剂量	20~40mg/L/d	q24~72h
链脲霉素	streptozotocin	D	100%	75%	50%	不明	不明	不明
琥珀酰胆碱	succinylcholine	D	100%	100%	100%	不明	不明	100%
舒芬太尼	sufentanil	D	100%	100%	100%	不明	不明	100%
舒巴坦	sulbactam	I	q6~8h	q12~24h	q24~48h	HD后补充	0.75g~1.5g,qd	0.75g,q12h

续表

中文名	药物	剂量/方法	GFR>50 (ml/min)	GFR10~50 (ml/min)	GFR<10 (ml/min)	HD后补充	CAPD	CRRT
磺胺甲噁唑	sulfamethoxazole	I	q12h	q18h	q24h	1g, HD后补充	1g/d	q18h
磺吡酮	sulfinpyrazone	D	100%	100%	避免	不用	不用	100%
磺胺异噁唑	sulfisoxazole	I	q6h	q8~12h	q12~24h	2g, HD后补充	3g/d	不适用
舒林酸	sulindac	D	100%	100%	100%	不用	不用	100%
磺曲苯	sulotroban	D	50%	30%	10%	不明	不明	不明
他莫昔芬	tamoxifen	D	100%	100%	100%	不明	不明	100%
他唑巴坦	tazobactam	D	100%	75%	50%	1/3剂量	50%	75%
替考拉宁	teicoplanin	I	q24h	q48h	q72h	q72h	q72h	q48h

续表

中文名	药物	剂量/方法	GFR>50 (ml/min)	GFR10~50 (ml/min)	GFR<10 (ml/min)	HD后补充	CAPD	CRRT
替马西泮	temazepam	D	100%	100%	100%	不用	不用	无效
替尼泊苷	teniposide	D	100%	100%	100%	不用	不用	100%
特拉唑嗪	terazosin	D	100%	100%	100%	不明	不明	100%
特布他林	terbutaline	D	100%	50%	避免	不用	不明	50%
特非那定	terfenadine	D	100%	100%	100%	不用	不用	无效
四环素	tetracycline	I	q8~12h	q12~24h	q24h	不用	不用	q12~24h
茶碱	theophylline	D	100%	100%	100%	1/2剂量	不明	100%
噻嗪类	thiazides	D	100%	100%	避免	不适用	不适用	不适用
硫喷妥	thiopental	D	100%	100%	75%	不适用	不适用	无效
替卡西林	ticarcillin	D,I	1~2g,q4h	1~2g,q8h	1~2g,q12h	3g,HD后补充	1~2g,q12h	1~2g,q8h

续表

中文名	药物	剂量/方法	GFR>50 (ml/min)	GFR10~50 (ml/min)	GFR<10 (ml/min)	HD后补充	CAPD	CRRT
噻氯匹啶	ticlopidine	D	100%	100%	100%	不明	不明	100%
噻吗洛尔	timolol	D	100%	100%	100%	不用	不用	100%
妥布霉素	tobramycin	D,I	60%~90%, q8~12h	30%~70%, q12h	20%~30%, q24~48h	2/3剂量	3~4mg/L/d	30%~70%, q12h
妥卡尼	tocainide	D	100%	100%	50%	0.2g	不用	100%
妥拉磺脲	tolazamide	D	100%	100%	100%	不明	不明	避免
甲磺丁脲	tolbutamide	D	100%	100%	100%	不用	不用	避免
托尔米丁	tolmetin	D	100%	100%	100%	不用	不用	100%
托吡酯	topiramate	D	100%	50%	25%	不明	不明	50%

续表

中文名	药物	剂量/方法	GFR>50 (ml/min)	GFR10~50 (ml/min)	GFR<10 (ml/min)	HD后补充	CAPD	CRRT
拓扑替康	tototecan	D	75%	50%	25%	不明	不明	50%
托拉塞米	torsemide	D	100%	100%	100%	不用	不用	无效
止血环酸	tranexamic acid	D	50%	25%	10%	不明	不明	不明
反苯环丙胺	tranylcypromine	D	不明	不明	不明	不明	不明	无效
氯哌三唑酮	trazodone	D	100%	不明	不明	不明	不明	无效
曲安西龙	triamcinolone	D	100%	100%	100%	不明	不明	100%
氨苯蝶啶	triamterene	I	q12h	q12h	避免	不适用	不适用	避免
三唑仑	triazolam	D	100%	100%	100%	不用	不用	无效
苯海索	trihexyphenidyl	D	不明	不明	不明	不明	不明	不明

续表

中文名	药物	剂量/方法	GFR>50 (ml/min)	GFR10~50 (ml/min)	GFR<10 (ml/min)	HD后补充	CAPD	CRRT
三甲双酮	trimethadione	I	q8h	q8~12h	q12~24h	不明	不明	q8~12h
甲氧苄氨嘧啶	trimethoprim	I	q12h	q18h	q24h	HD后补充	q24h	q18h
三甲曲沙	trimetrexate	D	100%	50%~100%	避免	无资料	无资料	无资料
三甲丙咪嗪	trimeprimine	D	100%	100%	100%	不用	不用	无效
曲吡那敏	tripelennamine	D	不明	不明	不明	不明	不明	无效
曲普利定	triprolidine	D	不明	不明	不明	不明	不明	无效
筒箭毒碱	tubocurarine	D	75%	50%	避免	不明	不明	50%
尿激酶	urokinase	D	不明	不明	不明	不明	不明	不明

续表

中文名	药物	剂量/方法	GFR>50 (ml/min)	GFR10~50 (ml/min)	GFR<10 (ml/min)	HD后补充	CAPD	CRRT
万古霉素	vancomycin	D,I	0.5g,q6~12h	0.5g,q24~48h	0.5g,q48~96h	0.5g,48~96h	0.5g,q48~96h	0.5g,q24~48h
维库溴铵	vecuronium	D	100%	100%	100%	不明	不明	100%
文拉法辛	venlafaxine	D	75%	50%	50%	不用	不明	无效
维拉帕米	verapamil	D	100%	100%	100%	不用	不用	100%
阿糖腺苷	vidarabine	D	100%	100%	75%	HD后补充	75%	100%
氨己烯酸	vigabatrin	D	100%	50%	25%	不明	不明	50%
长春碱	vinblastine	D	100%	100%	100%	不明	不明	100%
长春新碱	vincristine	D	100%	100%	100%	不明	不明	100%
长春瑞宾	vinorelbine	D	100%	100%	100%	不明	不明	100%

续表

中文名	药物	剂量/方法	GFR>50 (ml/min)	GFR10~50 (ml/min)	GFR<10 (ml/min)	HD后补充	CAPD	CRRT
华法林	warfarin	D	100%	100%	100%	不用	不用	不用
扎鲁司特	zafirlukast	D	100%	100%	100%	不明	不明	100%
扎西他滨	zalcitabine	I	100%	q12h	q24h	HD后补充	无资料	q12h
齐多夫定 (AZT)	zidovudine (AZT)	D,I	0.2g·q8h	0.2g·q8h	0.1g,q8h	0.1g·q8h	0.1g·q8h	0.1g·q8h
齐留通	zileuton		100%	100%	100%	不用	不明	100%

HD:血液透析;CAPD:持续不卧床腹膜透析;CRRT:连续肾脏替代治疗;D:调整用药剂量;I:调整用药间隔;DI:调整剂量或用药间隔。

注:该表译自 Aronoff GR. Drug dosing in chronic kidney disease//Pereira BJG, Saegh MH, Blake P. Chronic Kidney Disease, Dialysis & Transplantation. Philadelphia. W. B. Sauders Company. 2005;pp857-867

第五节 肾移植患者用药方案调整

肾移植是肾功能不全最理想的治疗方法，故凡是肾功能不全发展至终末期，均可用肾移植治疗。一般来说患者应先做一段时间的透析，待病情稳定并符合相关条件后可考虑接受肾移植手术，同时也要根据患者的不同病情结合药物进行治疗，本节仅重点介绍肾移植时免疫抑制剂的调整，透析时药物的调整详见本章第四节。肾移植患者若移植肾成活，可替代病肾大部分功能，患者生活质量提高。但为了提高肾移植存活率，临床上应严格选择合适的患者。

一、肾移植患者的用药特点

1. 用药种类多 肾移植患者除了使用多种免疫抑制剂外，还同时使用抗高血压药、抗感染药、胃黏膜保护剂、利尿药以及一些中成药等，这就不可避免地存在药物的相互作用，也易引起药物的不良反应。

2. 免疫抑制剂应用时需要进行血药浓度监测 免疫抑制剂可以有效地抑制肾移植术后的排斥反应，明显提高移植器官的存活率。但由于免疫抑制剂的血药浓度和其抑制作用的强度相关，也与药源性肾脏、肝脏的损害相关，血药浓度过高易引起肝肾毒性，过低则发生排斥反应;免疫抑制剂的毒性反应与器官移植排斥反应在临床表现上有相似之处,不易鉴别;同时免疫抑制剂的治疗窗窄,体内代谢过程存在较大差异,年龄、体重、胃肠道功能、遗传因素、环境因素和药物间的相互作用等诸多因素均可以影响药物的代谢。因此,肾移植术后的患者,在常规应用免疫抑制剂时,需要定期监测血药浓度,根据监测结果调整给药剂量,从而提高用药的有效性和安全性。

3. 用药期间影响因素多 患者的生理病理状态、用药时间与频度、药物剂型及制剂质量、合并用药、饮食等均可能使药物的血药浓度上升或下降,影响免疫抑制剂的疗效,甚至引发药物中毒或排斥反应等严重后果。

二、免疫抑制剂的应用

(一)基础免疫抑制剂的应用

根据免疫抑制剂在临床肾移植的作用地位不同可分为基础免疫抑制剂和辅助免疫抑制剂。基础免疫抑制剂经过长期的循证医学已经证明其安全可靠,其药物本身的特性、药代动力学、作用机制及其相关副作用已经基本清楚,移植受者可以单独使用且必须使用,只要基础免疫抑制剂保证了足够的药物浓度,一般不会发生严重的排斥反应。基础免疫抑制剂主要为钙调磷酸酶抑制剂,其中又以环孢素 A(cyclosporine A, CsA) 和他克莫司 (tacrolimus, 又名

FK506)为代表。

1.CsA　在肾移植时趋向于采用较低的剂量 $10\sim14mg/(kg\cdot d)$,并根据希望达到特定的血浆、血清或全血浓度而逐渐调整。环孢素A 的主要消除途径是通过胆汁排泄到粪便中。正如预期那样,必须对肝功能障碍患者的剂量进行调整。只有很少的一部分(6%)环孢素 A 和代谢物出现在尿中,所以肾功能不全的患者不需要进行剂量调整。

2. 他克莫司　他克莫司的推荐剂量是 $0.15\sim0.3mg/(kg\cdot d)$,间隔 12 小时服药一次。他克莫司主要在小肠吸收,其口服生物利用度约为 25%,在患者之间和患者自身不同情况下均存在很大的变异。他克莫司主要通过胆汁排泄至粪便中而消除。肝功能不全的患者需要调整剂量,尿液中的他克莫司极少,肾功能不全不会导致血药浓度改变;因此,肾功能不全的患者不需要进行剂量的调整。

(二)辅助免疫抑制剂的应用

1. 抑制嘌呤合成类药物　抑制嘌呤合成药物的代表主要有硫唑嘌呤(Aza)和霉酚酸酯(MMF),其中 MMF 含有活性成分霉酚酸(MPA)。口服治疗剂量的 MMF 后,MPA 在1 小时内达到最大浓度。几乎全部的药物(>99%)都出现在血浆中。MPA 的免疫抑制效果是与游离 MPA 有关而不是与总药物浓度相关。慢性肾衰竭时游离 MPA 浓度急剧升高超过了免疫抑制的需要,而总 MPA 浓度仍处于治疗范围内。鉴于以上原因,血清或血浆 MPA 浓度用于常规的 MPA 治疗的药物监测是必要的。MMF 的剂量则是根据所监测的浓度作相应的调整。

2. 抑制咪唑合成类药物 抑制咪唑合成类药物主要有咪唑立宾(MZR)。MZR 能选择性抑制淋巴细胞增殖,对体液及细胞免疫反应均有抑制作用,其骨髓抑制作用较 Aza 轻,临床上也较少观察到肝、肾毒性作用,但应用 MZR 的器官移植术后患者易出现比较严重的消化道症状。MZR 可以取代 Aza 或 MMF,与 CsA 或 FK506 组成联合用药方案。MZR 主要在日本使用,近年来国内开始应用于临床,仍需通过系统观察来积累临床经验。

3. 雷帕霉素(rapamycin) 雷帕霉素是近年来开始应用于临床的一种大环内酯类新型免疫抑制剂,主要通过胆汁和粪便消除。它与 CsA 或 FK506 联用可产生明显的协同作用,并可减少它们的用量,从而减少 CsA、FK506 的肝、肾毒性作用。对于已经确诊或疑诊移植术后慢性移植物功能不良的患者,可以使用雷帕霉素联合 MMF 的方案,此种联合用药方案无明显的肝、肾毒性,不良反应少,成为一种更为低毒的新联合治疗方案。

(三)生物制剂的应用

生物制剂常用作诱导期治疗,也可用于临

床上较难处理的排斥反应的治疗,主要包括各种抗体制剂,目前应用于临床的主要包括 2 类,即多克隆抗淋巴细胞制剂和单克隆制剂如抗 IL-2 受体的单克隆抗体和抗 CD3 细胞的单克隆抗体。

(四)糖皮质激素类药物的应用

肾上腺糖皮质激素类药物是临床上最常用的免疫抑制剂。移植术后头三天激素的冲击治疗、术后长期口服激素等已经成为国内外器官移植医生的经典治疗方案,特别对于移植术后急性排斥反应发生时,应用激素冲击治疗可以逆转大部分的急性排斥反应。但是长期应用激素治疗所带来的副作用也是不可忽视的,如高血脂、高血压、糖尿病、股骨头坏死、抗感染能力下降、皮肤毛发增多等等。随着移植医生的经验积累,目前国际上整体倾向于减少激素的剂量或在配伍方案中逐渐撤除激素。

三、免疫抑制剂的选用方案

肾移植手术目前已成为治疗终末期肾病的常规手术,术后患者用药复杂,往往需要终身服用免疫抑制剂,而且合并用药多,移植术并发症多。因此,如何选用治疗方案,既能减少药物不良反应,又能防止排斥反应、提高患者生存质量,是临床十分关注的问题。

各种免疫抑制剂方案的选择要基于以下两大方面:①疗效最佳、副作用最小,避免因免疫抑制过度导致感染、其他脏器功能损害等;②药物之间的相互作用。

(一)常用免疫抑制剂用量

1. 甲泼尼龙(MP) 6mg/kg,自手术当天起使用,每天1次,静脉滴注,连续3天,术后第4天起改为口服泼尼松(Pred),2mg/(kg·d),晨起顿服,逐渐递减,至术后第1个月末为0.5mg/(kg·d),3个月时为20mg/d,6个月时为15mg/d,1年时为5~12.5mg/d。

2. CsA 于血肌酐降至300μmol/L以下时加用,起始剂量为8mg/(kg·d),每天2次,口服,根据全血CsA浓度指导用药。

3. Aza 手术当天口服,5mg/(kg·d),3天后改为1~2mg/kg并维持之。

4. MMF 于移植当天口服1.0g,术后1.0g/d,分2次口服。

5. FK506 术后第1天起口服,0.3mg/(kg·d),其后按全血中药物浓度调整用药:1个月时浓度控制在10~20μg/L,2~3个月时为5~15μg/L,6个月以上为5~10μg/L。

肾移植术后的同种异体免疫反应是多途径、多机制共同作用的结果,而各类免疫抑制剂的作用机制又不尽相同,因此联合用药也就成了必然。药物联用在有效的抗排斥同时,降低了单药剂量,减少了毒副反应,同时也尽量避免了耐药的发生。到目前为止,联合用药还没有公认的最佳方案,常用的是CsA(或他克莫司)

加霉酚酸酯(或硫唑嘌呤)加糖皮质激素三联疗法。生物免疫抑制剂一般不作为基础用药,主要用于移植术前的免疫抑制诱导用药和移植后急性排斥反应的治疗。

(二)免疫抑制剂采取联合用药,优势互补

目前国内外最常用的方案是以 CsA、钙调磷酸酶抑制剂(CNI)为基础的三联免疫抑制方案,即 CsA 或他克莫司(FK506)＋辅助药物之一,如硫唑嘌呤(AZa)、霉酚酸酯(MMF)、西罗莫司(SRL)或咪唑立宾(MRZ)＋糖皮质激素。联合用药的目的是最大限度抑制排斥反应,尽可能减少药物毒、副作用,优势互补。

由于 CsA 和 FK506 具有相似的免疫抑制作用,但药物副反应不同,因此可根据患者的不同情况在两者间相互转换。应当由 CsA 转换为 FK506 的情况:①CsA 无法控制的难治性排斥反应;②发生肝损害,既往感染过 HBV 的患者,和(或)肝功能不全(包括各型慢性肝炎);③难以控制的高血压和高脂血症;④严重的多毛症或齿龈增生;⑤发生慢性移植物功能不全,可试用 FK506 替代 CsA。应当由 FK506 转换为 CsA 的情况:①发生移植后糖耐量异常或移植后新发糖尿病;②有 FK506 相关末梢神经损害表现和(或)并发症。近年来,以 FK506 为基础的治疗方案由于具有相对较少的肾毒性和更强的免疫抑制作用,已在全球范围内得到逐步推广。

随着新型免疫抑制剂不断出现,三联用药方案也在不断变化。除上述组合外,当病理证实 CNI 导致患者出现肾损害时,可使用 SRL＋MMF＋激素三联组合方案,其主要目的是发挥每一种药物的免疫抑制功效,同时降低各自毒、副作用。此外,尚有报道采用撤除激素或 CNI 的两联方案,其优点是避免糖尿病等激素并发症或 CNI 肾毒性引起的慢性移植物功能不全,缺点是部分免疫抑制不足的患者可能发生急、慢性排斥反应。诱导治疗现已广泛应用于免疫高危患者中,诱导治疗期间通常是四联用药。

联合用药原则是免疫抑制剂应用中的普遍共识,事实证明无论采用何种联合方式,均有单一用药无可比拟的优势。

(三)活体肾移植受者术后免疫抑制药物的调整

目前,有报道活体肾移植受者术后因免疫抑制药物剂量不足引起的急性排斥反应发生率约在 5% 左右。免疫抑制药物组合方案较多,但由于个体差异较大,具体药物怎么调整,哪一种方案最优,不能一概而论。以 CsA 为例,国内有移植专家推荐:

1. 两条单倍体相同的同胞间活体移植,术后 3 个月 CsA 剂量为尸体肾移植的 2/3,3 个月后减为 1/2。

2. HLA 仅一半相同的活体移植,CsA 起始剂量同尸体肾移植,3 个月后减为 2/3。

3. HLA 完全不匹配的亲属肾移植，CsA 的剂量同尸体肾移植。

4. 同卵孪生之间的移植不需要使用免疫抑制药物。

当然，以上 CsA 剂量只能作为参考，肾移植受者应定期行血常规、肝肾功能及环孢素浓度监测，根据情况调整剂量。由于我国的国情与家庭结构特点，大部分供者年龄偏大，有效肾单位及 GFR 下降，我们要在防止排斥反应发生的同时尽量减少免疫抑制药物的用量，从而降低药物引起的肾毒性，提高移植肾的长期存活。

参考文献

1. 毕增祺. 慢性肾功能衰竭——临床防治与理论基础. 北京:中国协和医科大学出版社,2003:412.

2. 蒋季杰,范亚平. 现代肾病学. 北京:人民军医出版社,2001,753-830.

3. 比尔斯(BEERS. M. H)主编. 薛纯良主译. 默克诊疗. 北京:人民卫生出版社,2000:2168-2173.

4. 布郎沃德等主编. 王德炳主译. 哈里森内科学. 第15版. 北京:人民卫生出版社,2003:1895-1906.

5. 叶任高,李青,孙林,等. 现代肾脏病治疗学. 南昌:江西科技出版社,2000:747-766.

6. 袁伟杰,崔若兰. 现代肾脏病药物治疗学. 北京:人民军医出版社,2001:379-386.

7. 丁国华,王学玉. 肾内科住院医师手册. 北京:科学技术文献出版社,2005:220-235.

8. 叶任高,李幼姬,刘冠贤. 临床肾脏病学. 北京:人民卫生出版社,2008:530-586.

9. 邹和群,赖德源,张欣洲.实用临床肾脏病学.北京:中国医药科技出版社,2001:946-980.

10. 孙世澜.肾功能衰竭诊断治疗学.北京:人民军医出版社,2001:423-484.

11. 中华医学会.临床诊疗指南肾病学分册.北京:人民卫生出版社,2011:204-279.

12. 复旦大学上海医学院.《实用内科学》编委会.陈灏珠.实用内科学.北京:人民卫生出版社,2009:2187-2203.

13. 刘自林.安徽省药学(中、初级)专业技术资格考试应试指南.合肥:安徽大学出版社,2005:170-172.

14. 佐中孜,秋叶隆.透析疗法:最新透析疗法——专家解疑.庞宝珍,李林雪,编译.北京:军事医学科学出版社,2000:232-254.

15. 王海燕.肾脏病学.第3版.北京:人民卫生出版社,2008:2267-2291.

16. 黄欣,许冬梅.肾病药物治疗学.北京:化学工业出版社,2010:417-449.

17. 李炎唐,张玉海.新世纪肾脏移植学.北京:军事医学科学出版社,2001:200.

18. 王海燕.肾脏病学.第3版.北京:人民卫生出版社,2008:2133-2138.

19. 陆琳,主译.药物监测方法.治疗性用药与药物滥用.北京:人民卫生出版社,2011:103-107.

(唐丽琴　方玉婷)

第三章
肾功能不全患者的常用治疗药物

第一节 糖皮质激素类药物

　　糖皮质激素属于类固醇激素（甾体激素），按作用时间可分为短效、中效与长效三类，其主要特点见表3-1。生理剂量糖皮质激素在体内作用广泛，不仅为糖、蛋白质、脂肪代谢的调控所必需，且具有调节钾、钠和水代谢的作用，对维持机体内外环境平衡起重要作用。药理剂量糖皮质激素主要有抗炎、免疫抑制、抗毒和抗休克等作用，在临床适用范围广，其在治疗肾脏系统疾病中主要用于肾功能不全、原发性肾病综合征、多种肾小球肾炎和部分间质性肾炎等疾病的治疗。

　　长期应用糖皮质激素可引起一系列不良反应，其严重程度与用药剂量及用药时间成正比，主要有：①医源性库欣综合征，如向心性肥胖、满月脸、皮肤紫纹瘀斑、类固醇性糖尿病（或已有糖尿病加重）、骨质疏松、自发性骨折或骨坏死、女性多毛月经紊乱或闭经不孕、男性阳痿、出血倾向等;②诱发或加重细菌、病毒和真菌等各种感染;③诱发或加剧胃十二指肠溃疡,甚至造成消化道大出血或穿孔;④高血压、充血性心力衰竭和动脉粥样硬化、血栓形成;⑤高脂血症,尤其是高甘油三酯血症;⑥肌无力、肌肉萎缩、伤口愈合迟缓;⑦激素性青光眼、激素性白内障;⑧精神症状如焦虑、兴奋、欣快或抑郁、失眠、性格改变,严重时可诱发精神失常、癫痫发作;⑨儿童长期应用影响生长发育等。

表 3-1　常用糖皮质激素类药物比较

类别	药物	水盐代谢(比值)	糖代谢(比值)	抗炎作用(比值)	等效剂量(mg)	血浆半衰期(min)	作用持续时间(h)
短效	氢化可的松	1.0	1.0	1.0	20.00	90	8～12
	可的松	0.8	0.8	0.8	25.00	30	8～12
中效	泼尼松	0.8	4.0	3.5	5.00	60	12～36
	泼尼松龙	0.8	4.0	4.0	5.00	200	12～36
	甲泼尼龙	0.5	5.0	5.0	4.00	180	12～36
	曲安西龙	0	5.0	5.0	4.00	>200	12～36
长效	地塞米松	0	20.0～30.0	30.0	0.75	100～300	36～54
	倍他米松	0	20.0～30.0	25.0～35.0	0.60	100～300	36～54

注:表中水盐代谢、糖代谢、抗炎作用的比值均以氢化可的松为1计;等效剂量以氢化可的松为标准计。

一、氢化可的松

(一)药理学

氢化可的松原为天然糖皮质激素,现已人工合成。抗炎作用为可的松的 1.25 倍,还具有免疫抑制、抗毒和抗休克作用等。此外,也有一定程度的盐皮质激素活性,具有保水、保钠及排钾作用。该药血浆 $t_{1/2}$ 约为 1.5 小时,但其生物学作用的 $t_{1/2}$ 为 8~12 小时。血中 90% 以上的氢化可的松与血浆蛋白相结合。大多数代谢产物结合成葡糖醛酸酯,极少量以原形经尿排泄。

(二)适应证

结缔组织病、系统性红斑狼疮、严重的支气管哮喘、皮肌炎、血管炎等过敏性疾病,急性白血病,恶性淋巴瘤等疾病。

(三)用法用量

1. 氢化可的松注射液　每次 100~200mg,与 0.9% 氯化钠注射液或 5% 葡萄糖注射液 500ml 混合均匀后静脉滴注。

2. 醋酸氢化可的松注射液　用于结核性脑膜炎、胸膜炎、关节炎、腱鞘炎、急慢性扭伤、肌腱劳损等。摇匀后供关节注射,每次 1~2ml(每 1ml 内含药 25mg)。

3. 注射用氢化可的松琥珀酸钠　50mg 或 100mg(按氢化可的松计算)。临用时,以生理盐水或 5% 葡萄糖注射液稀释后静脉滴注或肌内注射。

4. 醋酸氢化可的松片　用于肾上腺皮质功能减退的替代治疗、类风湿关节炎、风湿性发热、痛风、支气管哮喘等。每次 1 片,1 日 1～2 次,口服。

(四)注意事项

1. 其乙醇溶液注射剂及氢化可的松琥珀酸钠可用于静脉滴注。但该药醇溶液,在中枢抑制或肝功能不全的患者应尽可能不用,尤其是大剂量时。

2. 下列情况避免使用　对糖皮质激素类药物过敏;严重精神病史;癫痫;活动性消化性溃疡;新近胃肠吻合术后;骨折;创伤修复期;单纯疱疹性角、结膜炎及溃疡性角膜炎、角膜溃疡;严重高血压;严重糖尿病;未能控制的感染(如水痘、真菌感染);活动性肺结核;较严重的骨质疏松;妊娠初期及产褥期;寻常型银屑病。但是,若有必须用糖皮质激素类药物才能控制疾病,挽救患者生命时,如果合并上述情况,可在积极治疗原发疾病、严密监测上述病情变化的同时,慎重使用糖皮质激素类药物。

3. 下列情况慎用　库欣综合征、动脉粥样硬化、肠道疾病或慢性营养不良的患者及近期手术后的患者慎用;急性心力衰竭、糖尿病、有精神病倾向、青光眼、高脂蛋白血症、高血压、重症肌无力、严重骨质疏松、消化性溃疡病、妊娠及哺乳期妇女应慎用,感染性疾患必须与有效的抗菌药物合用,病毒性感染患者慎用;儿童慎用。

4. 其他

(1)防止交叉过敏,对某一种糖皮质激素类药物过敏者也可能对其他糖皮质激素过敏。

(2)使用该药时可酌情采取如下措施:低钠高钾高蛋白饮食;补充钙剂和维生素 D;加服预防消化性溃疡及出血等不良反应的药物;如有感染应同时应用抗菌药物以防感染扩散及加重。

(3)应注意该药和其他药物之间的相互作用:使用巴比妥酸盐、卡马西平、苯妥英、扑米酮或利福平等药物,可能会增强代谢并降低全身性皮质激素的作用;相反,口服避孕药或利托那韦可以升高皮质激素的血药浓度。皮质激素与排钾利尿药(如噻嗪类)合用,可以造成过度失钾;皮质激素和非甾体类消炎药物合用时,消化道出血和溃疡的发生率高。

二、泼尼松

(一)药理学

泼尼松具有抗炎、抗过敏、抗风湿和免疫抑制作用,能抑制结缔组织的增生,降低毛细血管壁和细胞膜的通透性,减少炎性渗出,并能抑制组胺及其他毒性物质的形成与释放。还能促进蛋白质分解转变为糖,减少葡萄糖的利用。因而使血糖及肝糖原都增加,可出现糖尿病,同时增加胃液分泌,增进食欲。当严重中毒性感染时,与大量抗菌药物配合使用,可有良好的降温、抗毒、抗炎、抗休克及促进症状缓解作用。其水钠潴留及排钾作用比可的松小,抗炎及抗过敏作用较强,不良反应较少,故比较常用。

该药须在肝内将 11 位酮基还原为 11 位羟基后显示药理活性,生理半衰期为 60 分钟。体内分布以肝中含量最高,依次为血浆、脑脊液、胸水、腹水、肾,在血中该药大部分与血浆蛋白结合,游离型和结合型的代谢物自尿中排出,部分以原形排出,小部分可经乳汁排出。

(二)适应证

参见氢化可的松。

(三)用法用量

1. 补充替代疗法 1 次 5～10mg,一日 10～60mg,口服,早晨起床后服用 2/3,下午服用 1/3。

2. 抗炎 1 日 5～60mg,口服,剂量及病程因病种及病情不同而异。根据皮质激素昼夜分泌的节律,采用隔日 1 次给药法,以减少不良反应。

3. 自身免疫性疾病 每日 40～60mg,口服,病情稳定后可逐渐减量。

4. 过敏性疾病 每日 20～40mg,口服,症状减轻后减量,每隔 1～2 日减少 5mg。

5. 防止器官移植排异反应 一般在术前 1～2 天开始每日口服 100mg,术后一周改为每日 60mg,以后逐渐减量。

6. 治疗急性白血病、恶性肿瘤 每日口服

60～80mg,症状缓解后减量。

(四)注意事项

1. 已长期应用该药的患者,在手术时及术后3～4日内常须酌增用量,以防皮质功能不足。一般外科患者应尽量不用,以免影响伤口的愈合。

2. 该药及可的松均需经肝脏代谢活化为泼尼松龙或氢化可的松才有效,故肝功能不全者不宜应用。

3. 该药因其盐皮质激素活性很弱,故不适用于原发性肾上腺皮质功能不全症。

三、泼尼松龙

(一)药理学

泼尼松龙疗效与泼尼松相当,抗炎作用较强、水盐代谢作用很弱,故不适用于原发性肾上腺皮质功能不全症,因其不需经肝代谢而起作用故可用于肝功能不全者。口服易从胃肠道吸收,1～2小时血药浓度达峰,$t_{1/2}$约为4小时,在血中大部分与血浆蛋白结合,游离和结合型代谢物自尿中排出,部分以原形排出,少量可经乳汁排出。生物半衰期介于氢化可的松和地塞米松之间。

(二)适应证

用于过敏性与自身免疫性疾病。

(三)用法用量

1. 口服　成人开始1日15～40mg(根据

病情),需要时可用到 60mg 或一日 0.5~1mg/kg,发热患者分 3 次服用,体温正常者每日晨起一次顿服。病情稳定后逐渐减量,维持量 5~10mg,视病情而定。儿童开始用量 1mg/kg。

2. 肌内注射 1 日 10~30mg。

3. 静脉滴注 1 次 10~25mg,溶于 5%~10% 葡萄糖溶液 500ml 中应用。

4. 关节腔或软组织内注射(混悬液) 1 次 5~50mg,用量依关节大小而定,应在无菌条件下操作,以防引起感染。

5. 滴眼 一次 1~2 滴,一日 2~4 次,治疗开始的 24~48 小时,剂量可酌情加大至每小时 2 滴,注意不宜过早停药。

四、甲泼尼龙

(一)药理学

抗炎作用较强,对钠潴留作用微弱,作用同泼尼松。甲泼尼龙醋酸酯混悬剂分解缓慢,作用持久,可供肌肉、关节腔内注射。甲泼尼龙琥珀酸钠为水溶性,可供肌内注射或静脉滴注。

在体内,胆碱酯酶迅速将甲泼尼龙琥珀酸钠水解为游离的甲泼尼龙。在体内,甲泼尼龙与清蛋白及皮质素转运蛋白形成弱的、可解离的结合,结合型甲泼尼龙约为 40%~90%。以 20 分钟静脉滴注甲泼尼龙 30mg/kg,或以 30~60 分钟静脉滴注甲泼尼龙 1g,约 15 分钟后血浆峰浓度接近 $20\mu g/ml$。静脉推注甲泼尼龙 40mg,约 25 分钟后血浆峰浓度达到 42～47µg/100ml。肌内推注甲泼尼龙 40mg,约 120 分钟后血浆峰浓度达到 34µg/100ml。肌内注射后的血浆峰浓度低于静脉注射,但肌内注射后血浆药物水平持续时间较长,因此两种给药方法可给予等量的甲泼尼龙。甲泼尼龙琥珀酸钠的血浆半衰期为 2.3～4 小时,且与给药方法无关。

甲泼尼龙属中效糖皮质激素,其生物半衰期为 12～36 小时。糖皮质激素的细胞内活性使得它们的血浆半衰期与药理半衰期有显著差异。即使在血浆中已检测不到糖皮质激素,其药理活性仍持续存在。糖皮质激素抗炎活性的持续时间与下丘脑-垂体-肾上腺(HPA)轴被抑制的时间相同。甲泼尼龙与可的松同样经肝脏代谢,主要代谢产物为 20-羟基甲泼尼龙。这些代谢产物以葡萄糖醛酸盐、硫酸盐和非结合型化合物的形式随尿液排出。

(二)适应证

用于抗炎治疗风湿性疾病、肌原疾病、皮肤疾病、过敏状态、眼部疾病、胃肠道疾病、呼吸道疾病、水肿状态;免疫抑制治疗、休克、内分泌失调等。

(三)用法用量

1. 口服　开始 1 日 16～24mg,分 2 次,维持量 1 日 4～8mg。

2. 关节腔内及肌内注射　1 次 10～40mg。

用于危重病情作为辅助疗法时,推荐剂量是30mg/kg,将已溶解的药物与5%葡萄糖注射液、生理盐水注射液或二者混合后至少静脉输注30分钟。此剂量可于48小时内,每4～6小时重复一次。

3. 冲击疗法　每日1g,静脉注射,使用1～4天;或每月1g,静脉注射,使用6个月。

4. 系统性红斑狼疮　每日1g,静脉注射,使用3天。

5. 多发性硬化症　每日1g,静脉注射,使用3天或5天。

6. 肾小球肾炎、狼疮性肾炎　每日1g,静脉注射,使用3、5或7天。

(四)注意事项

1. 注射液在紫外线和荧光下易分解破坏,故应避光,其他注意事项同泼尼松。

2. 全身性霉菌感染禁用。

五、地塞米松

(一)药理学

地塞米松的抗炎作用及控制皮肤过敏的作用比泼尼松更显著,而对水钠潴留和促进排钾作用较轻微,对垂体-肾上腺皮质轴的抑制作用较强。血浆蛋白结合率低,生物$t_{1/2}$约为190分钟,组织$t_{1/2}$约为3日。肌内注射地塞米松磷酸钠或醋酸地塞米松,分别于1或8小时血药浓度达峰。

(二)适应证

用于过敏性与自身免疫性炎症性疾病。多用于结缔组织病、活动性风湿病、类风湿关节炎、红斑狼疮、严重支气管哮喘、严重皮炎、溃疡性结肠炎、急性白血病等,也用于某些严重感染及中毒、恶性淋巴瘤的综合治疗。片剂还用于某些肾上腺皮质疾病的诊断。

(三)用法用量

1. 口服　每日 $0.75 \sim 3mg$,每日 $2 \sim 4$ 次;维持剂量每日 $0.75mg$。

2. 静脉给药　一般剂量静脉注射每次 $2 \sim 20mg$;静脉滴注时,应以 5% 葡萄糖注射液稀释,可 $2 \sim 6$ 小时重复给药至病情稳定,但大剂量连续给药一般不超过 72 小时。还可用于缓解恶性肿瘤所致的脑水肿,首剂静脉推注 $10mg$,随后每 6 小时肌内注射 $4mg$,一般 $12 \sim 24$ 小时患者可有所好转,$2 \sim 4$ 天后逐渐减量,$5 \sim 7$天停药。对不宜手术的脑肿瘤,首剂静脉推注 $50mg$,以后每 2 小时重复给予 $8mg$,数天后再减至每天 $2mg$,分 $2 \sim 3$ 次静脉给予。

3. 鞘内给药　用于鞘内注射每次 $5mg$,间隔 $1 \sim 3$ 周注射一次;关节腔内注射一般每次 $0.8 \sim 4mg$,按关节腔大小而定。

六、倍他米松

(一)药理学

药理作用与地塞米松同,但抗炎作用较地

塞米松等均强。该药极易由消化道吸收,其血浆 $t_{1/2}$ 为 190 分钟,组织 $t_{1/2}$ 为 3 日。该药血浆蛋白结合率较其他皮质激素类药物为低。

(二)适应证

用于治疗活动性风湿病、类风湿关节炎、红斑性狼疮、严重支气管哮喘、严重皮炎、急性白血病等,也用于某些感染的综合治疗。

(三)用法用量

1. 口服 成人开始每日 0.5～2mg,分次服用。维持量为每日 0.5～1mg。

2. 肌内注射、静脉注射或静脉滴注用倍他米松磷酸钠 用于危重患者的抢救。

第二节 免疫抑制剂

免疫抑制剂现已广泛用于防治器官与组织移植的排异反应,效果比较肯定。对自身免疫性疾病(如肾病综合征、慢性肾小球肾炎)的疗效,尤其是长期疗效,尚难肯定,一般可以暂时缓解症状,延缓病变的进展,但不能根治。本节主要简述目前常用的免疫抑制剂的药理学、适应证、用法用量、不良反应及有关注意事项等。

一、硫唑嘌呤

(一)药理学

硫唑嘌呤是 6-巯嘌呤的咪唑衍生物,进入人体后迅速分解为 6-巯嘌呤和甲基硝化咪唑。

6-巯嘌呤可迅速通过细胞膜,并在细胞内转化为几种硫代嘌呤类似物,导致嘌呤合成障碍。进而抑制核酸的生物合成,及向脱氧核糖核酸(DNA)链内掺入硫代嘌呤类似物,而导致DNA破坏,阻止参与免疫识别和免疫放大的细胞的增殖。该药对 T 淋巴细胞的抑制作用较强。

硫唑嘌呤的肠吸收较 6-巯基嘌呤为佳,口服吸收良好,进入体内后很快被分解为 6-巯基嘌呤,然后再分解代谢而生成多种氧化的和甲基化的衍生物,随尿排出体外,24 小时尿中排泄量为 50%～60%,48 小时内大便排出 12%,血中浓度低,服药后 1 小时达最高浓度,3～4小时血中浓度降低一半,用药后 2～4 天方有明显疗效。

(二)适应证

1. 急慢性白血病,对慢性粒细胞型白血病近期疗效较好,作用快,但缓解期短。

2. 器官移植时抑制排斥反应 如肾移植、心脏移植及肝移植。

3. 多系统的自身免疫性疾病 如系统性红斑狼疮、皮肌炎、多肌炎、系统性血管炎、类风湿关节炎、白塞综合征/自身免疫性溶血性贫血、特发性血小板减少性紫癜、慢性活动性肝炎、溃疡性结肠炎、天疱疮及类天疱疮等。

4. 甲状腺功能亢进。

5. 其他 后天性溶血性贫血、慢性非特异性溃疡性结肠炎、局限性肠炎、多发性神经根炎、狼疮性肾炎、增殖性肾炎、Wegener 氏肉芽肿等。

(三)用法用量

1. 口服   每日 1.5~4mg/kg，一日 1 次或分次口服。

2. 异体移植   每日 2~5mg/kg，一日 1 次或分次口服。

3. 白血病   每日 1.5~3mg/kg，一日 1 次或分次口服。

(四)不良反应

较巯嘌呤相似但毒性稍轻，可致骨髓抑制、肝功能损害、恶心、呕吐、畸胎，亦可发生皮疹，偶见肌萎缩等。

(五)注意事项

1. 已知对该药高度过敏的患者、肝功能差者、孕妇禁用，患有次黄嘌呤-鸟嘌呤-磷酸核糖转移酶缺乏综合征(累-奈综合征，Lesch-Nyhan syndrome)的患者慎用。

2. 用药期间严格检查血常规，老年患者宜采用推荐剂量范围的下限量，并注意观察。

3. 与别嘌醇合用能增加该药的疗效与毒性，故该药剂量应减至原剂量的 1/4。

4. 该药可增强去极化药物如琥珀胆碱的神经肌肉阻滞作用，及减弱非去极化药物如筒箭毒碱的神经肌肉阻滞作用。

5. 该药可减弱华法林的抗凝血作用。

6. 使用该药时,尽量避免并用细胞生长抑制剂和骨髓抑制剂如青霉胺。

7. 曲莫沙明、卡托普利与该药并用可引起血液学改变。

8. 正在使用硫唑嘌呤时应慎用氨基水杨酸衍生物(如柳氮磺吡啶、奥沙拉嗪)对硫嘌呤甲基转移酶有抑制作用的药物。

二、环磷酰胺

(一)药理学

环磷酰胺在体外无活性,进入体内被肝脏或肿瘤内存在的过量的磷酰胺酶或磷酸酶水解,变为活化作用型的磷酰胺氮芥而起作用。该药是双功能烷化剂及细胞周期非特异性药物,其作用机制与氮芥相似,与 DNA 发生交叉联结,抑制 DNA 的合成和细胞分裂,也可干扰 RNA 的功能,对快速增殖期组织细胞毒性最强,对 S 期作用最明显。它可减少 T 和 B 淋巴细胞数目,减少抗体生成,抑制淋巴细胞增殖,抑制迟发性过敏反应。

环磷酰胺口服易吸收,迅速分布全身,约 1 小时后达血浆峰浓度,在肝脏转化释出磷酰胺氮芥,其代谢产物约 50% 与蛋白结合。静脉注射后血浆半衰期 4～6 小时,48 小时内经肾脏排出 50%～70%,其中 68% 为代谢产物,32% 为原形。

(二)适应证

细胞毒类抗肿瘤药,用于各种自身免疫性

疾病,对严重类风湿关节炎及全身性红斑狼疮,也可用于儿童肾病综合征和溃疡性结肠炎、特发性血小板减少性紫癜等自身免疫性疾病。同时也可用于器官移植的排异反应。该药为目前广泛应用的抗癌药物,对恶性淋巴瘤、急性或慢性淋巴细胞白血病、多发性骨髓瘤有较好的疗效,对乳腺癌、睾丸肿瘤、卵巢癌、肺癌、头颈部鳞癌、鼻咽癌、神经母细胞瘤、横纹肌肉瘤及骨肉瘤均有一定的疗效。

(三)用法用量

1. 自身免疫性疾病 静脉注射每次 100~200mg,每日或隔日 1 次,连用 4~6 周。

2. 器官移植 静脉注射一次 200mg,一日或隔日一次,总量 8~10g 为一疗程。口服常用量一日 50~150mg。

3. 弥漫性结缔组织病 成人常用量:单药静脉注射按体表面积每次 500~1000mg/m²,加生理盐水 20~30ml,静脉冲入,每周 1 次,连用 2 次,休息 1~2 周重复。联合用药 500~600mg/m²。

4. 儿童常用量 静脉注射每次 10~15mg/kg,加生理盐水 20ml 稀释后缓慢注射,每周 1 次,连用 2 次,休息 1~2 周重复。也可肌内注射。

(四)不良反应

1. 骨髓抑制 白细胞减少较血小板减少为常见,最低值在用药后 1~2 周,多在 2~3 周后恢复。

2. **胃肠道反应**　包括食欲减退、恶心及呕吐，一般停药 1～3 天即可消失。

3. **泌尿道反应**　当大剂量环磷酰胺静滴，而缺乏有效预防措施时，可致出血性膀胱炎，表现为膀胱刺激症状、少尿、血尿及蛋白尿，系其代谢产物丙烯醛刺激膀胱所致，但环磷酰胺常规剂量应用时，其发生率较低。

4. **其他反应**　包括脱发、口腔炎、中毒性肝炎、皮肤色素沉着、月经紊乱、无精子或精子减少及肺纤维化等。

(五)注意事项

1. 凡有骨髓抑制、感染、肝肾功能损害者禁用或慎用，对该药过敏者、妊娠及哺乳期妇女禁用。

2. 该药的代谢产物对尿路有刺激性，应用时应鼓励患者多饮水，大剂量应用时应水化、利尿，同时给予尿路保护剂美司钠。

3. 当肝肾功能损害、骨髓转移或既往曾接受多程化放疗时，环磷酰胺的剂量应减少至治疗量的 1/3～1/2。

4. 由于该药需在肝内活化，因此腔内给药无直接作用。环磷酰胺水溶液仅能稳定 2～3 小时，宜现配现用。

5. 环磷酰胺可使血清中假胆碱酯酶减少，使血清尿酸水平增高，因此，与抗痛风药如别嘌醇、秋水仙碱、丙磺舒等合用时，应调整抗痛风药物的剂量。此外，环磷酰胺也能加强琥珀胆碱的神经肌肉阻滞作用，可使呼吸暂停延长。

6. 环磷酰胺可抑制胆碱酯酶活性，因而延长可卡因的作用并增加毒性。

7. 大剂量巴比妥类、皮质激素类药物可影响环磷酰胺的代谢，同时应用可增加环磷酰胺的急性毒性。

三、苯丁酸氮芥

(一)药理学

苯丁酸氮芥属氮芥类衍生物，具有双功能烷化剂作用，可形成不稳定的乙撑亚胺而发挥其细胞毒作用，干扰 DNA 和 RNA 的功能。在常规剂量下，其毒性较其他任何氮芥类药物小。对增殖状态的细胞敏感，特别对 G_1 期与 M 期的作用最强，属细胞周期非特异性药物。对淋巴细胞有一定的选择性控制作用。

口服吸收完全，生物利用度大于 70%，在 1 小时内，肝脏可达最高的组织浓度。其代谢产物苯乙酸氮芥于用药后 2~4 小时在血浆中达峰值，其血浆浓度与原形相当，半衰期 1~2 小时，药时曲线下面积大，具有双功能烷化剂作用。24 小时内 60% 的药物随尿排出，其中 90% 为苯丁酸氮芥和苯乙酸氮芥的水解物。部分的药物分子有亲脂肪特性而储存于脂肪中，从而延长苯丁酸氮芥的临床作用时间。

(二)适应证

霍奇金病，数种非霍奇金病淋巴瘤，慢性淋

巴细胞性白血病,瓦尔登斯特伦巨球蛋白血症,晚期卵巢腺癌。苯丁酸氮芥对于部分乳腺癌患者也有明显的疗效。

(三)用法用量

每日 0.1~0.2mg/kg(共 6~10mg)或 4~8mg/m²,每日 1 次或分 3~4 次口服,连用 3~6 周,1 疗程总量可达 300~500mg。

(四)不良反应

1. **骨髓抑制**　属中等程度,主要表现为白细胞减少,对血小板影响较轻,但大剂量连续用药时可出现全血象下降。

2. **胃肠道反应**　较轻,多为食欲减退、恶心,偶见呕吐。

3. **生殖系统反应**　长期应用苯丁酸氮芥可致精子缺乏或持久不育,月经紊乱或停经。

4. **其他少见的不良反应**　包括中枢神经系统毒性、皮疹、脱发、肝损害及发热等,长期或高剂量应用可导致间质性肺炎。

(五)注意事项

1. 该药给药时间较长,疗效及毒性多在治疗 3 周以后出现,故应密切观察血相变化,并注意蓄积毒性。

2. 凡有严重骨髓抑制、感染者禁用,有痛风病史、泌尿道结石者慎用。对苯丁酸氮芥过敏者禁用。

3. 该药有致突变、致畸胎作用,可造成胎儿死亡或先天畸形,故早孕妇女禁用。

四、甲氨蝶呤

(一)药理学

四氢叶酸是在体内合成嘌呤核苷酸和嘧啶脱氧核苷酸的重要辅酶,该药作为一种叶酸还原酶抑制剂,主要抑制二氢叶酸还原酶而使二氢叶酸不能还原成有生理活性的四氢叶酸,从而使嘌呤核苷酸和嘧啶核苷酸的生物合成过程中一碳基团的转移作用受阻,导致 DNA 的生物合成受到抑制。此外,该药也有对胸腺核苷酸合成酶的抑制作用,但抑制 RNA 与蛋白质合成的作用则较弱,该药主要作用于细胞周期的 S 期,属细胞周期特异性药物,对 G_1/S 期的细胞也有延缓作用,对 G_1 期细胞的作用较弱。

用量小于 $30mg/m^2$ 时,口服吸收良好,1~5 小时血药浓度达最高峰,肌内注射后达峰时间为 0.5~1 小时。血浆蛋白结合率约为 50%,该药透过血-脑脊液屏障的量甚微,但鞘内注射后则有相当量可达全身循环。部分经肝细胞代谢转化为谷氨酸盐,部分通过胃肠道细菌代谢。主要经肾(约 40%~90%)排泄,大多以原形药排出体外;约 10%通过胆汁排泄,$t_{1/2}\alpha$ 为 1 小时;$t_{1/2}\beta$ 为二室型:初期为 2~3 小时;终末期为 8~10 小时。少量甲氨蝶呤及其代谢产物可以结合型贮存于肾脏和肝脏等组织中,可长达数月,在有胸腔或腹腔积液情况下,该药的清除速度明显减缓;清除率个体差别极大,老年患者更甚。

(二)适应证

1. 各型急性白血病,特别是急性淋巴细胞白血病;恶性淋巴瘤的非霍奇金淋巴瘤和蕈样肉芽肿,多发性骨髓瘤。

2. 恶性葡萄胎、异位妊娠、绒毛膜上皮癌、乳腺癌、卵巢癌、宫颈癌、睾丸癌。

3. 头颈部癌、支气管肺癌、各种软组织肉瘤。

4. 高剂量用于骨肉瘤,鞘内注射可用于预防和治疗脑膜白血病以及恶性淋巴瘤的神经侵犯,该药对银屑病也有一定疗效。

(三)用法用量

1. 口服成人一次 5～10mg,一日 1 次,每周 1～2 次,一疗程安全量 50～100mg。用于急性淋巴细胞白血病维持治疗,一次 15～20mg/m^2,每周一次。该药用注射用水 2ml 溶解,可供静脉、肌内、动脉、鞘内注射。

2. 急性白血病　肌内或静脉注射,每次 10～30mg,每周 1～2 次;儿童每日 20～30mg/m^2,每周一次,或视骨髓情况而定。

3. 绒毛膜上皮癌或恶性葡萄胎　每日 10～20mg,亦可溶于 5％ 或 10％ 的葡萄糖注射液 500ml 中静脉滴注,一日 1 次,5～10 次为一疗程。总量 80～100mg。

4. 脑膜白血病　鞘内注射甲氨蝶呤每次一般 6mg/m^2,成人常用于 5～12mg,最大不＞

12mg,一日1次,5天为一疗程。用于预防脑膜白血病时,每日10～15mg,一日1次,每隔6～8周一次。

5. 实体瘤　静脉一般每次20mg/m²;亦可介入治疗;高剂量并叶酸治疗某些肿瘤,方案根据肿瘤由医师判定,如骨肉瘤等。

(四)不良反应

1. 胃肠道反应　包括口腔炎、口唇溃疡、咽喉炎、恶心、呕吐、腹痛、腹泻、消化道出血。食欲减退常见,偶见假膜性或出血性肠炎等。

2. 肝功能损害　包括黄疸、丙氨酸氨基转移酶、碱性磷酸酶、γ-谷氨酰转肽酶等增高。

3. 大剂量应用时,由于该药和其他代谢产物沉积在肾小管而致高尿酸血症肾病,此时可出现血尿、蛋白尿、尿少、氮质血症甚至尿毒症。

4. 长期用药　可引起咳嗽、气短、肺炎或肺纤维化。

5. 骨髓抑制　主要引起白细胞和血小板减少,尤以应用大剂量或长期口服小剂量后,引起明显骨髓抑制,贫血和血小板下降而致皮肤或内脏出血。

6. 鞘内注射后可能出现视力模糊、眩晕、头痛、意识障碍,甚至嗜睡或抽搐等。

(五)注意事项

1. 该药的致突变性、致畸性和致癌性较烷化剂为轻,但长期服用后,有潜在的导致继发性肿瘤的危险。

2. 对生殖功能的影响,虽也较烷化剂类抗癌药为小,但确可导致闭经和精子减少或缺乏,尤其是长期应用较大剂量后。一般多不严重,但有时呈不可逆性。

3. 全身极度衰竭、恶液质或并发感染及心肺肝肾功能不全时,禁用该药,周围血象如白细胞低于 $3500/mm^3$ 或血小板低于 $50000/mm^3$ 时不宜用。

4. 有肾病史或发现肾功能异常时,禁用大剂量甲氨蝶呤疗法,未准备好解救药四氢叶酸钙,未充分进行液体补充或碱化尿液时,也不能用大剂量甲氨蝶呤疗法。

5. 大剂量甲氨蝶呤疗法易致严重副反应,须经住院并可随时监测其血药浓度时才能谨慎使用。滴注时不宜超过 6 小时,太慢易增加肾脏毒性。大剂量注射该药 2～6 小时后,可肌内注射甲酰四氢叶酸钙 3～6mg,每 6 小时 1 次,注射 1～4 次,可减轻或预防副作用。

6. 药物相互作用 乙醇和其他对肝脏有损害药物,与该药同用,可增加肝脏的毒性;由于用该药后可引起血液中尿酸的水平增多,对痛风或高尿酸血症患者应相应增加别嘌醇等药剂量;该药可增加抗凝血作用,甚至引起肝脏凝血因子的缺少和(或)血小板减少症,不宜与其他抗凝药同用;与保泰松和磺胺类药物同用后,因与蛋白质结合的竞争,可能会引起该药血清浓度的增高而导致毒性反应的出现;口服卡那霉素可增加口服该药的吸收,而口服新霉素钠可减少其吸收;氨苯蝶啶、乙胺嘧啶等药物均有抗叶酸作用,与该药同用可增加其毒副作用;先用或同用时,与氟尿嘧啶有拮抗作用,如先用该药,4~6小时后再用氟尿嘧啶则可产生协同作用;该药与左旋门冬酰胺酶合用也可导致减效,如用后者10日后用该药,或于该药用药后24小时内给左旋门冬酰胺酶,则可增效而减少对胃肠道和骨髓的毒副作用。

五、来氟米特

(一)药理学

来氟米特为一个具有抗增殖活性的异噁唑类免疫抑制剂,其作用机制主要是抑制二氢乳清酸脱氢酶的活性,从而影响活化淋巴细胞的嘧啶合成。体内外试验表明该药具有抗炎作用。来氟米特的体内活性主要通过其活性代谢产物A771726(M1)而产生。该药口服吸收迅速,在胃肠黏膜与肝中迅速转变为活性代谢物A771726(M1),口服后6~12小时内A771726的血药浓度达峰值,口服生物利用度约80%,吸收不受高脂肪饮食影响。单次口服50或100mg后24小时,血浆A771726浓度分别为4或8.5μg/ml。A771726主要分布于肝、肾和皮肤组织,而脑组织分布较少;A771726血浆浓度较低,血浆蛋白结合率大于99%,稳态分布容积为0.13L/kg。A771726在体内进一步代谢,并从肾脏与胆汁排泄,其半衰期约10天。

(二)适应证

适用于成人类风湿关节炎,有改善病情作用。

(三)用法用量

由于来氟米特半衰期较长,建议间隔24小时给药。为了快速达到稳态血药浓度,建议开始治疗的最初三天给予负荷剂量一日50mg(5片),之后给予维持剂量一日20mg(2片)。在使用该药治疗期间可继续使用非甾体抗炎药或低剂量皮质类固醇激素。

(四)不良反应

主要有腹泻、瘙痒、可逆性转氨酶(ALT 和AST)升高、脱发、皮疹等。在国外临床试验中,来氟米特治疗1339例类风湿关节炎患者中,发生率≥3%的不良事件包括:乏力、腹痛、背痛、高血压、厌食、腹泻、消化不良、胃肠炎、肝脏酶升高、恶心、口腔溃疡、呕吐、体重减轻、关节功能障碍、腱鞘炎、头晕、头痛、支气管炎、咳嗽、呼吸道感染、咽炎、脱发、瘙痒、皮疹、泌尿系统感染等。以上不良事件均在安慰剂对照或阳性对照柳氮磺胺吡啶治疗组及 MTX 治疗组中发现,其中来氟米特治疗组以腹泻、肝脏酶升高、脱发、皮疹较为明显,在应用过程中应加以注意。

(五)注意事项

1. 临床试验发现来氟米特可引起一过性

的 ALT 升高和白细胞下降,服药初始阶段应定期检查 ALT 和白细胞。检查间隔视患者情况而定。

2. 严重肝脏损害和明确的乙肝或丙肝血清学指标阳性的患者慎用。用药前及用药后每月检查 ALT,检测时间间隔视患者具体情况而定。如果用药期间出现 ALT 升高,调整剂量或中断治疗的原则:①如果 ALT 升高在正常值的 2 倍(<80U/L)以内,继续观察;②如果 ALT 升高在正常值的 2～3 倍之间(80～120U/L),减半量服用,继续观察,若 ALT 继续升高或仍然维持 80～120U/L 之间,应中断治疗;③如果 ALT 升高超过正常值的 3 倍(>120U/L),应停药观察。停药后若 ALT 恢复正常可继续用药,同时加强护肝治疗及随访,多数患者 ALT 不会再次升高。

3. 免疫缺陷、未控制的感染、活动性胃肠道疾病、肾功能不全、骨髓发育不良的患者慎用。

4. 如果服药期间出现白细胞下降,调整剂量或中断治疗的原则如下:①若白细胞不低于 3.0×10^9/L,继续服药观察。②若白细胞在 2.0×10^9～3.0×10^9/L 之间,减半量服药观察。继续用药期间,多数患者可以恢复正常。若复查白细胞仍低于 3.0×10^9/L,中断服药。③若白细胞低于 2.0×10^9/L,中断服药。建议粒细胞计数不低于 1.5×10^9/L。

5. 准备生育的男性应考虑中断服药,同时服用考来烯胺。

6. 对该药及其代谢产物过敏者及严重肝脏损害患者禁用。

7. 孕妇及哺乳期妇女用药:孕妇及尚未采取可靠避孕措施的育龄妇女及哺乳期妇女禁用。

8. 药物相互作用　①13例患者和96例志愿者给予考来烯胺或活性炭,血浆中M1浓度很快减少。②来氟米特和其他肝毒性药物合用可能增加不良反应,同时也应考虑到虽然中断来氟米特治疗,但没有采取药物消除措施就接着服用这些药物,同样有可能增加不良反应。在小样本(30例)来氟米特和MTX联合用药的研究中,有5例肝脏酶出现2～3倍升高。其中2例继续服用,3例中断来氟米特治疗,酶的升高都得到恢复。另外5例升高大于3倍,其中2例继续服用,3例中断来氟米特治疗,酶的升高也都得到恢复。③单剂量来氟米特和多剂量利福平联合使用,M1峰浓度较单独使用来氟米特升高(约40%),由于随着利福平的使用,M1浓度可能继续升高,因此当两药合用时,应慎重。

9. 药物过量　如果剂量过大或出现毒性时,可给予考来烯胺或活性炭加以消除。方法:①口服考来烯胺(8g,每24小时3次),24小时内M1血浆浓度降低约40%,48小时内降低大约 49%～65%。连续服用 11 天，M1 血浆浓度可降至 $0.02\mu g/ml$ 以下。②通过胃管或口服给予活性炭(混悬液)，每 6 小时 50g，24 小时内 M1 血浆浓度降低 37%，48 小时降低 48%。如果临床上需要，这些措施可以重复使用。

六、霉酚酸酯

(一)药理学

霉酚酸酯是活性成分霉酚酸(MPA)的前体 2-乙基酯类衍生物。MPA 是高效、选择性、非竞争性、可逆性的次黄嘌呤单核苷酸脱氢酶(IMPDH)抑制剂，该酶为鸟嘌呤核苷酸合成时所必需，尤其是对淋巴细胞所需的鸟嘌呤核苷酸的经典合成途径更为重要。霉酚酸酯(MMF)口服后在体内迅速水解为活性代谢产物 MPA，MPA 对淋巴细胞具有高度选择作用。资料表明 MPA 对活化淋巴细胞的 IMPDH 的抑制强度 5 倍于对其他细胞 IMPDH 的抑制。MPA 通过抑制次黄嘌呤核苷磷酸脱氢酶(IMPDH)，使鸟嘌呤核苷酸的合成减少，因而能选择性抑制 T、B 淋巴细胞的合成和增殖。同时该药亦有诱导淋巴细胞凋亡，抑制一氧化氮(NO)合成等作用。

口服后迅速大量吸收，并代谢为活性成分 MPA。口服平均生物利用度为静脉注射的 94%(根据 MPA 曲线下面积)，口服后在循环中测不出 MMF，肾移植患者口服 MMF，其吸收不受食物影响,但进食后血 MPA 峰值将降低 40%。由于肠肝循环作用,服药后 6～12 小时将出现第二个血浆 MPA 高峰,$t_{1/2}$ 为 16～17 小时。在临床有效浓度下,97% 的 MPA 与血浆蛋白结合。MPA 在肝代谢形成无活性的葡萄糖苷酸酚(MPAG)。MPAG 无药理活性。MMF 代谢生成的 MPA 有极少量(<1%)从尿液排出,多数(87%)以 MPAG 的形式从尿液排出,粪便中排出不足 6%,严重肾功能不全者应减少 MMF 用量。

(二)适应证

1. 预防同种肾移植患者的排斥反应及治疗难治性排斥反应,可与环孢素和肾上腺皮质激素同时应用,能显著减少急性排斥反应的发生。

2. 自身免疫性疾病　银屑病,类风湿关节炎,系统性红斑狼疮血管炎,狼疮肾炎,难治性肾病综合征,重症 IgA 肾病,原发性小血管炎导致的肾损害,以及不能耐受其他免疫抑制剂或疗效不佳或有严重器官损害的(弥漫性)结缔组织病(CTD)。

3. 卡氏肺囊虫病　由于 MMF 抑制了卡氏肺囊虫生长需要的 IMPDH 的活性,因此,MMF 有预防卡氏肺囊虫感染的作用。

(三)用法用量

1. 可口服和静脉注射。

2. 预防排斥剂量　应于移植 72 小时内开

始服用。肾移植患者服用推荐剂量为 1g，1 日 2 次，口服一日 2g 比口服一日 3g 安全性更高。

3. 治疗难治性排斥反应 在临床试验中，治疗难治性排斥的推荐剂量为每次 1.5g，一日 2 次。如果发生中性粒细胞减少(中性粒细胞计数绝对值小于 $1.3 \times 10^3/ml$)，应停药或减量。对有严重慢性肾功能损害的患者[肾小球滤过率小于 $25ml/(min \cdot 1.73m^2)$]，应避免超过每次 1g，每日 2 次的剂量(移植后即刻使用除外)。对这些患者应仔细观察。对移植后肾功能延期恢复的患者不需要作剂量调整。该药应与环孢素和肾上腺皮质激素联合应用。静脉给药主要用于口服不能耐受的患者，每次注射时间多于 2 小时。

4. 结缔组织病 成人常用量：一次 0.75～1.0g，一日 2 次。维持量：一次 0.25～0.5g，一日 2 次，空腹服用。儿童：推荐量：2～6 岁：一日 0.5g，分 2 次；7～12 岁：一日 1.0g，分 2 次；13～16 岁：一日 1.5g，分 2 次。

(四)不良反应

1. 胃肠症状 为常见不良反应，见于 10%～26% 患者，包括恶心、消化不良、腹泻等。大部分患者无需停药。

2. 血液系统 少数($<1\%$)出现周围血白细胞减少或血小板减少。停药后可自行恢复。

3. 继发感染 20% 患者在治疗过程中出现肺部、尿路、皮肤感染。可由细菌、病毒、真菌引起。

4. 其他　少数出现一过性 ALT 升高、多毛，停药后可恢复。严重但少见的有肾小管受损、震颤、淋巴瘤。

5. 可能诱发肿瘤　动物试验证明 MMF 有致畸作用，而且 MMF 可分泌到乳汁中，因而育龄妇女应用时要注意避孕。

(五)注意事项

1. 该药用于结缔组织病时多与糖皮质激素联合应用，较少单独应用。

2. 有肝、肾、心严重功能不全者慎用，对该药或 MPA 过敏者，孕妇及哺乳期妇女禁用。

3. 国内临床试验显示在改善狼疮肾炎的尿蛋白程度和病情缓解程度与环磷酰胺相仿。

4. 与环磷酰胺、环孢素相比，该药不良反应亦明显低。

5. 该药不宜与硫唑嘌呤合用。与其他免疫抑制剂合用的利弊尚缺乏资料说明。

6. 服药期间宜定期(1～3 个月)监测血象，当白细胞 $< 3.0 \times 10^9/L$ 时，则剂量应减半或停药。

7. 服药期间宜定期(1～3 个月)监测肝功能，ALT 升高不超过正常值 3 倍且不伴黄疸者可以继续使用，但应追踪观察，如不恢复则须停药。

8. 该药起效时间较长，一般为 3～6 个月，因此判断药物的有效性宜在服用规定剂量的 3

个月以后。

9. 过量时可服用考来烯胺进行清除,考来烯胺能显著减少 MPA 曲线下面积。

10. 该药不应与干扰肠肝再循环的药物同时使用,因可能会降低该药的药效。

11. 服用氢氧化铝(或氢氧化镁)的患者,该药的吸收减少;与丙磺舒、阿昔洛韦同时服用时,可引起药物的浓度均升高。

12. 该药与下述药物无相互作用:环孢素、更昔洛韦、短程口服避孕药、甲氧卡啶。

13. MPA 不能通过血液透析而消除。

七、环孢素

(一)药理学

环孢素为一新型的 T 淋巴细胞调节剂,能特异性地抑制辅助 T 淋巴细胞的活性,但并不抑制 T 淋巴细胞,反而促进其增殖。对 T 细胞依赖性免疫反应作用强。它与 T 细胞胞质受体蛋白 cyclophilin 形成复合物,再与钙调磷酸酶结合,抑制该酶活性,进而抑制 T 细胞对特异性抗原刺激的反应。该药还可通过促进转化生长因子 β(TGF-β)的表达,抑制细胞因子 IL-2 的产生和释放,阻止有赖于 IL-2 的 T 细胞增殖和功能,并减少细胞毒 T 细胞(CTL)的产生。减少炎症性细胞因子如 IL-1 和 TNF-α 释放,抑制干扰素生成及自然杀伤细胞(NK)功能。该药除抑制 T 细胞活化外,还可干扰多种细胞的生长和功能如角质细胞等。

　　该药口服后吸收很小,生物利用度仅为20%～30%,服药时进食或服药后30分钟内进食均影响药物吸收,口服后血药达峰时间为3～4小时,药物吸收后分布于全身各组织,大量分布在脂肪以及肝、胰、肺、肾、肾上腺、脾、淋巴结,在这些组织中的浓度高于血浓度。在血液中,其分布取决于活性成分的浓度:血浆含33%～47%,淋巴细胞含4%～9%,粒细胞含5%～12%,红细胞含41%～58%。在血浆中,约90%的药物与血浆蛋白结合,其中大部分为脂蛋白。环孢素广泛地转化为约15种代谢产物,其主要的代谢部位是肝内细胞色素 P-450,NF(CYP3A 属)依赖的单胺氧化酶系所在的部位。主要排出途径为胆汁(94%),仅6%从肾脏排出,仅0.1%以原形经尿液排出,儿童消除速度较成人略快,故需较大的剂量(相对儿童的体重而言)才能获得与成人患者相同的血药浓度。肾功能不全对药代动力学无实质影响,因为环孢素主要是经肝消除的,严重肝功能失调患者,其消除将减慢。

　　(二)适应证

　　1. 适用于预防同种异体肾、肝、心、骨髓等器官或组织移植的排斥反应,也适用于预防及治疗骨髓移植时发生的移植物抗宿主反应。

　　2. 自身免疫性疾病　肾病综合征;再生障碍性贫血;银屑病;类风湿关节炎;活动性红斑

狼疮；炎症性肠病；难治性弥漫性结缔组织病；
内源性葡萄膜炎。

3. 经其他免疫抑制剂治疗无效的狼疮肾
炎、难治性肾病综合征等自身免疫性疾病。

(三)用法用量

1. 口服给药　成人常用量：①自身免疫病
3～3.5mg/(kg·d)，一日 1 次(也可分为两
次)。4～8 周后疗效不佳者，可增量至 5mg/
(kg·d)，病情稳定后减量。②器官移植单独
应用时应于术前 12 小时开始，8～10mg/(kg·d)，
维持至术后 1～2 周，以后根据血药浓度逐渐减
量至一日 2～6mg/kg，分两次口服。与其他免
疫抑制剂合用时，开始用量为 3～6mg/(kg·
d)，分两次口服。③骨髓移植应于移植前一天
开始用药，最好采用静脉滴注，2.5mg/(kg·
d)，分 2 次静脉滴注，若拟口服则应于移植前一
天给药，推荐 12.5～15mg/(kg·d)。维持量
12.5mg/(kg·d)，持续 3～6 个月，然后逐渐减
量，直至移植后 1 年停药。治疗移植物抗宿主
病 GVHD：单独或在原用肾上腺皮质激素基础
上加该药，2～3mg/(kg·d)，分 2 次口服。
④狼疮肾炎、难治性肾病综合征：初始剂量 4～
5mg/(kg·d)，分 2～3 次口服，出现明显疗效
后缓慢减至 2～3mg/(kg·d)。

2. 静脉给药　只用于无法口服的患者。
剂量约为 3～5mg/(kg·d)输注时须用氯化钠
注射液或 5%葡萄糖以 1：20～1：100 的比例

稀释后,缓慢静脉滴注 2～6 小时。相当多的患者短期大量静脉给予会发生过敏反应。

3. 儿童常用量　器官移植初始剂量按体重 6～11mg/(kg·d),维持量 2～6mg/(kg·d)。

(四)不良反应

1. 肾毒性　出现于 10%～40% 的服用者。随剂量的增大,肾小球滤过下降,血肌酐上升,停药后大部分患者可以逐渐恢复。长期大剂量应用者可出现不可逆的肾小管萎缩、纤维化及微动脉损伤。肾的毒性多出现在疗程的最初 4 个月时,尤其是在原有潜在性肾损害患者。

2. 高血压　出现在 33% 患者,需加用降压药方能控制。

3. 胃肠道不良反应　如纳差、恶心、呕吐等,剂量大时可出现黄疸、转氨酶升高等肝损伤表现。

4. 还可能出现震颤、多毛、牙龈增生等。

(五)注意事项

1. 对该药过敏者,有恶性肿瘤史,严重肝、肾损害,免疫缺陷,有活动性感染,心肺严重病变,血象低下,3 个月内接受环磷酰胺等治疗,嗜睡及吸毒,孕妇及哺乳者禁用。

2. 该药对肾毒性大,用药前必须测血肌酐及肌酐清除率若干次,以明确基础水平;用药开始后应每 2 周监测肾功能及血肌酐,凡较原基础水平增高 30% 以上者须减量;减量一个月后如持续上升则须停药;必须等血肌酐恢复到原基础水平增加 10％以内方可继续应用。

3. 定期查肝功能、血象、电解质,每日监测血压。

4. 该药治疗自身免疫病时,一日最大量达到 5mg/kg,已用 3 个月时而疗效仍不明显,则可停止使用。

5. 药物相互作用　与雌激素、雄激素、西咪替丁、地尔硫䓬、红霉素、酮康唑等合用,可增高该药血浓度,增加肝肾毒性;与吲哚美辛合用时可增加肾毒性;与肾上腺皮质激素、环磷酰胺、硫唑嘌呤合用时会增加感染的几率;与洛伐他丁(调节血脂药)合用时可增加横纹肌溶解和肾毒性;与两性霉素、氨基糖苷类抗菌药物及对比剂合用可增加肾毒性;与维拉帕米合用可增加该药毒性;与抗结核药合用可降低该药的有效血浓度;与保钾利尿剂合用,可使血钾增高。

八、他克莫司

(一)药理学

他克莫司的免疫抑制作用较环孢素强 10～100倍。其作用机制与环孢素类似,他克莫司与细胞质中蛋白质(FKBP)相结合,在细胞内蓄积产生作用。FKBP-他克莫司复合物能专一性结合并抑制钙调素,从而抑制 T 细胞中所产生钙离子依赖型信号传递,防止不连续性淋巴因子基因的转录,抑制 T 细胞特异性的转录因子 NF-AT 活化。因而抑制 T 细胞活化及 Th 依赖性的 B 细胞增殖,抑制 IL-2、IL-3 等淋巴因子及 γ-干扰素等生成与 IL-2 受体的表达。该药是具有高度免疫抑制的药物,其活性在体外及体内实验中都已被证实。该药抑制形成主要移植排斥作用之细胞毒性淋巴细胞的生成。

口服吸收不完全,个体差异较大。肾移植患者单次口服 0.10、0.15 和 0.20mg/kg,C_{max} 分别为 19.2、24.2、47.9mg/ml,t_{max} 为 0.7~6 小时。静脉输注结束时即达到血浆峰浓度,输注结束后浓度迅速下降。肾移植患者单次口服后 AUC 和 C_{max} 随口服剂量的增加而成比例增加。肝移植患者平均谷值浓度在移植后 6 个月维持相对稳定。主要经肝脏代谢,并由胆道排泄。肝功能不全的患者血药浓度高于肝功能正常的患者。需监测血药浓度,调整剂量。肾衰竭或透析的患者不需要调整剂量。

(二)适应证

预防肝脏或肾脏移植术后的移植物排斥反应;治疗肝脏或肾脏移植术后应用其他免疫抑制药物无法控制的移植物排斥反应。

(三)用法用量

肝肾移植初始免疫抑制治疗,肝移植:0.10~0.2mg/(kg·d),肾移植:0.15~0.30mg/(kg·d)。以上均分 2 次服用,饭前 1 小时或饭后 2 小时口服给药。首次剂量在肝移植术 6 小时以后和肾移植 24 小时内给予。如患者不能口服,可静脉给药,肝移植者:0.01~0.05mg/(kg·d);肾移植者 0.05~0.10mg/(kg·d),均 24 小时持续静滴。(对术前及术后有肝损伤的患者必须减量,肾功能不全患者无需调整剂量,但应密切监测肾功能)对传统免疫抑制治疗无效的肝、肾移植的排斥,其首次剂量与初始免疫抑制治疗方案的剂量相同。维持治疗:剂量常可减少,主要依据临床上对排斥的估计和患者的耐受性。老人使用经验有限,但没有证据要调整剂量。儿童:对于首选治疗,开始剂量应是成人推荐量的 1.5~2 倍,以达预期的血药浓度。肝损害患者应减量。

(四)不良反应

1. 内分泌系统 与降糖药竞争结合血浆蛋白,可升高血糖,糖尿病患者需根据血糖调节剂量。

2. 中枢神经系统 频发震颤、头痛、感觉异常和失眠,大多为中等程度,不影响正常活动;其他如不安、焦虑和情绪不稳等可单独出现或同时出现。伴肝功能损害者出现重度神经症状的危险性高,有潜在的神经毒药物和感染都可导致这些症状。

3. 心血管系统 常出现高血压,血药浓度高于 25ng/ml 时可出现肥厚性心肌病,剂量减少或停药后可恢复。

4. 血液系统 可见贫血、凝血障碍、血小板减少、白细胞增多或减少、全血细胞减少等。

5. 其他　高血钾、低血钾、低血镁、高血尿酸；胃肠道症状如便秘、脱水、肝功能异常和黄疸、关节痛、肌痛、EB 病毒相关性的淋巴细胞增生等。

(五)注意事项

1. 该药全血药物浓度于 20ng/ml 均能取得较好效果，由于其半衰期长，调整剂量需要几天时间才能真正反映其血液中药物浓度变化。监测血压、心电图、视力、血糖、血钾及其他电解质浓度、血肌酐、尿素氮、血液学参数、凝血值及肝功能。

2. 该药注射液用 5% 葡萄糖注射液或生理盐水稀释至 0.004～0.1mg/ml 后才能使用，24 小时总静脉用量为 20～250ml，用药一般不超过 7 天。

3. 曾有引起心室肥大、室间隔增厚、心脏病变的报道，尤其在血药浓度过高的患儿中常见，对于高危患者建议用超声心电图监测，否则应考虑减量或停药。

4. 避免与环孢素合用，否则会延长后者半衰期，从环孢素切换到该药治疗时，必须监测环孢素的血药浓度。

5. 该药注射液中含有聚乙烯氢化蓖麻油，可能引起过敏反应，应注意，注射时不能使用 PVC 塑料管道及注射器。

6. 该药可致视觉及神经系统紊乱，服用该药并已出现不良反应的患者不应驾车或操作危险机械。

7. 避免与有肾毒性药物(如氨基糖苷类、两性霉素 B、万古霉素、复方新诺明等)联用。

8. 该药可能增强有潜在神经毒性化合物(如阿昔洛韦、更昔洛韦)的神经毒性。

9. 与含有中等脂肪饮食一起服用会显著降低该药的生物利用度和口服吸收率,因此须空腹服用或至少在餐前 1 小时或餐后 2~3 小时服用。

10. 妊娠、哺乳妇女、对该药或其他大环内酯内药物过敏者、对胶囊中其他成分过敏者禁用。

11. 口服过量者,洗胃及吸附剂(如活性炭)可能有帮助,但不能由血液透析清除。

12. 凡是由细胞色素 P450 代谢的药物如咪唑类抗真菌药、大环内酯类抗菌药物、特拉唑嗪、奥美拉唑、咪达唑仑、尼伐地平、甲泼尼龙和维拉帕米等与该药合用均可产生相互作用,应尽量避免;苯巴比妥、苯妥英、利福平、卡马西平、安乃近、异烟肼等可能诱导肝药酶,从而降低该药的血药浓度;避免与保钾利尿剂、补钾剂、两性霉素 B、布洛芬、避孕药物合用。

第三节　利　尿　剂

利尿剂是一类促进体内电解质(Na^+为主)

和水分的排出而增加尿量的药物,通过影响肾小球的滤过、肾小管的重吸收和分泌等功能而实现其利尿作用,但主要影响肾小管的重吸收。常用利尿药按其作用部位、化学结构及作用机制分为:袢利尿剂、噻嗪类、排钠保钾利尿剂和碳酸酐酶抑制剂。本节主要就前三类叙述如下。

一、袢利尿剂

(一)呋塞米

1. 药理学　呋塞米为高效利尿药,作用于髓袢升支粗段髓质部和皮质部,利尿作用强大,用药后 H^+、Na^+、Cl^-、K^+、Mg^{2+}、Ca^{2+} 尿中排出增多。该药作用于髓袢升支粗段管腔膜上皮细胞 Na^+-K^+-$2Cl^-$ 协同转运载体,影响载体对 Na^+、Cl^- 的转运,从而减少髓袢升支粗段对 Na^+、Cl^- 的重吸收,不仅使管腔液中 Na^+、Cl^- 浓度升高,影响了肾脏的稀释功能;同时也使髓质间隙 Na^+、Cl^- 浓度降低,影响髓质高渗状态的形成和维持,影响了肾脏的浓缩功能,导致 Na^+、Cl^- 和水分的大量排出,产生强大的利尿作用。该药也影响载体对 K^+ 的转运,使髓袢升支粗段对 K^+ 的重吸收减少,加上远曲小管管腔液中增多,通过 Na^+-K^+ 交换,Na^+-H^+ 交换,故尿中 K^+、H^+ 排出增加。由于髓袢升支粗段对 K^+ 的重吸收减少,管腔内正电位降低,Mg^{2+}、Ca^{2+} 的重吸收减少,故尿中 Mg^{2+}、Ca^{2+}

的排出也增加。

呋塞米能使前列腺素 E_2 含量升高,从而具有扩张血管作用。扩张肾血管,降低肾血管阻力,使肾血流量尤其是肾皮质深部血流量增加,在呋塞米的利尿作用中具有重要意义,也是其用于预防急性肾衰竭的理论基础。另外,与其他利尿药不同,袢类利尿药在肾小管液流量增加的同时肾小球滤过率不下降,可能与流经致密斑的氯减少,从而减弱或阻断了球-管平衡有关。呋塞米能扩张肺部容量静脉,降低肺毛细血管通透性,加上其利尿作用,使回心血量减少,左心室舒张末期压力降低,有助于急性左心衰竭的治疗。由于呋塞米可降低肺毛细血管通透性,为其治疗成人呼吸窘迫综合征提供了理论依据。

口服吸收快,生物利用度(F)为 $60\%\sim70\%$,进食能减慢吸收。但不影响吸收率及其疗效。终末期肾脏病患者的口服吸收率降至 $43\%\sim46\%$。充血性心力衰竭和肾病综合征等水肿性疾病时,由于肠壁水肿,口服吸收率也下降,故在上述情况应肠外途径用药。主要分布于细胞外液,血浆蛋白结合率为 $91\%\sim97\%$,几乎均与清蛋白结合。能通过胎盘屏障,并从乳汁分泌。口服和静脉用药后作用开始时间分别为 $20\sim60$ 分钟和 $2\sim5$ 分钟,达峰时间分别为 $1\sim2$ 小时和 $0.33\sim1$ 小时。作用持续时间分别为 $6\sim8$ 小时和 2 小时。$t_{1/2}\beta$ 存在较大的个体差异,正常人为 30~60 分钟,无尿患者延长至 75~155 分钟、肝肾功能同时严重受损者延长至 11~20 小时。新生儿由于肝肾廓清能力较差,$t_{1/2}\beta$ 延长至 4~8 小时。88%以原形药物从肾脏排泄,12%经肝脏代谢由胆汁排泄。肾功能受损者经肝脏代谢增多。该药不被血液透析清除。

2. 适应证

(1)水肿性疾病:包括充血性心力衰竭、肝硬化、肾脏疾病(肾炎、肾病及各种原因所致的急、慢性肾衰竭),尤其是应用其他利尿药效果不佳时,应用本类药物仍可能有效。与其他药物合用治疗急性肺水肿和急性脑水肿等。

(2)高血压:在高血压的阶梯疗法中,不作为治疗原发性高血压的首选药物,但当噻嗪类药物疗效不佳,尤其当伴有肾功能不全或出现高血压危象时,本类药物尤为适用。

(3)预防急性肾衰竭:用于各种原因导致肾脏血流灌注不足,例如失水、休克、中毒、麻醉意外以及循环功能不全等,在纠正血容量不足的同时及时应用,可减少急性肾小管坏死的机会。

(4)高钾血症及高钙血症。

(5)稀释性低钠血症:尤其是当血钠浓度低于 120mmol/L 时。

(6)抗利尿激素分泌过多症。

(7)急性药物毒物中毒:如巴比妥类药物中毒等。

3. 用法用量

（1）成人：①治疗水肿性疾病，起始剂量为20～40mg，一日1～2次，必要时6～8小时后追加20～40mg，直至出现满意利尿效果。最大剂量虽可达一日600mg，但一般应控制在100mg以内，分2～3次服用，以防过度利尿和不良反应发生。部分患者剂量可减少至30～40mg，隔日1次，或一周中连续服药2～4日，一日20～40mg。紧急情况或不能口服者，可静脉注射，开始20～40mg，必要时每2小时追加剂量，直至出现满意疗效。在非紧急情况下，不希望短期内快速利尿。维持用药阶段可分次给药。治疗急性左心衰竭时，起始40mg静脉注射，必要时每小时追加80mg，直至出现满意疗效。治疗急性肾衰竭时，可用200～400mg加于氯化钠注射液100ml内静脉滴注，滴注速度每分钟不超过4mg。有效者可按原剂量重复应用或酌情调整剂量，一日总剂量不超过1g。利尿效果差时不宜再增加剂量，以免出现肾毒性，对急性肾衰竭功能恢复不利。治疗慢性肾功能不全时，一般一日剂量40～120mg。②治疗高血压，起始一日40～80mg，分2次服用，并酌情调整剂量。治疗高血压危象时，起始40～80mg静脉注射，伴急性左心衰竭或急性肾衰竭时，可酌情增加用量。③治疗高钙血症时，一日口服80～120mg，分1～3次服。必要时，可静脉注射，一次20～80mg。

（2）儿童：治疗水肿性疾病，口服起始按体重 2mg/kg，必要时每 4～6 小时追加 1～2mg/kg。亦可 1mg/kg 静脉注射，必要时每隔 2 小时追加 1mg/kg。最大剂量可达一日 6mg/kg，新生儿应延长用药间隔。

4. 不良反应

（1）不良反应常见者多与水、电解质紊乱有关，尤其是大剂量或长期应用时，如体位性低血压、休克、低钾血症、低氯血症、低氯性碱中毒、低钠血症、低钙血症以及与此有关的口渴、乏力、肌肉酸痛、心律失常等。

（2）少见者有过敏反应（包括皮疹、间质性肾炎、甚至心脏骤停）、视觉模糊、黄视症、光敏感、头晕、头痛、纳差、恶心、呕吐、腹痛、腹泻、胰腺炎、肌肉强直等，骨髓抑制导致粒细胞减少，血小板减少性紫癜和再生障碍性贫血，肝功能损害，指（趾）感觉异常，高糖血症，尿糖阳性，原有糖尿病加重，高尿酸血症。耳鸣、听力障碍多见于大剂量静脉快速注射时（每分钟剂量大于 4～15mg），多为暂时性，少数为不可逆性，尤其当与其他有耳毒性的药物同时应用时。在高钙血症时，可引起肾结石。

5. 注意事项

（1）交叉过敏，对磺胺药和噻嗪类利尿药过敏者，对该药可能亦过敏。

（2）该药可通过胎盘屏障，孕妇尤其是妊娠前 3 个月应尽量避免应用，哺乳期妇女应慎用。

（3）该药在新生儿的半衰期明显延长，故新生儿用药间隔应延长。

（4）老年人应用该药时发生低血压、电解质紊乱，血栓形成和肾功能损害的机会增多。

（5）对诊断的干扰：可致血糖升高、尿糖阳性，尤其是糖尿病或糖尿病前期患者。过度脱水可使血尿酸和尿素氮水平暂时性升高。血Na^+、Cl^-、K^+、Mg^{2+}和Ca^{2+}浓度下降。

（6）下列情况慎用：①无尿或严重肾功能损害者，后者因需加大剂量，故用药间隔时间应延长，以免出现耳毒性等副作用。②糖尿病。③高尿酸血症或有痛风病史者。④严重肝功能损害者，因水电解质紊乱可诱发肝性脑病。⑤急性心肌梗死，过度利尿可促发休克。⑥胰腺炎或有此病史者。⑦有低钾血症倾向者，尤其是应用洋地黄类药物或有室性心律失常者等。

（7）药物相互作用方面：①糖皮质激素、盐皮质激素，促肾上腺皮质激素及雌激素能降低该药的利尿作用，并增加电解质紊乱尤其是低钾血症的发生机会。②非甾体类抗炎药能降低该药的利尿作用，肾损害机会也增加，与前者抑制前列腺素合成、减少肾血流量有关。③与可激动α受体的拟肾上腺素药及抗癫痫药合用，利尿作用减弱。④与氯贝丁酯合用，两药的作用均增强，并可出现肌肉酸痛、强直。⑤与治疗剂量的多巴胺合用，利尿作用加强。⑥饮酒及含酒精制剂和可引起血压下降的药物能增强该药的利尿作用;与巴比妥类药物、麻醉药合用,易引起体位性低血压。⑦该药可使尿酸排泄减少,血尿酸升高,故与治疗痛风的药物合用时,应调整后者的剂量。⑧降低降血糖药的疗效。⑨降低抗凝药物和抗纤溶药物的作用,主要是利尿后血容量下降,致血中凝血因子浓度升高,以及利尿使肝血液供应改善、肝脏合成凝血因子增多有关。⑩该药加强非去极化型肌松药的作用,与血钾下降有关。⑪与两性霉素、头孢菌素、氨基糖苷类抗菌药物等药物合用,肾毒性增加,尤其是原有肾损害时;与氨基糖苷类抗菌药物或其他具有耳毒性的药物合用,耳毒性增加。⑫与抗组胺药物合用时耳毒性增加,易出现耳鸣、头晕、眩晕。⑬与碳酸氢钠合用发生低氯性碱中毒机会增加。

(8)药物剂量应个体化,从最小有效剂量开始,然后根据利尿反应调整剂量,以减少水、电解质紊乱等副作用的发生。

(9)肠道外用药宜静脉给药、不主张肌内注射。常规剂量静脉注射应超过 1~2 分钟,大剂量静脉注射时每分钟不超过 4mg。静脉用药剂量为口服的 1/2 时即可达到同样疗效。

(10)该药为加碱制成的钠盐注射液,碱性较高,故静脉注射时宜用氯化钠注射液稀释,而不宜用葡萄糖注射液稀释。

(11)与噻嗪类利尿剂不同,该药存在明显的剂量效应关系,治疗剂量范围较大。

(二)布美他尼

1. 药理学　对水和电解质排泄的作用基本同呋塞米,其利尿作用为呋塞米 20～60 倍。主要抑制肾小管髓袢升支厚壁段对 NaCl 的主动重吸收,对近端小管重吸收 Na^+ 也有抑制作用,但对远端肾小管无作用,故排钾作用小于呋塞米。能抑制前列腺素分解酶的活性,使前列腺素 E_2 含量升高,从而具有扩张血管作用。扩张肾血管,降低肾血管阻力,使肾血流量尤其是肾皮质深部血流量增加,在布美他尼的利尿作用中具有重要意义,也是其用于预防急性肾衰竭的理论基础。另外,与其他利尿药不同,袢利尿药在肾小管液流量增加的同时肾小球滤过率不下降,可能与流经致密斑的氯减少,从而减弱或阻断了球-管平衡有关。布美他尼能扩张肺部容量静脉,降低肺毛细血管通透性,加上其利尿作用,使回心血量减少,左心室舒张末期压力降低,有助于急性左心衰竭的治疗。由于布美他尼可降低肺毛细血管通透性,为其治疗成人呼吸窘迫综合征提供了理论依据。

口服吸收较呋塞米完全,几乎全部迅速被吸收,充血性心力衰竭和肾病综合征等水肿性疾病时,由于肠道黏膜水肿,口服吸收率下降,血浆蛋白结合率为 94%～96%,口服和静脉注射的作用开始时间分别为 30～60 分钟和数分钟,作用达峰时间为 1～2 小时和 15～30 分钟。

作用持续时间为 4 小时(应用 1～2mg 时,大剂量时为 4～6 小时)和 3.5～4 小时。$t_{1/2\beta}$ 为 60～90 分钟,略长于呋塞米,肝肾功能受损时延长。该药不被透析清除。77%～85%经尿排泄,其中 45% 为原形,15%～23%由胆汁和粪便排泄。该药经肝脏代谢者较少。

2. 适应证

(1)水肿性疾病:包括充血性心力衰竭、肝硬化、肾脏疾病(肾炎、肾病及各种原因所致的急、慢性肾衰竭),尤其是应用其他利尿药效果不佳时,应用本类药物仍可能有效。与其他药物合用治疗急性肺水肿和急性脑水肿等。

(2)高血压:在高血压的阶梯疗法中,不作为治疗原发性高血压的首选药物,但当噻嗪类药物疗效不佳,尤其当伴有肾功能不全或出现高血压危象时,本类药物尤为适用。

(3)预防急性肾衰竭:用于各种原因导致肾脏血流灌注不足,例如失水、休克、中毒、麻醉意外以及循环功能不全等,在纠正血容量不足的同时及时应用,可减少急性肾小管坏死的机会。

(4)高钾血症及高钙血症。

(5)稀释性低血症尤其是当血钠浓度低于 120mmol/L 时。

(6)抗利尿激素分泌过多症。

(7)急性药物毒物中毒如巴比妥类药物中毒等。

(8)对某些呋塞米无效的病例仍可能有效。

3. 用法用量

（1）成人：治疗水肿性疾病或高血压，口服起始每日 0.5～2mg，必要时每隔 4～5 小时重复，最大剂量每日可达 10～20mg。也可间隔用药，即隔 1～2 日用药 1 日。

（2）儿童：口服一次按体重 0.01～0.02mg/kg，必要时 4～6 小时 1 次。

4. 不良反应　常见者与水、电解质紊乱有关，尤其是大剂量或长期应用时，如体位性低血压、休克、低钾血症、低氯血症、低氯性碱中毒、低钠血症、低钙血症以及与此有关的口渴、乏力、肌肉酸痛、心律失常等。少见者有过敏反应（包括皮疹，甚至心脏骤停）、头晕、头痛、纳差、恶心、呕吐、腹痛、腹泻、胰腺炎、肌肉强直等，骨髓抑制导致粒细胞减少，血小板减少性紫癜和再生障碍性贫血，肝功能损害，指（趾）感觉异常，高糖血症，尿糖阳性，原有糖尿病加重，高尿酸血症。耳鸣、听力障碍多见于大剂量静脉快速注射时（每分钟剂量大于 4～15mg），多为暂时性，少数为不可逆性，尤其当与其他有耳毒性的药物同时应用时。在高钙血症时，可引起肾结石。尚有报道该药可加重特发性水肿。偶见未婚男性遗精和阴茎勃起困难。大剂量时可发生肌肉酸痛、胸痛。对糖代谢的影响可能小于呋塞米。

5. 注意事项

（1）交叉过敏：对磺胺药和噻嗪类利尿药过

敏者,对该药可能亦过敏。

(2)对诊断的干扰:可致血糖升高、尿糖阳性,尤其是糖尿病或糖尿病前期患者,过度脱水可使血尿酸和尿素氮水平暂时性升高。血 Na^+、Cl^-、K^+、Ca^{2+} 和 Mg^{2+} 浓度下降。

(3)下列情况慎用:①无尿或严重肾功能损害者,后者因需加大剂量,故用药间隔时间应延长,以免出现耳毒性等副作用。②糖尿病。③高尿酸血症或有痛风病史者。④严重肝功能损害者,因水电解质紊乱可诱发肝性脑病。⑤急性心肌梗死,过度利尿可促发休克。⑥胰腺炎或有此病史者。⑦有低钾血症倾向者,尤其是应用洋地黄类药物或有室性心律失常者。⑧前列腺肥大。

(4)随访检查:血电解质,尤其是合用洋地黄类药物或皮质激素类药物、肝肾功能损害者;血压,尤其是用于降压,大剂量应用或用于老年人;肾功能;肝功能;血糖;血尿酸;酸碱平衡情况;听力。

(5)动物实验提示该药能延缓胎儿生长和骨化。对新生儿和乳母的情况尚不清楚。能增加尿磷的排泄量,可干扰尿磷的测定。

(6)孕妇及哺乳期妇女用药:①该药可通过胎盘屏障,孕妇尤其是妊娠前 3 个月应尽量避免应用。对妊娠高血压综合征无预防作用。动物实验表明该药可致胎儿肾盂积水,延缓胎儿生长和骨化,流产和胎儿死亡率升高。②该药可经乳汁分泌,哺乳期妇女应慎用。

(7)该药在新生儿的半衰期明显延长,故新生儿用药间隔应延长。

(8)老年患者用药:老年人应用该药时发生低血压、电解质紊乱,血栓形成和肾功能损害的机会增多。

(9)药物相互作用:①肾上腺糖、盐皮质激素,促肾上腺皮质激素及雌激素能降低该药的利尿作用,并增加电解质紊乱尤其是低钾血症的发生机会。②非甾体类消炎镇痛药能降低该药的利尿作用,肾损害机会也增加,与前者抑制前列腺素合成,减少肾血流量有关。③与拟交感神经药物及抗惊厥药物合用,利尿作用减弱。④与氯贝丁酯合用,两药的作用均增强,并可出现肌肉酸痛、强直。⑤与多巴胺合用,利尿作用加强。⑥饮酒及含酒精制剂和可引起血压下降的药物能增强该药的利尿和降压作用;与巴比妥类药物、麻醉药合用,易引起体位性低血压。⑦该药可使尿酸排泄减少,血尿酸升高,故与治疗痛风的药物合用时,后者的剂量应作适当调整。⑧降低降血糖药的疗效。⑨降低抗凝药物和抗纤溶药物的作用,主要是利尿后血容量下降,致血中凝血因子浓度升高,以及利尿使肝血液供应改善、肝脏合成凝血因子增多有关。⑩该药加强非去极化肌松药的作用,与血钾下降有关。⑪与两性霉素、头孢霉素、氨基糖苷类等抗菌药物合用,肾毒性和耳毒性增加,尤其是原有肾损害时。⑫与抗组胺药物合用时耳毒性增加,易出现耳鸣、头晕、眩晕。⑬与锂合用肾毒性明显增加,应尽量避免。⑭服用水合氯醛后静脉注射该药可致出汗、面色潮红和血压升高,此与甲状腺素由结合状态转为游离状态增多,导致分解代谢加强有关。⑮与碳酸氢钠合用发生低氯性碱中毒机会增加。

(三)托拉塞米

1. **药理学**　托拉塞米为一种新的髓袢利尿药,其作用如下:

(1)作用于肾小管髓袢升支粗段(髓质部和皮质部)及远曲小管,抑制 Na^+-K^+-$2Cl^-$ 协同转运体系对 Na^+、K^+、Cl^- 的重吸收,使尿中钠、氯和水的排泄量增加,发挥利尿作用,而不影响肾小球滤过率。还可抑制远曲小管上皮细胞醛固酮与其受体结合,进一步增加其利尿、排钠效果,且使其排钾作用明显弱于其他强效髓袢利尿药。

这在治疗伴有低钾血症的心力衰竭等疾病时具有特殊重要的临床意义。离体灌流实验证明,10~20mg 该药与 40mg 呋塞米的排钠作用相当。髓袢利尿药的利尿强度排序大致为:布美他尼>托拉塞米>吡咯他尼>呋塞米。

(2)扩张血管作用,可抑制前列腺素分解酶活性,增加血浆中 PGE_2、PGI_2 浓度,竞争性拮抗 TXA_2、TXB_2 的缩血管作用,因而有扩张血管作用。由于肾脏血管扩张,因而肾皮质深部的血流量增加,可以在一定程度上预防急性肾衰竭,保护残余肾功能。

(3)生物半衰期较呋塞米长,通常每日只需用药 1 次即可,几乎无利尿抵抗现象。口服生物利用度(80%~90%)高于呋塞米(40%~50%),口服与非肠道给药的疗效几乎相同。

(4)在相当大的治疗剂量范围内,具有非常良好的量效关系,连续用药无蓄积,安全性远远高于其他同类药物,故根据适应证的不同,剂量调整范围可以从用于降压的 2.5mg 到用于严重肾衰竭的 200mg。

(5)通过增加尿量,减少机体水钠潴留,降低心脏前负荷,亦可扩张肺血容量而降低心脏后负荷,并有降低肺毛细血管通透性、抑制肺水肿形成和发展的作用。

(6)对血清 Mg^{2+}、尿酸、糖和脂质类无明显影响。该药口服吸收迅速,t_{max} 为 0.8~1.25 小时,生物利用度为 80%~90%,血浆蛋白结合率 97%~99%,V_d 为 0.2L/kg。通过双通道途径代谢,80%经肝脏代谢,主要代谢产物是羧酸的衍生物,不具有生物活性,约 20%以原形经尿排泄。在肾功能不全时很少产生蓄积,$t_{1/2}$ 不延长;但肝功能损害时可引起蓄积,并延长 $t_{1/2}$。健康青年人 $t_{1/2}$ 为 3.3 小时,健康老年人 $t_{1/2}$ 为 3.7 小时,严重肾衰竭者(Ccr<30ml/min)$t_{1/2}$ 为 4.9 小时,肝硬化患者 $t_{1/2}$ 为 8 小时,充血性心力衰竭患者 $t_{1/2}$ 为 6.6 小时。

2. 适应证

(1)各种原因所致水肿：如，由于原发或继发性肾脏疾病及各种原因所致急、慢性肾衰竭、充血性心力衰竭，以及肝硬化等所致的水肿；与其他药合用治疗急性脑水肿等。

(2)急、慢性心力衰竭。

(3)原发或继发性高血压。

(4)急、慢性肾衰竭，该药可增加尿量，促进尿钠排出。

(5)肝硬化腹水。

(6)急性毒物或药物中毒。该药通过强效、迅速的利尿作用，配合充分的液体补充，不仅可以加速毒性物质和药物的排泄，而且由于其肾脏保护作用，还可减轻有毒物质对近曲小管上皮细胞的损害。

3. 用法用量

(1)心力衰竭：口服或静脉注射(用5％葡萄糖注射液或0.9％氯化钠注射液稀释)，初始剂量一般为一次5～10mg，一日1次，递增至一次10～20mg，一日1次。

(2)急性或慢性肾衰竭：口服，开始5mg，可增加至20mg，均为一日1次。需要时可静脉注射，一次10～20mg，一日1次。必要时可由初始剂量逐渐增加为每日100～200mg。

(3)肝硬化腹水：口服，开始5～10mg，一日1次；以后可增加至一次20mg，一日1次，但最多不超过40mg。静脉注射同口服，一日剂量不超过 40mg。

(4)高血压:口服,开始每日 2.5mg 或 5mg,需要时可增至每日 10mg,单用或与其他降压药合用。

4. 不良反应　不良反应类似呋塞米,但产生失钾程度轻,对尿酸、血糖、血脂影响小,耐受性好。可能发生的不良反应如下:

(1)神经系统:头痛、头晕、虚弱、疲乏等。

(2)消化系统:恶心、呕吐、严重口干、消化不良、食欲缺乏、便秘、腹泻、食管出血等。

(3)内分泌代谢系统:高血糖、低血钾、高尿酸血症等。

(4)心血管系统:房颤、胸痛、心电图异常等。

(5)呼吸系统:鼻炎、咳嗽、咽喉痛。

(6)肌肉骨骼系统:肌肉痉挛、关节及肌肉痛。

(7)泌尿生殖系统:排尿过多、阳痿、肾前性氮质血症。

(8)血液系统:低血容量、血栓形成等。

5. 注意事项

(1)快速静脉注射可能发生短时听力障碍,故单次注射不宜超过 10mg,注射时间不短于 2 分钟。

(2)禁用于肾衰竭无尿、肝性脑病、低血压、低血容量、尿路梗阻所致严重排尿困难,以及对该药或其他磺酰胺类药物过敏者。

（3）儿童和哺乳期妇女：妊娠期妇女用药应
权衡利弊；肝硬化脱水患者慎用，以防水、电解
质平衡急剧失调而致肝性脑病。

（4）长期大量应用该药，应定期检查电解
质、血尿素氮、肌酸酐、尿酸、血糖、血脂。

（5）药物相互作用：该药与水杨酸盐在肾小
管的分泌竞争，合用时可能增加后者的毒性；该
药与血管紧张素转化酶抑制药合用时可引起体
位性低血压；该药与考来烯胺合用，使口服该药
的吸收率下降，故不推荐合用；氯吡格雷可能干
扰该药的代谢，其机制在于氯吡格雷高浓度时
可抑制 CYP2C9 代谢。

（6）应用该药时应注意过度利尿引起的水、
电解质失衡或血肌酐增高，此时需停用该药，待
纠正后再用。

二、噻嗪类

（一）氢氯噻嗪

1. 药理学　氢氯噻嗪主要抑制远端小管
前段和近端小管（作用较轻）对氯化钠的重吸
收，从而增加远端小管和集合管的 Na^+-K^+ 交
换，K^+ 分泌增多。其作用机制尚未完全明了。
本类药物都能不同程度地抑制碳酸酐酶活性，
故能解释其对近端小管的作用，还能抑制磷酸
二酯酶活性，减少肾小管对脂肪酸的摄取和线
粒体氧耗，从而抑制肾小管对 Na^+、Cl^- 的主动
重吸收。除利尿排钠作用外，可能还有肾外作

用机制参与降压,可能是增加胃肠道对 Na^+ 的排泄。

由于肾小管对水、Na^+ 重吸收减少,肾小管内压力升高,以及流经远曲小管的水和 Na^+ 增多,刺激致密斑通过管-球反射,使肾内肾素、血管紧张素分泌增加,引起肾血管收缩,肾血流量下降,肾小球入球和出球小动脉收缩,肾小球滤过率也下降。肾血流量和肾小球滤过率下降,以及对亨氏袢无作用,是本类药物利尿作用远不如袢利尿药的主要原因。

口服吸收迅速但不完全,进食能增加吸收量,可能与药物在小肠的滞留时间延长有关。该药部分与血浆蛋白结合,其余部分进入红细胞内。口服 2 小时起作用,达峰时间为 4 小时,作用持续时间为 $6\sim12$ 小时。$t_{1/2}$ 为 15 小时,肾功能受损者延长。该药吸收后消除相开始阶段血药浓度下降较快,以后血药浓度下降明显减慢,可能是由于后阶段药物进入红细胞内有关。主要以原形由尿排泄。

2. 适应证

(1)水肿性疾病:排泄体内过多的钠和水,减少细胞外液容量,消除水肿。常见的包括充血性心力衰竭、肝硬化腹水、肾病综合征、急慢性肾炎水肿、慢性肾衰竭早期、肾上腺皮质激素和雌激素治疗所致的钠、水潴留。

(2)高血压:可单独或与其他降压药联合应用,主要用于治疗原发性高血压。

（3）中枢性或肾性尿崩症。

（4）肾石症：主要用于预防含钙盐成分形成的结石。

3. 用法用量

（1）成人常用量：口服。①治疗水肿性疾病，每次 25～50mg，每日 1～2 次，或隔日治疗，或每周连服 3～5 日。②治疗高血压，每日 25～100mg，分 1～2 次服用，并按降压效果调整剂量。

（2）儿童常用量：口服。1～2mg/（kg·d）或按体表面积 30～60mg/m²，分 1～2 次服用，并按疗效调整剂量。小于 6 个月的婴儿剂量可达 3mg/（kg·d）。

4. 不良反应

（1）大多不良反应与剂量和疗程有关。水、电解质紊乱所致的副作用较为常见。

（2）高糖血症：该药可使糖耐量降低，血糖升高，此可能与抑制胰岛素释放有关。

（3）高尿酸血症：干扰肾小管排泄尿酸，少数可诱发痛风发作。由于通常无关节疼痛，故高尿酸血症易被忽视。

（4）过敏反应：如皮疹、荨麻疹等，但较为少见。

（5）血白细胞减少或缺乏症、血小板减少性紫癜等亦少见。

（6）其他：如胆囊炎、胰腺炎、性功能减退、光敏感、色觉障碍等，但较罕见。

5. 注意事项

(1)与磺胺类药物、呋塞米、布美他尼、碳酸酐酶抑制剂有交叉过敏反应。

(2)对诊断的干扰:可致糖耐量降低、血糖、尿糖、血胆红素、血钙、血尿酸、血胆固醇、甘油三酯、低密度脂蛋白浓度升高,血镁、钾、钠及尿钙降低。

(3)下列情况慎用:①无尿或严重肾功能减退者,因本类药效果差,应用大剂量时可致药物蓄积,毒性增加。②糖尿病。③高尿酸血症或有痛风病史者。④严重肝功能损害者,水、电解质紊乱可诱发肝性脑病。⑤高钙血症。⑥低钠血症。⑦红斑狼疮,可加重病情或诱发活动。⑧胰腺炎。⑨交感神经切除者(降压作用加强)。⑩有黄疸的婴儿。

(4)应从最小有效剂量开始用药,以减少副作用的发生,减少反射性肾素和醛固酮分泌。

(5)有低钾血症倾向的患者,应酌情补钾或与保钾利尿药合用。

(6)孕妇使用应慎重,哺乳期妇女不宜服用。

(7)慎用于有黄疸的婴儿,因本类药可使血胆红素升高。

(8)老年人应用本类药物较易发生低血压、电解质紊乱和肾功能损害。

(9)药物相互作用方面:①肾上腺皮质激素、促肾上腺皮质激素、雌激素、两性霉素 B(静脉用药),能降低该药的利尿作用,增加发生电解质紊乱的机会,尤其是低钾血症。②非甾体类消炎镇痛药尤其是吲哚美辛,能降低该药的利尿作用,与前者抑制前列腺素合成有关。③与拟交感胺类药物合用,利尿作用减弱。④考来烯胺(消胆胺)能减少胃肠道对该药的吸收,故应在口服考来烯胺 1 小时前或 4 小时后服用该药。⑤与多巴胺合用,利尿作用加强。⑥与降压药合用时,利尿降压作用均加强。⑦与抗痛风药合用时,后者应调整剂量。⑧抗凝药作用减弱,主要是由于利尿后机体血浆容量下降,血中凝血因子水平升高,加上利尿使肝脏血液供应改善,合成凝血因子增多。⑨降低降糖药的作用。⑩洋地黄类药物、胺碘酮等与该药合用时,应慎防因低钾血症引起的副作用等。

(二)吲达帕胺

1. **药理学**　降压作用未明,可能为周围血管阻力降低所致,该药的利尿作用不能解释降压作用,因降压作用出现的剂量大大小于利尿作用的剂量。该药降压时对心排血量、心率及心律影响小或无。长期用该药很少影响肾小球滤过率或肾血流量。该药的利尿作用是通过抑制远端肾小管皮质稀释段的再吸收水与电解质。口服吸收快而完全,生物利用度达 93%,不受食物影响。血浆蛋白结合率为 71% ~ 79%,也与血管平滑肌的弹性蛋白结合。口服后 1～2 小时血药浓度达高峰。口服单剂后约 24 小时达高峰降压作用;多次给药约 8～12 周达高峰作用,作用维持 8 周。$t_{1/2}$ 为 14～18 小时。在肝内代谢,产生 19 种代谢产物。约 70%经肾排泄,其中 7%为原形,23%经胃肠道排出。

2. 适应证

(1)用于治疗高血压,单用或与其他降压药合用。

(2)用于治疗充血性心力衰竭时的水钠潴留、水肿。

3. 用法用量

(1)成人常用量:治疗水肿,口服,普通片 2.5mg,或缓释片 1.5mg,一天 1 次,可在 1 周后增至普通片 5mg,一天 1 次;治疗高血压,口服普通片 1.25mg,或缓释片 1.5mg,一天 1 次。以后可渐增至普通片 2.5mg,或再增至 5mg,一天 1 次。

(2)老年人用量酌减。

4. 不良反应   比较轻而短暂。较少见的有腹泻、头痛、食欲减退、失眠、反胃、直立性低血压。少见的有皮疹、瘙痒等过敏反应;低血钠、低血钾、低氯性碱中毒。

5. 注意事项

(1)对磺胺类药不耐受者对该药也不耐受。

(2)对诊断的干扰:应用该药时血浆肾素活性、尿酸可增高,但后者常在正常范围内,血清钙、蛋白结合碘、血钾、血钠可减低,但后二者的变化在正常范围内。

(3)下列情况慎用该药:①无尿或严重肾功能不全,此时利尿效果差,并可诱致氮质血症。②糖尿病,此时可使糖耐量更差。③痛风或高尿酸血症,此时血尿酸可进一步增高。④肝功能不全,利尿后可促发肝性脑病。⑤交感神经切除术后,此时降压作用会加强。

(4)用药期间定时监测血糖、尿素氨、尿酸、血压与血电解质。

(5)作利尿用时,最好每晨给药一次,以免夜间起床排尿。

(6)药物相互作用方面:①该药与肾上腺皮质激素同用时利尿利钠作用减弱。②该药与胺碘酮同用时由于血钾低而易致心律失常。③本品与口服抗凝药同用时抗凝效应减弱。④该药与非甾体抗炎镇痛药同用时该药的利钠作用减弱。⑤该药与洋地黄类药同用时可因失钾而致洋地黄中毒。⑥该药与多巴胺同用时利尿作用增强。⑦该药与其他种类降压药同用时降压作用增强。⑧该药与拟交感药同用时降压作用减弱。

三、排钠保钾利尿剂

螺内酯

1. **药理学**　螺内酯结构与醛固酮相似,为醛固酮受体的竞争性抑制剂。作用于末端远曲小管和集合管的醛固酮受体,阻断 Na^+-K^+ 和 Na^+-H^+ 交换,结果 Na^+、Cl^- 和水排泄增多,K^+、Mg^{2+}、H^+ 排泄减少,对 Ca^{2+} 和 $H_2PO_4^-$ 的作用不定。由于该药仅作用于末端远曲小管和集合管,对肾小管其他各段无作用,故利尿作用较弱。另外,该药对肾小管以外的醛固酮受体也有作用。

口服吸收快,生物利用度约 90%,血浆蛋白结合率在 90% 以上,进入体内后 80% 由肝脏迅速代谢为有活性的坎利酮(canrenone)。口服 1 日左右起效,2～3 日利尿作用达高峰,停药后作用仍可维持 2～3 日。原形药物和代谢产物可通过胎盘,坎利酮可通过乳汁分泌。原形药物的 $t_{1/2}$ 很短,约 1.6 小时,活性代谢产物坎利酮的 $t_{1/2}$ 约 16.5 小时。无活性代谢产物从肾脏和胆道排泄,约有 10% 以原形从肾脏排泄。

2. 适应证

(1)水肿性疾病:与其他利尿药合用,治疗充血性水肿、肝硬化腹水等水肿性疾病,其目的在于纠正上述疾病时伴发的继发性醛固酮分泌增多,并对抗其他利尿药的排钾作用。也用于特发性水肿的治疗。

(2)高血压:作为治疗高血压的辅助药物。

(3)原发性醛固酮增多症:螺内酯可用于此病的诊断和治疗。

(4)低钾血症的预防:与噻嗪类利尿药合

用,增强利尿效应和预防低钾血症。

3. 用法用量

(1)成人:①治疗水肿性疾病,一日 40~120mg,分 2~4 次服用,至少连服 5 日以后酌情调整剂量。②治疗高血压,开始一日 40~80mg,分次服用,至少 2 周,以后酌情调整剂量,不宜与血管紧张素转换酶抑制药合用,以免增加发生高钾血症的机会。③治疗原发性醛固酮增多症,手术前患者一日用量 100~400mg,分 2~4 次服用。不宜手术的患者,则选用较小剂量维持。④诊断原发性醛固酮增多症。长期试验,一日 400mg,分 2~4 次,连续 3~4 周。短期试验,一日 400mg,分 2~4 次服用,连续 4 日。老年人对该药较敏感,开始用量宜偏小。

(2)儿童:治疗水肿性疾病,开始一日按体重 1~3mg/kg 或按体表面积 30~90mg/m²,单次或分 2~4 次服用,连服 5 日后酌情调整剂量。最大剂量为 3~9mg/(kg·d)或 90~270mg/m²。

4. 不良反应　常见的有:①高钾血症,最为常见,尤其是单独用药、进食高钾饮食、与钾剂或含钾药物如青霉素钾等以及存在肾功能损害、少尿、无尿时。即使与噻嗪类利尿药合用,高钾血症的发生率仍可达 8.6%~26%,且常以心律失常为首发表现,故用药期间必须密切随访血钾和心电图。②胃肠道反应,如恶心、呕吐、胃痉挛和腹泻等。

5. 注意事项

(1)对该药过敏或其他磺酰胺类药物过敏、高钾血症者禁用。

(2)该药可通过胎盘,但对胎儿的影响尚不清楚。孕妇应在医师指导下用药,且用药时间应尽量短。

(3)老年人用药较易发生高钾血症和利尿过度。

(4)对诊断的干扰:①使荧光法测定血浆皮质醇浓度升高,故取血前4~7日应停用该药或改用其他测定方法;②使下列测定值升高,血浆肌酐和尿素氮(尤其在原有肾功能损害时)、血浆肾素、血清镁、钾,尿钙排泄可能增多,而尿钠排泄减少。

(5)下列情况慎用:①无尿。②肾功能不全。③肝功能不全,因该药引起电解质紊乱可诱发肝性脑病。④低钠血症。⑤酸中毒,可加重酸中毒或促发该药所致的高钾血症。⑥乳房增大或月经失调者。

(6)药物相互作用方面:①肾上腺皮质激素尤其是具有较强盐皮质激素作用者,促肾上腺皮质激素能减弱该药的利尿作用,而拮抗该药的潴钾作用。②雌激素能引起水钠潴留,从而减弱该药的利尿作用。③非甾体类抗炎药,尤其是吲哚美辛,能降低该药的利尿作用,且合用时肾毒性增加。④与激动 α 受体的拟肾上腺素药合用可降低该药的降压作用。⑤治疗剂量的多巴胺可加强该药的利尿作用。⑥与引起血压下降的药物合用，利尿和降压作用均加强。⑦与下列药物合用时，发生高钾血症的机会增加，如含钾药物、库存血（含钾 30mmol/L，如库存 10 日以上含钾高达 65mmol/L）、血管紧张素转换酶抑制药、血管紧张素Ⅱ受体拮抗药、非甾体抗炎药和环孢素 A 等，有报道与卡托普利、依那普利合用引起致死性心脏事件。⑧与葡萄糖胰岛素液、碱剂、钠型降钾交换树脂合用，发生高钾血症的机会增加。⑨该药使地高辛半衰期延长。⑩与氯化铵合用易发生代谢性酸中毒。⑪与具有肾毒性药物合用，肾毒性增加。⑫甘珀酸钠、甘草类制剂具有醛固酮样作用，可降低该药的利尿作用，而该药可减弱甘珀酸钠对溃疡的愈合作用。⑬与锂盐合用，锂排出减少，血锂浓度增高。⑭与噻嗪类利尿药或氯磺丙脲合用，可引起低钠血症。⑮与华法林合用，抗凝作用减弱。

(7)给药应个体化，从最小有效剂量开始使用，以减少电解质紊乱等副作用的发生。

(8)如每日服药一次，应于早晨服药，以免夜间排尿次数增多。

(9)用药前应了解患者血钾浓度，但在某些情况血钾浓度并不能代表机体内钾含量，如酸中毒时钾从细胞内转移至细胞外而易出现高钾血症，酸中毒纠正后血钾即可下降。

(10)该药起作用较慢，而维持时间较长，故首日剂量可增加至常规剂量的 2～3 倍,以后酌情调整剂量。与其他利尿药合用时,可先于其他利尿药 2～3 日服用。在已应用其他利尿药再加用该药时,其他利尿药剂量在最初 2～3 日可减量 50%,以后酌情调整剂量。在停药时,该药应先于其他利尿药 2～3 日停药。

(11)应于进食时或餐后服药,以减少胃肠道反应,并可能提高该药的生物利用度。

第四节 抗 贫 血 药

一、蔗糖铁

(一)药理学

多核氢氧化铁(Ⅲ)核心表面被大量非共价结合的蔗糖分子所包围,从而形成一个平均分子量为 43kDa 的复合物。这种大分子结构可以避免从肾脏被消除。这种复合物结构稳定,在生理条件下不会释放出铁离子。多核复合物核心的铁被环绕的结构与生理状态下的铁蛋白结构相似。使用该药会引起人体生理的改变,其中包括对铁的摄入。该药毒性很低。给健康志愿者单剂量静脉注射含 100mg 铁的该药,10 分钟后铁的水平达到最高,平均为 538μmol/L。中央室分布容积与血浆容积相等(大约 3L)。

注射给药的铁在血浆中快速被清除,半衰期约为 6 小时。稳态分布容积约为 8L,说明铁

在体液中分布量少。由于该药比转铁蛋白稳定
性低,可以看到铁到转铁蛋白的竞争性交换。
结果铁的转运速率为 31mg/24h。

注射该药后的前 4 小时铁的肾清除量不到
全部清除量的 5%。在 24 小时后,血浆中铁的
水平下降到注射前铁的水平,约 75% 的蔗糖被
排泄。

(二)适应证

适用于口服铁剂效果不好而需要静脉铁剂
治疗的患者,如口服铁剂不能耐受的患者;口服
铁剂吸收不好的患者。

(三)用法用量

1. 该药应以滴注或缓慢注射的方式静脉
给药,或直接注射到透析器的静脉端,不适合肌
内注射或按照患者需要铁的总量一次全剂量
给药。

2. 常用剂量

(1)成年人和老年人:根据血红蛋白水平每
周用药 2~3 次,每次 5~10ml(100~200mg
铁)。给药频率应不超过每周 3 次。

(2)儿童:根据血红蛋白水平每周用药 2~
3 次,每次每千克体重 0.15ml 该药(3mg 铁/
kg)。

3. 最大耐受单剂量 成年人和老年人:注
射时用至少 10 分钟注射给予该药 10ml
(200mg 铁)。输液时,如果临床需要,给药单
剂量可增加到 0.35ml/kg(7mg 铁/kg),最多不

可超过 25ml 该药(500mg 铁)。

(四)不良反应

1. 罕见过敏性反应。

2. 偶尔会出现下列不良反应≥1%　金属味、头痛、恶心、呕吐、腹泻、低血压、肝酶升高、痉挛/胃部痉挛、胸痛、嗜睡、呼吸困难、肺炎、咳嗽、瘙痒等。

3. 极少数出现迷走神经兴奋、胃肠功能障碍、肌肉痛、发热、风疹、面部潮红、四肢肿胀、呼吸困难、过敏(假过敏)反应,在输液的部位发生过静脉曲张、静脉痉挛。

(五)注意事项

1. 该药只能用于已通过适当的检查、适应证得到完全确认的患者(例如:血清铁蛋白、血红蛋白、血细胞比容、红细胞计数、红细胞指数-MCV、MCH、MCHC)。

2. 非肠道使用的铁剂会引起具有潜在致命性的过敏反应或过敏样反应。轻度过敏反应应服用抗组胺类药物;重度过敏反应应立即给予肾上腺素。

3. 有支气管哮喘、铁结合率低和(或)叶酸缺乏症的患者,应特别注意过敏反应或过敏样反应的发生。

4. 有严重肝功能不良、急性感染、有过敏史或慢性感染的患者在使用该药时应小心。

5. 如果该药注射速度太快,会引发低血压。

6. 谨防静脉外渗漏。如果遇到静脉外渗漏,应按以下步骤进行处理:若针头仍然插着,用少量 0.9% 的生理盐水清洗。为了加快铁的清除,指导患者用黏多糖软膏或油膏涂在针眼处。轻轻涂抹黏多糖软膏或油膏。禁止按摩以避免铁的进一步的扩散。

7. 和所有非肠道铁剂一样,该药会减少口服铁剂的吸收,所以该药不能与口服铁剂同时使用。因此口服铁剂的治疗应在注射完该药的 5 天之后开始服用。

8. 用药过量会导致急性铁过载,表现为高铁血症。用药过量应采用有效的方法进行处理,必要时可使用铁螯合剂。

9. 非肠道使用的铁剂对有感染的儿童会产生不利影响。

10. 该药禁用于非缺铁性贫血、铁过量或铁利用障碍、已知对单糖或二糖铁复合物过敏者。

二、重组人红细胞生成素

(一)药理学

红细胞生成素是由肾脏分泌的一种活性糖蛋白,作用于骨髓中红系造血祖细胞,能促进其增殖、分化。该药能经由后期母红细胞祖细胞(CFU-E)引导出明显的刺激集落的生成效果。在高浓度下,该药亦可刺激早期母红细胞祖细胞(BFU-E)而引导出集落的形成。

皮下注射给药吸收缓慢,2小时后可见血清红细胞生成素浓度升高,血药浓度达峰值时间为18小时,骨髓为特异性摄取器官,药物主要为肝脏和肾脏摄取。红细胞生成素给药后大部分在体内代谢,动物(大鼠)实验表明,除肝脏外,还有少部分药物在肾、骨髓和脾脏内降解。肾脏不是红细胞生成素的主要排泄器官,使用红细胞生成素的贫血患者,药物以原形经肾脏排泄的量小于10%。

(二)适应证

肾功能不全所致贫血,包括慢性肾衰竭行血液透析、腹膜透析治疗及非透析患者。

(三)用法用量

该药应在医生指导下使用,用时加注射用水1ml溶解后作皮下注射或静脉注射,每周分2~3次给药。给药剂量需依据患者的贫血程度、年龄及其他相关因素调整。

治疗期:开始推荐剂量血液透析患者每周100~150IU/kg,腹膜透析和非透析患者每周75~100IU/kg。若血细胞比容每周增加少于0.5vol%,可于4周后按15~30IU/kg增加剂量,但每周最高增加剂量不可超过30IU/kg。血细胞比容应增加到30vol%~33vol%,但不宜超过36vol%(34vol%)。

维持期:如果血细胞比容达到30vol%~33vol%和(或)血红蛋白达到100~110g/L,则进入维持治疗阶段。推荐将剂量调整至治疗剂量的 2/3 然后每 2～4 周检查血细胞比容以调整剂量,避免红细胞生成过速,维持血细胞比容和血红蛋白在适当水平。

(四)不良反应

1. 一般反应 少数患者用药初期可出现头疼、低热、乏力等,个别患者可出现肌痛、关节痛等。绝大多数不良反应经对症处理后可以好转,不影响继续用药,极个别病例上述症状持续存在,应考虑停药。

2. 过敏反应 极少数患者用药后可能出现皮疹或荨麻疹等过敏反应,包括过敏性休克。因此,初次使用该药或重新使用该药时,建议先使用少量,确定无异常反应后,再注射全量,如发现异常,应立即停药并妥善处理。

3. 心脑血管系统 血压升高、原有的高血压恶化和因高血压脑病而有头痛、意识障碍、痉挛发生,甚至可引起脑出血。因此在红细胞生成素注射液治疗期间应注意并定期观察血压变化,必要时应减量或停药,并调整降压药的剂量。

4. 血液系统 随着血细胞比容增高,血液黏度可明显增高,因此应注意防止血栓形成。

5. 肝脏 偶有 AST、ALT 的上升。

6. 胃肠 有时会有恶心、呕吐、食欲不振、腹泻等情况发生。

(五)注意事项

1. 该药用药期间应定期检查血细胞比容

（用药初期每星期 1 次，维持期每两星期 1 次），注意避免红细胞生成过度（确认血细胞比容在 36% 以下），如发现红细胞生长过度，应采取暂停用药等适当处理。

2. 应用该药有时会引起血清钾轻度升高，应适当调整饮食，若发生血钾升高，应遵医嘱调整剂量。

3. 对有心肌梗死、肺梗死、脑梗死患者，有药物过敏病史的患者及有过敏倾向的患者应慎重给药。

4. 治疗期间因出现有效造血，铁需求量增加。通常会出现血清铁浓度下降，如果患者血清铁蛋白低于 100ng/ml，或转铁蛋白饱和度低于 20%，应每日补充铁剂。

5. 叶酸或维生素 B_{12} 不足会降低该药疗效。铝严重过多也会影响疗效。

6. 未控制的重度高血压患者、对该药或其他红细胞生成素制剂过敏者禁用。

7. 合并感染者，宜控制感染后再使用该药。

8. 对孕妇及哺乳期妇女、早产儿、新生儿、婴儿用药的安全性尚未确定。

9. 高龄患者应用该药时，要注意监测血压及血细胞比容，并适当调整用药剂量与次数。

三、多糖铁复合物

(一)药理学

该药是一种铁元素含量高达 46% 的低分

子量多糖铁复合物。作为铁元素补充剂,可迅速提高血铁水平与升高血红蛋白。该药是铁和多糖合成的复合物,以完整的分子形式存在,在消化道中能以分子形式被吸收。经核素标记示踪试验证实其吸收率不低于硫酸亚铁,且吸收率不受胃酸减少、食物成分的影响,有极高的生物利用度。

(二)适应证

用于治疗单纯性缺铁性贫血。

(三)用法用量

成人每日一次,每次口服 1~2 粒;儿童需在医生的指导下使用。

(四)不良反应

极少出现胃肠刺激或便秘。

(五)注意事项

1. 血色素沉着症及含铁血黄素沉着症禁用。

2. 对于治疗孕产妇缺铁性贫血,其优越性尤为突出。

3. 制酸剂及四环素类药物抑制其吸收。

4. 该药安全性好,安全系数是普通铁剂的13 倍以上。多糖铁复合物分子通过肠黏膜吸收阈调节血药浓度,不会导致铁中毒。

(史天陆　苏　丹)

第四章
肾功能不全合并其他常见疾病患者的药物治疗

第一节 肾功能不全合并呼吸系统疾病患者的药物治疗

一、上呼吸道感染

(一)疾病概况

上呼吸道感染是指鼻腔、咽或喉部急性炎症的概称。患者不分年龄、性别、职业和地区。全年皆可发病,冬春季节多发,可通过含有病毒的飞沫或被污染的用具传播,多数为散发性,但常在气候突变时流行。

上呼吸道感染 70%~80%由病毒引起。主要有流感病毒(甲型、乙型、丙型)、副流感病毒、呼吸道合胞病毒、腺病毒、鼻病毒、埃可病毒、柯萨奇病毒、麻疹病毒、风疹病毒等。细菌感染可直接或继病毒感染之后发生,以溶血性链球菌为多见,其次为流感嗜血杆菌、肺炎链球菌和葡萄球菌等。偶见革兰阴性杆菌。其感染的主要表现为鼻炎、咽喉炎或扁桃体炎。

本病不仅具有较强的传染性,而且可引起严重并发症,应积极防治。

(二)用药原则

目前尚无特殊抗病毒药物,通常以对症处理、休息、忌烟、多饮水、保持室内空气流通、防治继发细菌感染为主。

针对肾功能不全合并上呼吸道感染的患者,由于其肌酐等指标异常,影响药物在肾脏内的代谢,尤其是由肾脏代谢的药物,因此需根据患者的肌酐值、体重、年龄等指标计算 Ccr,已调整药物剂量及给药频次。

(三)药物选择

1. 抗病毒药物　目前抗病毒药物品种较多,针对治疗上呼吸道感染,常用代表药物及肾功能正常和异常时的剂量见表 4-1。

表 4-1　抗病毒代表药物

药物名称	肾功能正常时剂量	肾功能异常时剂量
金刚烷胺	成人,一次 200mg,每日 1 次或一次 100mg,每 12 小时 1 次	首日负荷剂量 200mg,维持剂量应根据 Ccr 进行调整。 Ccr 在 30~50ml/min,每日 100mg; Ccr 在 15~29ml/min,隔日 100mg; Ccr < 15ml/min,每周 200mg

续表

药物名称	肾功能正常时剂量	肾功能异常时剂量
金刚乙胺	成人，一次100mg，每日2次	对于 Ccr≤10ml/min 的患者，推荐剂量为每日 100mg。 目前，还没有多剂量的数据可以证实对于肾损伤的受试者是安全的。对任何肾功能不全患者应监视其不良反应，必要时调整剂量
奥司他韦	在成人和 13 岁以上青少年的推荐口服剂量是每次75mg，每日 2次，共 5 天	对 Ccr>30ml/min 的患者不必调整剂量； 对 Ccr 在 10～30ml/min 的患者，推荐使用剂量减少为每次 75mg，每日 1 次，共 5 天； 对 Ccr<10ml/min 的患者和严重肾衰竭、需定期进行血液透析或持续腹膜透析的患者，不推荐使用
利巴韦林	用于病毒性呼吸道感染：成人一次 0.15g，每日 3 次，连	对 Ccr<50ml/min 的患者，不应口服使用； 对 Ccr<10ml/min 的患者，应避免使用

续表

药物名称	肾功能正常时剂量	肾功能异常时剂量
利巴韦林	用7天； 静脉滴注：成人一次 0.5g，每日 2 次，疗程 3~7 日。 气雾吸入：成人1日吸入1g	

2. 抗细菌药物　如有细菌感染，可根据病变部位病原菌分布特点，经验性选用敏感的抗菌药物。通常为青霉素类、第一代和第二代头孢菌素、大环内酯类或氟喹诺酮类药物。针对肾功能不全的患者，因一代头孢菌素对肾功能影响较大，因此一般不选用该类药物。常用代表药物及肾功能正常和异常时的剂量见表 4-2。

3. 非甾体抗炎药　对于病毒感染，常选用非甾体抗炎药来减轻头痛、发热等症状。本类药物会引起肾功能的损害，尤其应注意某些中成药，如三九感冒灵等，也含有上述成分，需慎重选择。常用代表药物及肾功能正常和异常时的剂量见表 4-3。

表 4-2　各类抗感染药物代表药物

药物类别	代表药物	肾功能正常时剂量	肾功能异常时剂量
青霉素类	青霉素	成人，肌内注射，每日 80 万～200 万单位，分 2～4 次给药	轻、中度肾功能损伤者使用常规剂量不需减量，严重肾功能损害者应延长给药间隔或调整剂量。当 Ccr 为 10～50ml/min 时，给药间期自 8 小时延长至 8～12 小时或给药间期不变，剂量减少 25%；Ccr<10ml/min 时，给药间期延长至 12～18 小时或每次剂量减至正常剂量的 25%～50%而给药间期不变
	氯唑西林	成人口服：每次 1 粒，每日 4 次；应于饭前至少半小时服用。重症感染，剂量可加倍。静脉滴注：每次 250mg～1g，每日 4 次	本品主要经肾脏排泄，如果肾功能不全，氯唑西林的排泄将减慢。肾功能不全患者应谨慎使用，如需使用应适当减少使用剂量

续表

药物类别	代表药物	肾功能正常时剂量	肾功能异常时剂量
青霉素类	阿莫西林	成人口服：一次0.5g，每6~8小时1次，每日剂量不超过4g	肾功能严重损伤患者需调整给药剂量，其中Ccr为10~30ml/min的患者，每12小时0.25~0.5g；Ccr小于10ml/min的患者每24小时每0.25~0.5g
青霉素＋酶抑制剂类	阿莫西林/克拉维酸	静脉注射或静脉滴注成人一次1.2g，每日3~4次	Ccr>30ml/min时，不需调整剂量；Ccr为10~30ml/min时，开始给予本品1.2g，然后给予本品12小时给予0.6g；<10ml/min时，开始给予本品1.2g，然后每24小时给予0.6g
	哌拉西林他唑巴坦	每8小时给予4.5g，每日的总剂量根据感染的严重程度和部位增减，剂量范围可每6小时、8小时或12小时一次	Ccr>40ml/min时，不需调整剂量；20~40ml/min时，每次给予本品4.5g，每8小时一次；<20ml/min时，每次给予本品4.5g，每12小时一次

续表

药物类别	代表药物	肾功能正常时剂量	肾功能异常时剂量
一代头孢菌素	头孢唑林	常用剂量，一次0.5～1g，每日2～4次，严重感染可增加至每日6g，分2～4次静脉给予	Ccr>50ml/min时，仍可按正常剂量给药。Ccr为20～50ml/min时，每8小时0.5g；Ccr为11～34ml/min时，每12小时0.25g；Ccr<10ml/min时，每18～24小时0.25g。所有不同程度肾功能减退者的首次剂量为0.5g
	头孢拉定	口服。成人常用量：一次0.25～0.5g，每6小时一次，感染较严重者一次可增至1g，但每日总量不超过4g	肾功能减退者应减量或慎用。Ccr为>20ml/min时，一次0.5g，每6小时1次；Ccr为5～20ml/min时，一次0.25g，每6小时1次；Ccr为5～9ml/min时，一次0.5～1g，每12～24小时1次；Ccr为<5ml/min时，一次0.25g，每12小时1次；

续表

药物类别	代表药物	肾功能正常时剂量	肾功能异常时剂量
二代头孢菌素	头孢呋辛	每次 750mg,每日 3 次;对于较严重的感染,剂量应增至每次 1.5g,每日 3 次,静脉注射给药;如果需要间隔时间可增至每 6 小时一次,每日总剂量为 3g 至 6g。患有肺炎和慢性支气管炎急性发作的成人,可每日注射两次,每次 750mg 或 1.5g,然后继续以头孢呋辛口服片剂治疗	仅在 Ccr<20ml/min 时,才需减少剂量。对于有较明显肾功能损害的成年人(Ccr 10~20ml/min),推荐剂量为每次 750mg,每日 2 次。而对于肾功能严重损害患者(Ccr<10ml/min),适宜用量为每日 1 次,每次 750mg。对于接受透析的患者,在每次透析结束时再给予本品 750mg。对于连续腹膜透析,适宜的剂量为每日 2 次,每次 750mg

续表

药物类别	代表药物	肾功能正常时常用剂量	肾功能异常时剂量
	头孢曲松	成人及12岁以上儿童,通常剂量是1~2g,每日一次	肾功能损伤或接受血液透析患者无需调整剂量
	头孢他啶	成人:每日1g至6g,分每8小时或每12小时静脉注射或肌内注射给药	Ccr为50~31ml/min时,每12小时1g;Ccr为30~16ml/min时,每24小时1g;Ccr为15~6ml/min时,每24小时0.5g;Ccr<5ml/min时,每48小时0.5g
三代头孢菌素	头孢唑肟	成人常用量:一次1~2g,每8~12小时1次;严重感染者的剂量可增至一次3~4g,每8小时1次	在给予0.5~1g的首次负荷剂量后,Ccr为50~79ml/min时,常用剂量为一次0.5g,每8小时1次,严重感染时一次0.75~1.5g,每8小时1次;Ccr为5~49ml/min时,一次0.25~0.5g,每12小时1次,严重感染时一次0.5~1g,每12小时1次;Ccr为0~4ml/min时,一次0.5g,每48小时1次,或一次0.25g,每24小时1次,严重感染时一次0.5~1g,每48小时1次,或一次0.5g,每24小时1次

续表

药物类别	代表药物	肾功能正常时剂量	肾功能异常剂量
三代头孢菌素	头孢地尼	成人口服常规剂量为一次0.1g，每日3次	由于头孢地尼在严重肾功能损伤患者血清中存在作用时间较长，应根据肾功能损伤的严重程度酌减剂量以及延长给药间隔时间。对于进行血液透析的患者，建议剂量每日1次，一次100mg
四代头孢菌素	头孢吡肟	每次1~2g，每12小时1次；对于严重感染并危及生命时，可以每8小时2g静脉滴注	Ccr>60ml/min，无需调整剂量；Ccr为30~60ml/min时，0.5~2g/次，每24小时1次；Ccr为11~29ml/min时，0.5~1g/次，每24小时1次
头孢菌素＋酶抑制剂类	头孢哌酮/舒巴坦	每12小时给药1次，在治疗严重感染或难治性感染时，本品的每日剂量可增加到12g(2：1头孢哌酮/舒巴坦)，即头孢哌酮8g，舒巴坦4g）。舒巴坦每日推荐最大剂量为4g	Ccr为15~30ml/min时，每日舒巴坦的最高剂量为2g，每12小时注射一次。Ccr<15ml/min时，每日舒巴坦的最高剂量为1g，每12小时注射一次。遇严重感染，必要时可单独增加头孢哌酮的用量

续表

药物类别	代表药物	肾功能正常时剂量	肾功能异常时剂量
	头孢西丁	静脉滴注，成人常用量为 1～2g/次，每 6～8 小时一次	肾功能减退者应减量或慎用。Ccr 为 30～50ml/min 时，一次 1～2g，每 8～12 小时 1 次；Ccr 为 10～29ml/min 时，一次 1～2g，每 12～24 小时 1 次；Ccr 为 5～9ml/min 时，一次 0.5～1g，每 12～24 小时 1 次；Ccr 为<5ml/min 时，一次 0.5～1g，每 24～48 小时 1 次
头霉素类	头孢米诺	成人为每日 2g，分 2 次静脉注射或静脉滴注。对于败血症、难治性或重症感染症，成人 1 日可增至 6g，分 3～4 次给药	严重肾损害患者慎用

续表

药物类别	代表药物	肾功能正常时剂量	肾功能异常时剂量
单环类	氨曲南	每次 1～2g，每 8～12 小时 1 次。	Ccr 为 10～30ml/min 时，首次用量 1g 或 2g，以后用量减半；Ccr<10ml/min 时，如依靠血液透析的肾功能严重损伤者，首次用量 0.5g、1g 或 2g，维持量为首次剂量的 1/4，间隔时间为 6、8 或 12 小时；对严重或有危及生命的感染者，每次血液透析后，在原有的维持量上增加首次用量的 1/8
碳青霉烯类	亚胺培南/西司他丁	本品的推荐剂量是以亚胺培南的使用量表示，也表示同等剂量的西司他丁。对大多数感染的推荐治疗剂量为每日 1～2g，分 3～4 次滴注。对中度感	肾功能减退者应减量或慎用。Ccr 为 31～70ml/min 时，一次 0.5g，每 6～8 小时 1 次；Ccr 为 21～30ml/min 时，一次 0.5g，每 8～12 小时 1 次；

续表

药物类别	代表药物	肾功能正常时剂量	肾功能异常时剂量
碳青霉烯类	亚胺培南/西司他丁	染也可用每次1g,每日2次的方案。对不敏感病原菌引起的感染,本品静脉滴注的剂量最多可增至每日4g,或每日50mg/kg,两者中择较低剂量使用。	Ccr为6~20ml/min时,一次0.5g或3.5mg/kg,每12小时1次;Ccr为<5ml/min时,一次0.5~1g,每24~48小时1次;使用500mg剂量,引起癫痫的危险性可能增加;Ccr≤5ml/min时,除非患者在48小时内进行血液透析,否则不应给予本品静脉滴注
	美洛培南	每次1g;每8小时1次	对于Ccr小于50ml/min的严重肾功能损伤的患者,应采取减少给药剂量或延长给药间隔等措施,随时观察患者的情况
	比阿培南	成人每日0.6g,分2次滴注。每次30~60分钟。可根据患者年龄、症状适当减给药剂量。但1天的最大给药量不能超过1.2g	对于Ccr>50ml/min的中度肾功能损伤者,无需调整剂量;对于严重的肾功能不全者慎用

续表

药物类别	代表药物	肾功能正常时剂量	肾功能异常时剂量
喹诺酮类	左氧氟沙星	成人每日 0.3g～0.6g，分 1～2 次静脉滴注	肾功能减退者应减量或慎用。Ccr 为 50～80ml/min 时，无需调整剂量；Ccr 为 20～49ml/min 时，首剂最大剂量 0.4g，以后每 24 小时最大剂量 0.2g；Ccr 为 10～19ml/min 时，首剂最大剂量 0.4g，以后每 48 小时最大剂量 0.2g
	莫西沙星	推荐剂量为一次 0.4g，每日 1 次	肾功能不全患者（包括 Ccr≤30ml/min）和慢性透析，如血液透析和持续性不卧床腹膜透析的患者无需调整剂量

续表

药物类别	代表药物	肾功能正常时剂量	肾功能异常时剂量
氨基糖苷类	庆大霉素	成人一次 80mg(8 万单位)，或按体重一次 1～1.7mg/kg，每 8 小时 1 次	按肾功能正常者每 8 小时 1 次，一次的正常剂量为 1～1.7mg/kg；Ccr 为 10～50ml/min 时，每 12 小时 1 次，一次为正常剂量的 30%～70%；Ccr<10ml/min 时，每 24～48 小时给予正常剂量的 20%～30%
	阿米卡星	肌内注射或静脉滴注。每 12 小时 7.5mg/kg，或每 24 小时 15mg/kg。成人每日不超过 1.5g，疗程不超过 10 天	Ccr 为 50～90ml/min 时，每 12 小时给予正常剂量 (7.5mg/kg) 的 60%～90%；Ccr 为 10～50ml/min 时，每 24～48 小时用 7.5mg/kg 的 20%～30%

续表

药物类别	代表药物	肾功能正常时剂量	肾功能异常时剂量
大环内酯类	阿奇霉素	本品治疗特定病原体引起的CAP时，推荐剂量为每日500mg，单次静脉内给药，至少2日。静脉给药后需继以阿奇霉素口服序贯治疗，每日500mg(即250mg两片)给药1次，静脉及口服共计疗程7～10日	对于GFR≤80ml/min的患者，建议无需调整剂量。重度肾损害的患者应慎用阿奇霉素
	克拉霉素	常用量一次0.25g，每12小时1次；重症感染者一次0.5g，每12小时1次	肾功能严重损害(Ccr<30ml/min)者，须作剂量调整。常用量为一次250mg，每日1次；重症感染者首剂500mg，以后一次250mg，每日2次

续表

药物类别	代表药物	肾功能正常时剂量	肾功能异常时剂量
糖肽类	万古霉素	通常用盐酸万古霉素每日2g（效价），可分为每6小时1g或每12小时500mg	对于肾功能不全患者，每日剂量取决于Ccr，因万古霉素的总清除率与Ccr呈线性关系，根据以下公式：给药剂量[mg/(kg·24h)]=0.227×Ccr+5.67给药间隔：Ccr>65ml/min，每12小时1次；Ccr为40~65ml/min，每8小时1次；Ccr为20~39ml/min，每24小时1次；Ccr为10~19ml/min，每24小时1次
	去甲万古霉素	成人每日0.8~1.6g，分2~3次静滴	肾功能不全患者慎用本品，如有应用指征时需在治疗药物浓度监测(TDM)下，根据肾功能减退程度减量应用

续表

药物类别	代表药物	肾功能正常时剂量	肾功能异常时剂量
糖肽类	替考拉宁	负荷量：第一天只一次注射 400mg； 维持量：静脉注射 200mg，每日 1 次	肾功能受损患者，前三天仍然按常规剂量，第四天开始根据血药浓度的测定结果调节用量。疗程第 4 天的用量：轻度肾功能不全者：Ccr 在 40～60ml/min 之间，本品剂量减半，每日 1 次。量，每隔一天一次；或剂量减半，每日 1 次。严重肾功能不全：Ccr<40ml/min，或血液透析者，本品剂量应为常规剂量的三分之一，或按常规剂量给药，每 3 天一次；或按常规剂量 1/3 给药，每日 1 次。本品不能被血透清除

续表

药物类别	代表药物	肾功能正常时剂量	肾功能异常时剂量
硝基咪唑类	甲硝唑	静脉给药首次按体重 15mg/kg（70kg 成人为 1g），维持量按体重 7.5mg/kg，每 6～8 小时静脉滴注一次	肾功能减退者须酌情减少剂量或延长给药间期
噁唑烷酮类	利奈唑胺	每 12h 一次，600mg 静脉或口服	肾功能损伤或接受血液透析患者无需调整剂量
四环素类	米诺环素	成人，首次剂量为 0.2g，以后每 12 或 24 小时再服用 0.1g	肾功能损伤患者用药，其 24 小时内的日总剂量不应超过 200mg
	替加环素	替加环素的推荐给药方案为首剂 100mg，然后，每 12 小时 50mg	肾功能损伤或接受血液透析患者无需调整剂量

表 4-3 非甾体抗炎药代表药物

药物名称	肾功能正常时剂量	肾功能异常时剂量
吲哚美辛	口服，一次 6.25～12.5mg，每日不超过 3 次	肾功能不全患者慎用
布洛芬	口服，成人一次 0.3g，每日 2 次	不需要调整剂量
阿司匹林	口服，成人一次 0.1g，每日 1 次	重度肾功能减退患者（GFR ＜ 10ml/min)禁用

二、社区获得性肺炎

(一)疾病概况

社区获得性肺炎（community-acquired pneumonia，CAP)指在医院外环境中由于微生物入侵引起的肺部炎症，包括在社区受感染而处于潜伏期，因其他原因住院后发病者。

虽然抗感染治疗、支持治疗和重症监护不断进步，但是 CAP 仍然是一种高发病率和高病死率的疾病。影响 CAP 发病和预后因素很多，临床病情轻重差别很大。认真评价这些因素和病情严重程度是决定最初治疗及是否住院的基本依据。

(二)用药原则

1. 及时经验性抗感染治疗 在完成基本

检查以及病情评估后应尽快给予经验性抗菌治疗。50%的 CAP 患者并不能明确病原体,因此需根据当地的流行病学情况,针对可能的病原菌选择适合的抗菌药物。在获得可靠的病原学诊断后应及时调整治疗方案。

2. 初始经验治疗应覆盖最常见的病原体 CAP 患者推荐首选 β-内酰胺类联合大环内酯类或单用氟喹诺酮类药物。对于危及生命的重症肺炎,应尽早采用广谱、强效抗菌药物治疗,待病情稳定后及时调整药物,降阶梯治疗。对于既往健康的轻症患者,应尽量选用生物利用度良好的口服抗感染药物治疗。

3. 抗菌药物疗程视病原体决定 抗感染治疗一般可于退热和主要呼吸道症状明显改善后 3～5 天停药,但疗程视不同病原体、病情严重程度而异。一般来说,肺炎链球菌和其他细菌肺炎一般疗程 7～10 天;支原体和衣原体肺炎 10～14 天;免疫健全宿主军团菌肺炎 10～14 天,免疫抑制宿主则应适当延长疗程。

4. 对症治疗 对于伴有咳嗽、咳痰等呼吸道症状的患者,一般可选用止咳、祛痰药进行对症治疗。

5. 针对肾功能不全合并 CAP 的患者,由于其肌酐等指标异常,影响药物在肾脏内的代谢,尤其是由经肾脏代谢的药物,因此需根据患者的肌酐值、体重、年龄等指标计算 Ccr,以调整药物剂量及给药频次。在选择药物时,应尽可能选择对肾功能影响较小的药物。

(三)药物选择

1. 抗菌药物 如有细菌感染,可根据病原菌,经验性选用敏感的抗菌药物。通常为青霉素类、头孢菌素类、氟喹诺酮类、碳青霉烯类、大环内酯类和糖肽类药物等。常用代表药物及肾功能正常和异常时的剂量见表 4-2。

2. 止咳祛痰药 对痰液黏稠者,推荐使用祛痰药,促进痰液排出。剧烈咳嗽、无痰或少痰,而严重影响休息者可暂时性采用止咳药物。

三、医院获得性肺炎

(一)疾病概况

医院获得性肺炎(hospital-acquired pneumonia,HAP)是指在入院 48 小时后在医院内发生的肺炎,包括在医院内获得感染而于出院后 48 小时内发病的肺炎。HAP 最常见和最严重的类型是呼吸机相关性肺炎(ventilator-associated pneumonia,VAP),它是指气管插管/切开(人工气道)和机械通气(mechanical ventilation,MV)后 48~72 小时发生的肺炎。发病时间<5 天者为早发性 HAP 或 VAP,≥5 天者为晚发性 HAP 或 VAP,二者在病原体分布和治疗上有明显区别。

(二)用药原则

1. 重视病原学检查 给予抗菌治疗前先获取呼吸道标本进行涂片革兰染色检查及培

养、血培养及药敏试验。

2. 尽早开始经验性治疗　在获得病原学检查结果之前，尽早根据可能的病原菌选择适当抗菌药物进行经验治疗，需充分考虑有无多耐药致病菌（multiple drug-resistance，MDR）危险因素。

3. 尽早将经验治疗转为针对性治疗　一旦确立病原学诊断，应尽早改为针对性治疗，以缩窄抗菌谱，减少细菌耐药的可能性。

未进行预防性抗真菌和抗病毒治疗的患者，结合临床和相关检测结果，酌情联合抗真菌、抗病毒药物进行治疗。

4. 抗菌药物疗程个体化　疗程需根据下列因素个体化：病情严重程度、出现临床反应的时间、基础疾病、感染的病原菌。排除非发酵菌（铜绿假单胞菌、不动杆菌等）感染，初期经验性治疗有效且病情缓解的患者，可将疗程缩短至7天左右。

下列情况推荐疗程为14～21天：铜绿假单胞菌或不动杆菌属感染；胸片显示多叶受累或空洞形成；营养不良，极度衰弱等。军团菌肺炎的疗程通常需10～21天。

5. 针对肾功能不全合并 HAP 的患者，由于其肾脏清除药物能力的降低，影响药物在肾脏内的代谢，尤其是由肾脏代谢的药物，因此需根据患者的肌酐值、体重、年龄等指标计算Ccr，以调整药物剂量及给药频次。在选择药物时,应尽可能选择对肾功能影响较小的药物。

(三)药物选择

有细菌感染,可根据病原菌,经验性选用敏感的抗菌药物,经验性治疗的推荐药物见表4-4。代表药物及肾功能异常时的剂量调整见表4-2。

表4-4　经验性治疗推荐药物

无 MDR 危险因素,早发性 HAP		有 MDR 危险因素,晚发性和重症 HAP	
可能的病原体	推荐药物	可能的病原体	推荐药物
肺炎链球菌、流感嗜血杆菌、甲氧西林敏感金葡菌	头孢曲松或氟喹诺酮类	军团菌	大环内酯类或氟喹诺酮类
		甲氧西林耐药金葡菌	糖肽类或利奈唑胺
大肠埃希菌、肺炎克雷伯菌、变形杆菌、黏质沙雷菌	氨苄西林/舒巴坦或厄他培南	MDR 革兰阴性杆菌(铜绿假单胞菌、不动杆菌、产 ESBL 肺炎克雷伯菌	抗假单胞菌 β-内酰胺类+抗假单胞菌喹诺酮类或抗假单胞菌氨基糖苷类

四、支气管哮喘

(一)疾病概况

支气管哮喘是由多种炎症细胞(如嗜酸性粒细胞、肥大细胞、T淋巴细胞、中性粒细胞)、结构细胞(如气道上皮细胞、气道平滑肌细胞等)和细胞组分参与的气道慢性炎症性疾病。这种慢性炎症导致气道高反应性,通常出现广泛多变的可逆性气流受限,反复发作性的喘息、气急、胸闷或咳嗽等症状,常在夜间和(或)清晨发作、加剧,多数患者可自行缓解或经治疗缓解。

(二)用药原则

1. 根据可获得的药物、医疗协助、患者个人条件及费用制定个体化的阶梯治疗方案。

2. 控制药物　需要长期每日使用的药物。主要通过抗炎作用使哮喘维持临床控制。包括吸入糖皮质激素、全身用激素、白三烯调节剂、长效 β_2 受体激动剂(须与吸入激素合用)、缓释茶碱、色甘酸钠、抗 IgE 抗体(如奥马佐单抗)及其他有助于减少全身激素剂量的药物。

3. 缓解药物　按需使用的药物,通过迅速解除支气管痉挛从而缓解哮喘症状。包括速效吸入型 β_2 受体激动剂、全身用激素、吸入型抗胆碱药物、短效茶碱、短效口服 β_2 受体激动剂。

(三)药物选择

1. 糖皮质激素　糖皮质激素是目前最有效的控制气道炎症的药物,应长期每日使用。

首选给药途径为吸入给药,局部抗炎作用强,所需剂量较少,全身性不良反应较少。成人患者每日吸入低至中剂量激素,不会出现明显的全身不良反应。严重急性哮喘发作时,应及时经静脉给予大剂量琥珀酸氢化可的松或甲泼尼龙。尽量避免使用或尽量短时间使用短效激素。口服给药适用于中度发作、慢性持续哮喘吸入大剂量激素联合治疗无效、作为静脉应用激素治疗后的序贯治疗。一般使用半衰期中等的激素,如泼尼松、泼尼松龙等。

目前暂无证据推荐肾功能不全时成人使用糖皮质激素需要调整剂量。

2. β_2受体激动剂 该类药物具有兴奋气道平滑肌和肥大细胞膜表面的 β_2 受体,从而舒张气道平滑肌、减少肥大细胞和嗜碱性粒细胞脱颗粒和介质的释放、降低微血管的通透性、增加气道上皮纤毛的摆动,发挥缓解哮喘症状的作用。

短效吸入剂是缓解轻中度急性哮喘症状的首选药物,也可用于运动性哮喘。短效口服制剂使用比较方便,但心悸、骨骼肌震颤等不良反应比吸入给药时明显。当吸入中等剂量激素不能控制症状时,长效 β_2 受体激动剂作为首选治疗。口服制剂仅用于与吸入激素联合治疗。

常用代表药物及肾功能正常和异常时的剂量见表 4-5。

表 4-5　β$_2$受体激动剂代表药物

药物名称	肾功能正常时剂量	肾功能异常时剂量
沙丁胺醇	成人口服:一次 2.4～4.8mg,每日 3 次; 气雾吸入:以 100mg 作为最小起始剂量,如有必要可增至 200mg,对于长期治疗,最大剂量为每日 4 次,每次 200mg; 静脉注射:1 次 400mg,必要时 4h 内可重复注射	目前暂无证据推荐肾功能不全时成人使用沙丁胺醇需要调整剂量
特布他林	成人口服:一次 2.5～5mg,每日 3 次,最大量 24h 内不超过 15mg; 气雾吸入:每 4～6h 1 次,一次 200～500μg; 静脉注射:必要时每 15～30min 一次,250μg,4h 内总剂量不能超过 500μg	GFR>50mi/min:100% 常规剂量; GFR<50mi/min:50% 常规剂量

3. 茶碱类　茶碱类药物作为一线控制药物时疗效较差,作为联合治疗时疗效不如长效吸入型 β$_2$受体激动剂。口服给药用于轻、中度哮喘发作和维持治疗。氨茶碱静脉给药适用于哮喘急性

发作且近 24 小时内未用过茶碱类药物者。常用代表药物及肾功能正常和异常时的剂量见表 4-6。

表 4-6　茶碱类代表药物

药物名称	肾功能正常时剂量	肾功能异常时剂量
茶碱	成人口服：每日给药 1 次，由于哮喘往往在凌晨发作或在凌晨加重，服药时间最好选在晚上 8～9 点。一般每日 200mg，病情较重者或慢性患者加服 200mg（早上 8～9 点），但须根据个体差异，从小剂量开始，逐渐增加用药量，最大用量不宜超过每日 600mg。剂量较大时，可每日早晚 2 次分服，并尽量行血药浓度测定调节剂量	有肾功能不全患者应慎用，并注意监测血清茶碱浓度
氨茶碱	口服：成人常用量：一次 0.1g～0.2g，每日 3 次极量：一次 0.5g，每日 1g；静脉滴注：一次 0.25～0.5g，每日 2 次	肾功能不全患者，应酌情调整用药剂量或延长用药间隔时间

　　4. 抗胆碱药物　扩张支气管作用比 β$_2$ 受体激动剂弱，起效也较慢，但长期应用不易产生

耐药,尤其适用于有吸烟史的老年哮喘患者。目前暂无证据推荐肾功能不全时成人使用异丙托溴铵需要调整剂量。

噻托溴铵与所有主要经肾脏排泄的药物一样,对于中、重度肾功能不全(Ccr≤50ml/min)的患者,只有在预期利益大于可能产生的危害时,才能使用。目前尚无严重肾功能不全患者长期使用噻托溴铵的经验。

5. 白三烯调节剂 可减轻哮喘症状、改善肺功能、减少哮喘的恶化,可作为轻度哮喘单独使用的长效控制药物,以及轻度哮喘的替代治疗药物和中、重度哮喘的联合治疗用药。

孟鲁司特钠:①成人正常剂量:每日1次,每次10mg。哮喘患者应在睡前服用。②肾功能不全患者:《马丁代尔药物大典》(第35版)中提示对肾损伤患者该药剂量的调整并不是必须的。

五、肺结核

(一)疾病概况

结核病是由结核分枝杆菌引起的慢性传染病,WHO已将其列为重点控制的传染病之一。我国是世界上22个结核病高疫情国家之一。

结核病可侵及全身各器官,其中肺结核为最常见类型,约占85%。基于感染的结核分枝杆菌的数量、毒力、机体的免疫与变态反应等诸多影响,结核性病变或以渗出性病变为主(结核性炎症);或以增殖性病变为主(结节性病变);

或以变质为主(干酪样坏死、溶解乃至空洞形成),而有不同的临床表现与经过,上述三种病理改变可交错并存、互相转化,使肺结核有多样的胸部 X 线表现。为了适应诊断、治疗、判定预后及流行病学调查等方面的需要曾有多种的临床分类法。2001 年 7 月我国卫生部公布了新的结核病分类(WS196—2001),将结核病分为:①原发性肺结核;②血行播散性肺结核;③继发性肺结核;④结核性胸膜炎;⑤其他肺外结核。

(二)用药原则

化学疗法是结核病的基本治疗,早期、联合、规律、全程、适量是结核病化疗的原则,以期达到消灭结核菌、治愈疾病、防止耐药菌产生、减少复发的目的。

化疗方案的制订与选择应根据病情(病变严重程度及范围、排菌情况、有无伴发症、并发症)、既往治疗史(初治、复治或耐药)等决定。化疗方案一般包括强化期与巩固期(持续期)两个阶段;强化期(2～3 个月):联合采用 3～4 种抗结核药物,以期尽快杀灭不同代谢状态的结核菌、减少传染性、促进病变尽早吸收。巩固期(4～7 个月):联合采用 2～3 种或 4 种药物以达到继续杀灭残留菌群、巩固疗效、防止复发。治疗期间还需观察各种抗结核药物可能发生的毒副反应如肝功能异常、过敏反应、听力障碍、眩晕、肾功能障碍、胃肠道反应、血象异常等。

此外,根据病情进行合理营养及适当休息。

(三)药物选择

常用的抗结核药物有异烟肼、利福平、吡嗪酰胺、乙胺丁醇、链霉素。具体用药剂量表 4-7。

表 4-7　抗结核药代表药物

药物名称	肾功能正常时剂量	肾功能异常时剂量
异烟肼	成人治疗:与其他抗结核药合用,按体重每日口服 5mg/kg,顿服,最高 0.3g;或每日 15mg/kg,最高 900mg,每周 2~3 次	严重肾功能损害者应慎用
利福平	成人,口服,每日 0.45~0.60g,空腹顿服,每日不超过 1.2g	肾功能减退者不需减量。在肾小球滤过率减低或无尿患者中利福平的血药浓度无显著改变
吡嗪酰胺	口服。成人常用量,与其他抗结核药联合,每日 15~30mg/kg 顿服,或 50~70mg/kg,每周 2~3 次;每日服用者最高每日 2g,每周 3 次者最高每次 3g,每周服 2 次者最高每次 4g	1. Ccr≤10ml/min 的慢性肾病或终末期肾病患者每 24h 给予全量的 50%~100%。2. 终末期肾病患者剂量由每日 20~35mg/kg 降至每日 12~20mg/kg

续表

药物名称	肾功能正常时剂量	肾功能异常时剂量
乙胺丁醇	需与其他抗结核药物联合使用。 1. 初治：口服，按体重 15mg/kg，每日 1 次；或一次 25 ～ 30mg/kg，最高 2.5g，一周 3 次；或按体重 50mg/kg，最高 2.5g，一周 2 次。 2. 复治：口服，按体重 25mg/kg，每日 1 次，连续 60 天后，继以按体重 15mg/kg，每日 1 次	肾功能减退的患者应减量
链霉素	肌内注射，每 12 小时 0.5g，或 1 次 0.75g，每日 1 次，与其他抗结核药合用	按肾功能正常者链霉素的正常剂量为每日 1 次，15mg/kg 肌内注射。Ccr ＞50 ～ 90ml/min，每 24 小时给予正常剂量的 50％；Ccr 为 10 ～ 50ml/min，每 24 ～ 72 小时给正常剂量的 50％；Ccr＜10ml/min，每 72 ～ 96 小时给予正常剂量的 50％

参考文献

1. 中华医学会．临床诊疗指南-呼吸病学分册．北京：人民卫生出版社，2009：26-38.

2. 翟所迪，应颖秋．肾衰竭药物手册．北京：人民军医出版社，2010：538-583.

3. 中华医学会呼吸病学分会．社区获得性肺炎诊断和治疗指南．中华结核和呼吸杂志，2006，29（10）：651-655.

4. 中华医学会呼吸病学分会．医院获得性肺炎诊断和治疗指南（草案）．现代实用医学，2004，14（3）：160-161.

5. 中华医学会呼吸病学分会哮喘学组．支气管哮喘防治指南．中华结核和呼吸杂志，2008，31（3）：177-185.

6. 中华结核和呼吸杂志编辑委员会，中国哮喘联盟．2006年版全球哮喘防治创议对中国哮喘防治工作的启示．中华结核和呼吸杂志，2007，30（4）：255-258.

7. Jay P. Sanford 著，范宏伟，吕玮，吴东，等译．桑德福抗微生物治疗指南．北京：中国协和医科大学出版社，2011：188-196.

8. Sean C Sweetman 主编，李大魁，金有豫，汤光，等译．马丁代尔药物大典（第 35 版）．北京：化学工业出版社，2009：126-280，874-905.

9. Carbonaraa S, Monnoa L, Longob B, et al. Community-acquired pneumonia. Curr Opin Pulm Med. 2009；15：261-273.

10. Garcia-Vidal C, Carratala J. Early and late treatment failure in community-acquired pneumonia. Semin Respir Crit Care Med 2009；30：154-160.

11. Masterton RG, Galloway A, French G, et al. Guidelines for the management of hospital-acquired pneumonia in the UK: Report of the Working Pady on Hospital-Acquired Pneumonia of the British Society for Antimicrobial Chemotherapy (BsAC). Journal of Antimicrobial Chemotherapy 2008; 62 (1): 5-34.

12. Song JH and the Asian HAP Working Group. Treatment recommendations of hospital-acquired pneumonia in Asian countries: first consensus report by the Asian HAP working Group. Am J Infect Control 2008; 36: S83-92.

(杨昭毅 操乐杰)

第二节 肾功能不全合并循环系统疾病患者的药物治疗

心血管病变是慢性肾脏病（CKD）患者的主要并发症之一，尤其是进入终末期肾病阶段，则死亡率进一步增高（占尿毒症死因的 45%～60%）。近期研究发现，尿毒症患者心血管不良事件及动脉粥样硬化性心血管病比普通人群高 15～20 倍。较常见的心血管病变主要有高血压、左心室肥厚、心力衰竭、尿毒症性心肌病和动脉粥样硬化等。肾功能不全合并心血管疾病的患者在治疗上往往难度较大，药物的选择和剂量调整显得尤为重要，本节将针对上述问题进行阐述。

一、高血压

(一)疾病概述

高血压和肾脏的关系非常密切,一方面高血压是引起患者肾功能不全的主要原因之一,另一方面,肾脏疾病也可引起高血压,高血压在肾脏疾病的早期即可出现,并成为促进慢性肾病持续进展的最主要因素,肾功能的不断恶化又可进一步加重高血压,发展至终末期肾衰竭阶段,约90%的患者都合并有高血压。高血压与肾脏疾病互为因果,如果不加以控制,就会形成恶性循环。有效的血压控制有助于延缓患者肾功能不全的进展。

慢性肾功能不全患者合并高血压的特点:①普遍存在血压昼夜节律消失(非杓型血压);②单纯收缩期高血压;③高血压可以出现在CKD的各期。

(二)用药原则

对于肾功能不全合并高血压的患者,降压药物的应用要以保护残存肾单位,延缓肾功能损害进展为主要目的,应遵循以下原则:①力争把血压控制在理想水平,提倡低剂量用药和联合用药,使血压达到预定目标值;②选择能延缓肾功能恶化,具有肾脏保护作用的药物,首选ACEI和ARB,效果不满意时加用CCB,疗效仍差可加用β受体拮抗剂或α、β受体拮抗剂,在体内水钠潴留的情况下提倡合用适当剂量的利尿剂;③降压治疗中应避免使血压下降过急,同时注意观察血压下降时肾功能的变化;④优先选择长效制剂,达到平稳降压;⑤个体化治疗,根据患者血压、肾功能水平,选择药物、调整剂量。

联合使用降压药的原则:①ACEI/ARB＋CCB;②ACEI/ARB＋利尿剂;③CCB＋β受体拮抗剂(中晚期肾功能不全患者ACEI/ARB使用受到很大限制时可使用);④ACEI/ARB＋CCB＋利尿剂;⑤ACEI/ARB＋CCB＋利尿剂＋β受体拮抗剂/α、β受体拮抗剂。

(三)药物选择

24小时持续、有效地控制高血压,对保护靶器官具有重要作用,也是延缓、停止或逆转慢性肾衰竭进展的主要因素之一。血管紧张素转化酶抑制剂(angiotensin converting enzyme inhibitor,ACEI)、血管紧张素Ⅱ受体拮抗剂(angiotensin Ⅱ receptor blocker,ARB)、钙拮抗剂(calcium-channel blocker,CCB)、袢利尿剂、β受体拮抗剂、血管扩张剂等均可应用,以ACEI、ARB、CCB的应用较为广泛。药物选择应考虑以下几个问题:①降压的同时有肾脏保护作用;②降压的同时无损害肾脏的不良反应;③药物的主要排泄途径不经肾脏。

1. 血管紧张素转化酶抑制剂(ACEI)

ACEI在控制血压的同时可逆转血管壁、心脏的不良重构,预防充血性心力衰竭,减少新发糖尿病,改善胰岛素抵抗,对脂代谢无不良影响,是公认的一线降压药。ACEI 在降低全身血压的同时,具有独特的扩张肾小球出、入球小动脉的作用,且扩张出球小动脉的作用大于入球小动脉,因此可降低肾小球的高压力、高灌注和高滤过,有效减少尿蛋白排出,延缓肾小球硬化和肾间质纤维化,防止肾功能进一步受损。这类药物主要适用于轻度肾功能不全的高血压患者。ACEI 的排泄途径有两条,经肝脏和肾脏。大多数 ACEI 主要通过肾脏排泄,如依那普利95%经肾脏排泄,赖诺普利则只由肾脏排泄,对这类药物应注意根据患者肾功能或肝功能情况调整剂量。部分 ACEI 则可以通过肝、肾双通道共同排泄,如福辛普利和佐芬普利等。对于肾功能不全的患者或老年人,其肾脏排泄药物的能力下降,若选择某些单通道排泄的药物就会造成药物在体内蓄积,引发不良反应,因此应该选择双通道排泄药物。

ACEI 可引起干咳、血管神经性水肿或高钾血症等不良反应,肾动脉狭窄、孕妇和高钾血症患者禁用该类药物。用药初期需每两周检测1 次肾功能和电解质,如血清肌酐水平上升小于 30%,可以继续用药;如在 30%～50% 之间,需减少剂量并密切观察;如大于 50% 需要停药观察。国内多数学者认为血清肌酐水平高于 $265\mu mol/L$ 时必须慎用 ACEI,必须使用时剂量应偏小,并注意密切监测患者肾功能和电解质。

2. 血管紧张素Ⅱ受体拮抗剂（ARB） ARB具有和ACEI相似的肾脏保护作用，可选择性扩张出、入球小动脉，降低肾小球内压，减少蛋白尿产生，延缓肾小球硬化。与ACEI不同，ARB不易引起持续性干咳，并且部分ARB，如氯沙坦可以增加尿酸的排泄，使血清尿酸水平降低。ARB用药监护同ACEI。肾功能严重损害时（血清肌酐水平大于 $354\mu mol/L$ ）必须严密监测血清钾和肾功能，双侧肾动脉狭窄者禁用该类药物。

3. 钙拮抗剂（CCB） CCB可有效降低体循环血压，改善肾血流量，降低升高的肾小球滤过压，从而延缓慢性肾衰竭进展。CCB也可直接作用于肾小球基底膜，减少蛋白尿排出，并有直接的抗系膜细胞增生和细胞保护作用，其可干扰多种血管活性因子，包括血管紧张素Ⅱ及内皮素等，减缓肾脏病变的进展。CCB作为抗高血压药，疗效肯定，起效温和，作用持久。在降低血压的同时能减弱和延缓肾小球硬化的进程，使内生肌酐清除率升高，血清肌酐水平下降，因而常用于肾性高血压治疗。

氨氯地平的血药浓度改变与肾功能损害程度无相关性，因此，CKD患者可以采用正常剂量。非洛地平肾功能不全患者一般不需要调整建议剂量。硝苯地平与健康志愿者比较，肾功能低下患者服用后消除相无明显改变。

4. β受体拮抗剂　主要通过阻断β受体，使高血压患者的心率减慢，心肌收缩力减弱，心排出量和血浆肾素活性降低，从而达到降低血压的目的。该类药物不影响肾血流量和肾小球滤过率，适用于肾素依赖性高血压患者。肾素依赖性高血压是指由于肾动脉狭窄、肾实质疾病和分泌肾素的细胞发生病变，导致肾素大量释放，引起血管紧张素Ⅱ活性增高和醛固酮分泌增加，造成患者全身小动脉管壁收缩和水钠潴留，从而使血容量增加而产生的高血压。目前临床常用的β受体拮抗剂主要有美托洛尔等中效制剂及比索洛尔等长效制剂，其中，美托洛尔、阿替洛尔对肾素依赖性高血压有较好的疗效，但需注意的是，阿替洛尔、纳多洛尔等部分β受体拮抗剂脂溶性低，且自肾脏排泄，故肾功能不全时应注意调整剂量和延长用药间隔。

5. α、β受体拮抗剂　近年来许多研究已经证明，CKD患者均有不同程度的交感神经功能亢进，从而影响心功能，同时促进CKD进展。α、β受体拮抗剂已广泛用于高血压和充血性心力衰竭患者的治疗，研究发现其具有促进肾小球毛细血管内皮细胞释放一氧化氮作用，从而使肾小球微血管松弛扩张，改善微循环。Suzuki等采用阿罗洛尔联合硝苯地平治疗透析前期慢性肾衰竭并伴有重度高血压的患者，结果显示，联合治疗不仅能有效降压，还能有效缓解肾功能的进一步减退，减少心血管并发症的发生。

目前临床使用的 α、β 受体拮抗剂均主要由肝脏代谢并从胆道排泄,进入体内的药物大约只有 2% 以原形随尿液排出体外,因此特别适用于老年人或有潜在肾功能损害的患者。α、β 受体拮抗剂应用于肾功能受损的患者具有较高的安全性,不仅不会造成肾功能进一步恶化,而且还在一定程度上具有保护肾功能的作用。目前使用较多的药物有阿罗洛尔和卡维地洛。

6. α 受体拮抗剂 α 受体拮抗剂由于一般情况下较少使用,缺少大规模临床治疗试验,故有益的循证医学证据不多,目前不作为一般高血压治疗的首选药,适用于高血压伴前列腺增生患者,也用于难治性高血压患者的治疗。常用的有多沙唑嗪、哌唑嗪、特拉唑嗪,都是经过肝脏排泄,肾功能不全患者一般不需调整剂量。

7. 利尿剂 容量超负荷是 CKD 患者高血压的主要原因。因此为了达到控制血压的目标,多数 CKD 患者可能需要使用利尿剂。利尿剂可引起电解质紊乱、血清胆固醇水平增高及糖耐量降低等各种代谢异常,临床上应合理选用利尿剂。氢氯噻嗪等噻嗪类利尿剂对大多数慢性肾功能不全患者(血清肌酐 178~354μmol/L)利尿作用差,常不作为首选药物。氨苯蝶啶及螺内酯等保钾利尿剂有引起高血钾的危险,应用于肾功能不全患者应格外小心,特别是合并使用 ACEI 和 ARB 类药物时。通常可选用呋塞米等袢利尿剂,应用时应注意监测肾功能和电解质。目前认为 GFR≥30ml/(min·1.73m^2)推荐使用噻嗪类利尿剂,1 次/日;GFR<30ml/(min·1.73m^2)推荐使用袢利尿剂。有研究提示结合小剂量螺内酯治疗顽固性高血压患者有较好的效果。

8. 中枢性降压药物　中枢降压药作用于中枢神经系统,激活延髓中枢 α_2 受体,抑制中枢神经系统时释放交感神经冲动,使交感神经活性降低,致心率减慢,外周血管阻力降低,并能抑制肾素的释放。长期应用该类药物因水钠潴留而影响降压效果。该类药物不降低肾血流量和肾小球滤过率,适用于伴肾功能不全的高血压患者。常用的药物有甲基多巴、可乐定等。

为了使血压控制达到目标,根据病情可以联合使用降压药物,联合用药在高血压合并 CKD 患者中非常普遍,CKD 患者使用 3 种以上降压药物并不少见。

(1)优先选用 ACEI 或 ARB:ACEI、ARB除了降压作用外,还可以减轻左心室肥厚、降低蛋白尿、抑制肾脏纤维化、降低交感神经兴奋性、改善内皮细胞功能、减少氧需求的压力,对心、肾、血管早期结构重塑都可产生有利作用。对 3~4 期 CKD 患者应用 ACEI/ARB 时应慎重,注意防治高钾血症或 GFR 的急剧下降。

(2)ACEI 与 ARB 的联合使用:在短期控制蛋白尿方面确有优势,但长期应用不能减少心血管终点事件,却增加了高钾血症、急性肾衰竭等风险。ONT ARGET 研究表明,ACEI 与 ARB 联合不仅不能增加降压效果,而且会增加肾损害和其他不良反应的发生。因此,单纯降压时不建议联合使用。如果应用单药血压不能达标,可以联合使用两种或两种以上降压药物,最常见的配伍组合为 ACEI/ARB＋利尿剂和(或)钙通道阻滞剂,后者包括双氢吡啶类及非双氢吡啶类 CCB。

(3)如果血压仍不能达标,可根据心率选择下一配伍药物。心率较快宜加用 β 受体拮抗剂或 α 及 β 受体拮抗剂;心率偏慢则应将非双氢吡啶类 CCB 改为双氢吡啶类 CCB。

(4)如果血压下降仍不满意,最后再加其他降压药,包括 α 受体拮抗剂、中枢性降压药及外周血管扩张药等。

值得注意的是,在降压药调整过程中,要始终关注患者精神、睡眠、钠盐摄入等的控制,以促进降压达标。难治性高血压者还要警惕是否合并存在肾动脉狭窄及内分泌性疾病的可能。

二、心律失常

(一)疾病概述

肾功能不全患者可出现各种心律失常,包括室上性期前收缩、心房扑动、心房纤颤、频发性室性期前收缩、不同程度房室传导阻滞,甚至心室颤动等,其中恶性心律失常可导致猝死。许多因素可引起肾功能不全患者发生心律失常,如左心室肥厚、缺血性心脏病、心肌钙化等,透析过程中电解质的变化、严重酸中毒、低氧血症等也可影响心脏传导系统。

(二)用药原则

肾功能不全合并心律失常患者的治疗与普通心律失常患者一样,可选择抗心律失常药物以及安装起搏器治疗。抗心律失常药物治疗的一般用药原则是:①先单独用药,然后联合用药;②以最小剂量取得满意的临床效果;③先考虑降低危险性,再考虑缓解症状;④充分注意药物的副作用及致心律失常作用。应注意对引起心律失常的基础心脏病的治疗,防治血钾、镁、钙等电解质失衡以及酸碱平衡紊乱。

(三)药物选择

1. 窦性心动过速　应针对病因治疗,需要治疗时可采用 β 受体拮抗剂或维拉帕米。

2. 房性期前收缩　一般不需要药物治疗,若频繁发生,并引起阵发性房性心动过速,可用 β 受体拮抗剂、维拉帕米、地尔硫草或使用 I 类抗心律失常药。

3. 心房扑动　短期发生的心房扑动可用 I a、I c 和 Ⅲ 类抗心律失常药,但射频消融术疗效和复发率明显优于药物治疗,已成为房扑的主要治疗方式。

4. 心房颤动　房颤的危险在于血栓栓塞和脑卒中,因此房颤治疗的目标是:①控制心室率;②转复和维持窦性心律;③预防栓塞。控制心室率的药物有钙通道阻滞药、强心苷类和β受体拮抗剂。窦性心律的转复首选电复律,药物转复主要有奎尼丁,普鲁卡因胺,普罗帕酮,胺碘酮和索他洛尔。转复后窦性心律的维持常用Ⅰa类,Ⅰc类和小剂量胺碘酮等。

5. 阵发性室上性心动过速　这类心律失常多由房室结折返引起,故常用具有延长房室结不应期的药物。急性发作时宜首选维拉帕米,亦可选用强心苷类、β受体拮抗剂、腺苷等。慢性或预防发作可选用强心苷类、奎尼丁、普鲁卡因胺等。

6. 室性期前收缩　首选普鲁卡因胺、丙吡胺、美西律或其他Ⅰ类抗心律失常药以及胺碘酮,心肌梗死急性期通常静脉滴注利多卡因。强心苷中毒者用苯妥英钠。

7. 阵发性室性心动过速　转律用利多卡因、丙吡胺、普鲁卡因酰胺、美西律、胺碘酮、奎尼丁,维持用药与治疗室性期前收缩相同。

8. 心室纤颤　转律可选用利多卡因、普鲁卡因胺和胺碘酮。

9. 肾功能不全时具体药物用法调整。

(1)Ⅰ、Ⅱ类抗心律失常药:表4-8。

(2)Ⅲ类抗心律失常药:胺碘酮主要由肝脏转化,代谢物随胆汁向肠道排泄,随尿排泄甚少,偶发血清肌酐升高;该药对肾功能没有影响,但长期服用应做血药浓度监测。静脉注射胺碘酮对血液透析患者并发的多种快速性心律失常疗效显著、安全性好。索他洛尔治疗室性心律失常,同时伴有肾小球清除率<60ml/min的肾功能损害患者,建议延长给药间隔。肾小球清除率 30~60ml/min 的患者应考虑每日 1 次给药;肾小球清除率 10~30ml/min 的患者应每 36~48h 给药 1 次;肾小球清除率<10ml/min 时,需要结合临床、电生理学以及血流动力学来个体化调整给药间隔。

表 4-8　Ⅰ、Ⅱ类抗心律失常药物肾功能
不全时药物用法调整

药物	调整方法	肾小球滤过率(ml/min)		
		>50	10~50	<10
奎尼丁	D	100%	100%	75%
普鲁卡因胺	I	每 4 小时	每 6~12h	每 8~24h
美西律	D	100%	100%	50%~75%
比索洛尔	D	100%	100%	50%~75%

注:I:延长给药间期;D:减少药物剂量

(3)Ⅳ类抗心律失常药:维拉帕米和地尔硫䓬对于肾功能不全患者暂无证据需要调整剂量。

三、冠心病

(一)疾病概述

冠心病分为稳定性心绞痛、急性冠脉综合征(Acute coronary syndrome, ACS)(包括:不稳定性心绞痛、非 ST 段抬高性心肌梗死和 ST

段抬高性心肌梗死)、无症状性心肌缺血和缺血性心力衰竭等。高血压和脂质代谢紊乱是CKD患者动脉粥样硬化的主要原因,微炎症和氧化应激等因素加速了动脉粥样硬化病变的发生发展。动脉粥样硬化主要发生于动脉的内膜层,若病灶范围不断扩大,可使动脉腔闭塞造成相应组织和器官缺血或发生坏死,临床表现为心肌梗死、心源性猝死、肢体坏死等。

CKD人群中冠心病的患病率和死亡率明显增加。在进入透析治疗前,CKD患者死于心血管事件约占50%～60%;进入透析时,40%患者罹患冠心病,其中22%患者表现稳定型心绞痛,18%患者有过心肌梗死的病史。透析患者心血管病的死亡率是普通人群的10～30倍。CKD患者合并冠心病的临床特点是出现早、进展快,与冠脉钙化密切相关,经介入或外科治疗的并发症和猝死率高。

(二)用药原则

CKD患者的冠心病的治疗原则与普通患者冠心病的治疗并无差别,主要应加强预防环节,及早开始对CKD患者的传统和非传统心血管疾病(cadiovascular disease,CVD)危险因素的早期评估和干预。

慢性肾功能不全合并冠心病患者的治疗原则包括:①小剂量阿司匹林与β受体拮抗剂联合治疗,在监测凝血功能的情况下,阿司匹林可用作透析患者动脉粥样硬化疾病的一级预防。

②降脂:使用他汀类药物除了降脂作用外还具有稳定斑块、改善内皮功能等多重心血管保护作用。透析合并冠心病患者低密度脂蛋白胆固醇(low density lipoprotein cholesterol,LDL-c)应低于70mg/dl。③严格控制血糖、血压;④纠正贫血,使血细胞比容维持在30%以上;⑤对于 ACS、经皮冠状动脉介入治疗(PCI)后患者需使用氯吡格雷。

(三)药物选择

目前冠心病的二级预防方案明确、证据充分,而常用的药物在肾功能不全时其代谢和毒性发生变化,有时需要调整剂量,甚至不宜使用,以免发生肾脏毒性和其他脏器毒性。慢性肾功能不全时某些抗栓药的用法或用量必须调整,这是因为:严重肾功能不全患者的血小板功能异常,具有出血倾向;肾功能不全会影响某些抗栓药代谢,造成体内蓄积。

1. 阿司匹林　阿司匹林通过抑制 TXA_2 介导的血小板聚集发挥抗血小板功能作用,根据其药代动力学特点,CKD 患者服用此药需要延长给药间期。ACC/AHA 对 ST 段和非 ST 段抬高性心肌梗死指南均建议长期持续应用阿司匹林治疗。对肾功能不全的冠心病患者,阿司匹林可降低病死率。McCullough 等报道1724 例 ST 段抬高性心肌梗死患者,其中 778 例 GFR≤63.1ml/min,分别用阿司匹林(剂量162mg/d)、β 受体拮抗剂或两药联合治疗,结果显示三种治疗均可减少患者住院期间病死率（$P<0.0001$），阿司匹林治疗的出血并发症略高，但无统计学意义。Ezekowitz 等研究显示对 Ccr$<$60ml/min 冠心病患者，阿司匹林可降低 25％ 的 1 年病死率。Hiremath 等对血透患者用抗血小板药物预防血管瘘血栓形成的 16 个临床观察进行荟萃分析，结果显示阿司匹林和氯吡格雷联用，患者出血风险增加 1 倍（HR1.98,$P=0.007$），而单用阿司匹林，出血风险也呈剂量依赖性增加。

2. 氯吡格雷　氯吡格雷通过阻断 ADP 与血小板 P2Y12 受体结合而抑制血小板活化和聚集。从药代动力学角度看慢性肾功能不全患者无需调整用量。

CREDO 试验应用氯吡格雷 75mg 治疗经皮冠动脉介入术（PCI）后患者，观察 1 年。结果显示：用与不用氯吡格雷治疗，Ccr$>$90ml/min 的患者到达联合终点（死亡、心肌梗死和卒中）的百分率具有统计学差异（$P=0.001$），而 Ccr$<$90ml/min 的轻、中度 CKD 患者却无差异（$P>0.05$）。轻、中度 CKD 患者大、小出血的单项风险并未增加（$P>0.05$），但是与阿司匹林联合使用的风险却明显增加（Ccr 60～89ml/min 组 $P=0.014$）。一项关于应用氯吡格雷（负荷量 300mg/d，维持量 75mg/d）及阿司匹林（75～325mg/d）联合治疗轻、中度 CKD 患者 ACS 的研究显示，在治疗 9 个月后与安慰剂比较,治疗对 GFR<64ml/min 患者的主要终点事件(心血管死亡,心肌梗死,脑卒中)并无改善($P>0.05$),小出血风险却显著增加($P<0.05$)。

根据新西兰 Otago 大学的 Suetonia C Palmer 博士及其同事进行的一项荟萃分析,CKD 伴 ACS 的患者似乎不能从抗血小板药物二级预防中获益,而且有可能受到伤害。

3. 调脂药物　他汀类药物是 3-羟基 3-甲基戊二酸辅酶 A 还原酶的抑制剂,能够有效降低总胆固醇和低密度脂蛋白胆固醇,从而降低心血管事件的发病率和病死率。目前多种研究表明:他汀类药物除了具有降脂作用外,还具有抗炎、改善血管内皮功能、减轻再灌注心肌损伤、抗氧化应激、稳定斑块等作用。最新一项荟萃分析认为对透析患者来说,他汀类调脂作用与普通人群相仿,横纹肌溶解和肝损的发生率与对照组相类似。总的来说,他汀类药物在透析患者中应用是安全的,但是对于降低病死率方面还不肯定。而对于非透析的慢性肾脏病患者,他汀类药物使用也是安全的,可以降低心血管和其他所有原因死亡风险,同时可以减少蛋白尿,且不会导致肾功能不全,尽管如此仍要监测其不良事件。

2011 年欧洲心脏病学会公布的《欧洲心脏病学会/欧洲动脉硬化学会血脂异常管理指南》将慢性肾脏疾病确定为冠心病等危症,降低

LDL-c 有助于降低慢性肾脏疾病患者的心血管疾病风险,因而 LDL-c 也是慢性肾脏疾病的主要治疗目标。鉴于他汀类药物对蛋白尿及延缓肾功能减退的有益作用,因此 2~4 期慢性肾脏疾病患者应考虑使用他汀类药物预防发展为终末期肾病。对中重度慢性肾脏疾病患者,指南推荐积极的他汀类药物治疗,他汀类药物单独使用或与其他药物联合治疗使 LDL-c < 1.8mmol/L(70mg/dl)。慢性肾脏疾病患者的调脂治疗需依据 GFR,优选经肝脏代谢的他汀类药物,如氟伐他汀、阿托伐他汀。慢性肾脏病 1~2 期患者可以耐受常规剂量他汀类药物;3~5 期患者的他汀类药物不良反应与用药剂量和血药浓度呈正相关,需调整他汀用量;GFR<15ml/(min·1.73m^2)患者要严格控制、小剂量使用他汀类药物。

阿托伐他汀主要经肝脏和(或)肝外代谢后经胆汁清除,针对肾功能不全患者,由于肾脏疾病既不会对其血浆浓度产生影响,也不会对其降脂效果产生影响,所以无需调整剂量。氟伐他汀由于几乎完全由肝脏清除,仅有不到 6% 的药物进入尿中,因此,对轻至中度肾功能不全的患者不必调整剂量,严重肾功能不全的患者禁用。瑞舒伐他汀 90% 经粪便,其余部分经尿排出,在轻度和中度肾功能损害的患者无需调整剂量,重度肾功能损害(肌酐清除率<30ml/min)的患者禁用。

4. GPⅡb/Ⅲa抑制剂　GPⅡb/Ⅲa抑制剂通过阻断黏附蛋白与糖蛋白Ⅱb/Ⅲa复合物的结合从而抑制血小板的聚集。这类药主要有依替巴肽和替罗非班,从药代动力学角度看两者在CKD时均需减量(表4-9)。一项关于替罗非班治疗CKD患者ACS的研究显示,替罗非班可减少患者住院期间病死率($P=0.04$),但大出血风险却显著增加($P<0.001$)。而另一项研究对1184例行PCI术的CKD患者,应用阿司匹林、氯吡格雷及GPⅡb/Ⅲa抑制剂(依替巴肽或替罗非班)联合治疗进行临床观察,治疗1个月时患者大出血和小出血的发生率随CKD分期增加而增加($P=0.001$),1年病死率也随肾功能恶化而增高($P=0.001$)。

表4-9　肾功能不全时抗血小板药物用法调整

药物	调整方法	肾小球滤过率(ml/min)			透析后追加剂量	
		>50	10～50	<10	血透	腹透
阿司匹林	I	每4h	每4h～6h	避免	透后追加	不需要
噻氯匹定	D	100%	100%	100%	无数据	无数据
氯吡格雷	D	100%	100%	100%	无数据	无数据
依替巴肽	D	100%	50%	?	无数据	无数据
替罗非班	D	100%	50%	?	无数据	无数据

注:I:延长给药间期,D:减少药物剂量

5. 肝素和低分子肝素　肝素在体内与抗凝血酶Ⅲ(AT-Ⅲ)形成复合物,然后对Ⅱa、Ⅹa等活化的凝血因子进行灭活,发挥抗凝作用;低分子肝素作用途径与肝素相似,但其抗Ⅹa作用强于抗Ⅱa作用,较少引起出血。从药代动力学角度看 CKD 时应用肝素无需调整用量,但是低分子肝素在严重肾功能损害时要减量(表 4-10)。

表 4-10　肾功能不全时抗凝药物用法调整

药物	调整方法	肾小球滤过率 (ml/min)			透析后追加剂量	
		>50	10~50	<10	血透	腹透
华法林	D	100%	100%	100%	不需要	不需要
肝素	D	100%	100%	100%	不需要	不需要
低分子肝素	D	100%	100%	50%	无数据	无数据

注:D:减少药物剂量

　　Lim 等对 CKD 患者使用低分子肝素的 18 个研究进行了荟萃分析,其中 15 个研究使用伊诺肝素,2 个用亭扎肝素,1 个用达肝素,共包含 4971 例患者。研究对比分析了 $Ccr \leqslant 30ml/min$ 及 $Ccr > 30ml/min$ 患者的严重出血事件发生率,发现前者出血风险增大($P = 0.013$);在对不同种类低分子肝素进行组分析后发现,使用标准治疗剂量依诺肝素的患者出血风险增大,而用 Ccr 纠正依诺肝素用量后出血风险不增加。亭扎肝素及达肝素病例数少尚难结论。为此,有学者认为严重 CKD 患者用肝素更安全。

美国学者的一项研究表明,中度肾功能不全患者接受常规剂量的依诺肝素会使其严重出血的发生风险增加。由于依诺肝素使用广泛,使用它进行治疗可以挽救生命也可以危及生命,因此应进一步的研究以确定中度肾功能不全患者使用依诺肝素的合适剂量。

6. 纤溶药物　目前常用的纤溶药物主要有尿激酶、链激酶和基因重组组织型纤溶酶原激活剂(如阿替普酶)等,它们在 CKD 时应用的研究极少,用法调整(表 4-11)。

表 4-11　肾功能不全时纤溶药物用法调整

药物	调整方法	肾小球滤过率 (ml/min)			透析后追加剂量	
		>50	10~50	<10	血透	腹透
尿激酶	D	无数据	无数据	无数据	无数据	无数据
链激酶	D	100%	100%	100%	不适用	不适用
阿替普酶	D	100%	100%	100%	无数据	无数据

注:D:减少药物剂量

7. β 受体拮抗剂和 ACEI/ARB　β 受体拮抗剂和 ACEI 或 ARB 是冠心病二级预防的有效药物,并且能够改善患者预后。对于合并肾功能不全的冠心病患者在肾功能允许的前提下应积极应用。

四、心力衰竭

(一)疾病概述

心力衰竭(简称心衰)是各种心脏结构或功

能性疾病导致心室充盈和(或)泵血能力受损而引起的一组综合征。临床表现为不同程度呼吸困难、无力、体力活动受限和水肿。本节主要介绍慢性收缩性心力衰竭。

充血性心力衰竭常表现为劳力性呼吸困难(胸闷、气短等)、端坐呼吸、面色发白、发绀、烦躁,伴频繁咳嗽、咳粉红色泡沫状痰等。透析患者发生充血性心力衰竭的潜在诱因包括高血压、容量负荷过多、贫血、心肌缺血、动静脉内瘘分流量过大、心肌钙化、心包炎和尿毒症心肌病变等。临床上通常根据发病机制将慢性心力衰竭(chronic heart failure,CHF)分为慢性收缩性心力衰竭(systolic heart failure,SHF)与舒张性心力衰竭(diastolic heart failure,DHF)。CHF常常引起肾脏损害,特别是未得到控制的CHF常伴随进行性肾功能恶化;反之,CHF得到有效控制与治疗则可避免肾功能损害的发生。有研究显示50%的CHF患者有CKD。CHF患者常可、甚至在早期即可发生肾功能减退,该临床现象提示CHF本身可能就是CKD重要的病因之一。因此,针对肾功能不全合并心力衰竭的患者,需要积极控制心力衰竭,同时在选用药物上注意其对肾功能的影响。

(二)用药原则

心力衰竭合并肾功能不全的治疗较为困难。CKD患者心力衰竭的治疗也遵循普通人群治疗心力衰竭的原则:治疗原发病,去除诱因;调整生活方式和合理应用抗心力衰竭药物治疗。由于心脏和肾脏功能均依赖于循环血容量,心力衰竭合并肾功能不全的治疗原则还包括:保持正常的血容量;避免过度利尿剂;改善肾功能。具体治疗措施主要有:强心、利尿、扩血管、镇静、减少静脉回心血量、抗心律失常。对于 CKD 患者尤其注意容量控制和血压控制,而改善贫血可以改善左室肥厚。

　　SHF 者主要依据心功能的分级以及肾功能情况采取相应的治疗,纠正水钠潴留等因素。NYHA 心功能 1 级:控制危险因素、ACEI;NYHA 心功能 2 级:ACEI、利尿剂、β 受体拮抗剂,用或不用地高辛;NYHA 心功能 3 级以上者如经常规降压、限水钠、利尿等措施治疗无效,应尽早选择透析疗法。对于 DHF 者,治疗方法包括:①纠正心肌缺血、控制高血压等;②改善舒张功能,可选用 ACEI、ARB、β 受体拮抗剂、钙拮抗剂;③逆转左室肥厚,首选 ACEI 与 ARB;④缓解肺瘀血症状,可应用硝酸酯类药物或利尿剂,但剂量不宜过大,以防前负荷过度下降致心室充盈不足;⑤纠正心律失常,特别是对于房颤患者,转复并维持窦性心律,保持房室传导十分重要,而对难以转复和维持窦性心律者,要控制心室率;⑥单纯性 DHF 禁用正性肌力药物。

(三)药物选择

　　在普通人群中循证医学已经证实联合使用

利尿剂、ACEI(或 ARB)和 β 受体拮抗剂,对治疗慢性心力衰竭有益。为进一步改善症状、控制心率等,可联用地高辛。醛固酮受体拮抗剂则可应用于重度心力衰竭患者。但在 CKD 患者应用上述药物尚缺少循证依据,缘于多数临床试验排除了 CKD 人群。

1. 利尿剂 利尿剂是治疗心力衰竭的主要手段,心肾功能不全需要增加利尿剂的剂量。但有研究发现强化利尿治疗可伴有肾功能恶化,大剂量利尿剂与死亡率增加有关。对于心力衰竭伴肾功能不全患者,最好能摸索出产生良好利尿效果的最小利尿剂剂量。单纯追求强效的利尿效果易于诱发低血压、器官灌注不足和肾功能恶化。

肾功能不全患者的容量负荷问题较普通人群心力衰竭患者更突出,对于所有心力衰竭患者(包括 CKD),为达到和维持体内容量稳定,利尿剂是不可缺少的。合理使用利尿剂对 CKD 患者改善血压,减轻水肿,预防和治疗心力衰竭有益,但应根据患者的心、肾功能情况调整药物剂型和剂量,做到个体化治疗。肾衰竭时利尿剂作用减弱。当 GFR<30ml/min 时,噻嗪类利尿剂几乎无效。一般轻度心力衰竭的患者可在限盐 6g/d 的前提下给予噻嗪类利尿剂;心力衰竭较严重时,需在严格控制盐入量<2.5g/d 的同时,应用袢利尿剂;对于顽固性水肿的患者应考虑加用另一种利尿剂,其中以

螺内酯为最适宜。CKD 患者对利尿剂的反应往往差于普通人群,如使用大剂量的利尿剂(静脉注射呋塞米>80mg/d)而无利尿反应即为利尿剂抵抗。产生利尿剂抵抗的常见原因包括:钠盐摄入过多、远曲小管对钠的重吸收增强、低血容量、低血压及使用 NSAIDs。处理利尿剂抵抗可采取静脉应用利尿剂,如呋塞米静脉注射 40mg,继以持续静脉滴注(10～40mg/h);更换利尿剂品种;2 种或 2 种以上利尿剂联合使用;应用增加肾血流的药物,如短期应用小剂量的多巴胺 100～250μg/min。

对于不合并肾功能不全的充血性心力衰竭,利尿剂往往有立竿见影的效果。但利尿剂对尿毒症患者的利尿作用微弱,其高容量状态很难靠利尿剂纠正,GFR<10ml/min 时,大剂量袢利尿剂也很难奏效,需要采用血液净化治疗进行排钾、脱水。纠正尿毒症患者高容量状态的措施包括饮食控制,包括限制食盐摄入和水摄入,和肾脏替代治疗,包括血液透析、腹膜透析和肾脏移植。

2. 肾素-血管紧张素-醛固酮系统(renin-angiotensin-aldosterone system, RAAS)拮抗剂　大量临床试验的证据已证实,RAAS 拮抗剂(ACEI 和 ARB)在降压的同时,可改善充血性心力衰竭的症状,逆转左室肥厚,改善左室功能,提高存活率。特别是合并心力衰竭时,使用 ACEI 或 ARB 有助于维持肾小球内的灌注压,具有一定的肾脏保护作用。

(1)ACEI 是证实能降低心力衰竭患者死亡率的第一类药物,也是循证医学证据积累最多的药物,一直被公认为是治疗心力衰竭的基石。普通心力衰竭患者使用 ACEI 具有明显的缓解症状、降低致残率和提高存活率的作用。关于 ACEI 对 CKD 合并心力衰竭治疗效果的循证医学证据还不多,但只要无禁忌证,推荐给予 ACEI。CKD 患者可借鉴普通人群的经验,但需治疗个体化,尤其在肾功能不全的患者,ACEI 的用法和用量应因人而异。ACEI 治疗初期肌酐或血钾可有一定程度增高,需密切观察,如持续升高需停药。肾功能不全患者以选择肝肾双通道排泄的 ACEI 为好,如福辛普利。对于血肌酐 $>$ 265.2μmol/L,高血钾($>$ 5.5μmol/L)时,应慎用 ACEI。培哚普利:肌酐清除率(ml/min)30 ~ 60:2mg qd;15 ~ 30:2mg qod。

(2)心力衰竭患者一般只有在不能耐受 ACEI 的情况下,才选用 ARB 作为替代治疗。各种 ARB 均可考虑使用,其中坎地沙坦和缬沙坦降低死亡率和病残率的证据较为明确。在肾功能不全的患者,ARB 的用法和用量应因人而异。对于由于肾功能原因不能使用 ACEI 的患者,在权衡利弊后仍可试用 ARB,但需密切监测肾功能和血钾水平。

但 ACEI 或 ARB 同样面临一些临床问题:

ACEI 可能导致 GFR 急性下降及血肌酐上升。对血肌酐＞265.2μmol/L 的患者，ACEI 必须在医生的严密观察下使用；对于高龄、双侧肾动脉狭窄、高血钾、以及血肌酐急剧上升（＞30％）的患者不应使用 ACEI；而对于心力衰竭合并肾功能不全患者，只要肾功能不是进行性恶化，无高钾血症，即使肌酐水平轻度升高也应继续使用这些药物。

3. β受体拮抗剂　目前，临床试验证实治疗心力衰竭有效的 β受体拮抗剂：美托洛尔、比索洛尔和卡维地洛。在普通人群治疗心力衰竭的所有 β受体拮抗剂中，只有卡维地洛针对透析患者进行了随机对照试验。在中心的前瞻性安慰剂对照研究中，114 名具有扩张性心肌病的血液透析患者在标准的治疗外，随即接受卡维地洛和安慰剂治疗，随诊 2 年，卡维地洛组51.7％患者死亡，而安慰剂组 73.2％患者死亡。卡维地洛可改善透析患者扩张性心肌病的左室功能，降低住院率、心血管死亡率和总死亡率，其改善程度与普通人群类似。因此，目前在 β受体拮抗剂中卡维地洛是治疗透析患者中严重扩张性心肌病的首选药物。卡维地洛为碱性亲脂化合物，经肝脏代谢，其代谢产物先经胆汁再通过粪便排出，不到 2％以原形随尿液排出，在肾功能受损患者中应用不需要调整剂量。美托洛尔具有脂溶性经肝脏代谢，肾功能对其清除率无明显影响，因此肾功能损害患者无需调整剂量。CIBIS 临床研究结果显示,比索洛尔治疗中度至重度肾功能损害与正常肾功能患者的 CHF,两组患者有相似的减少死亡率和缩短住院时间的良好疗效。比索洛尔脂溶性较低,经肝肾双通道代谢,因此对于肾功能不全患者需减量使用,肾小球滤过率(ml/min)＞50:100％;10～50:75％;＜10:50％。总之上述三种药物用于 CHF 合并 CKD 患者时需谨慎确定使用剂量并定期监测,在加量时建议监测肾功能,如肾功能恶化,停药或减量,停药后肾功能可恢复至基线水平。

4. 洋地黄类药物　长期以来,洋地黄对心力衰竭的治疗均归因于正性肌力作用,即洋地黄通过抑制衰竭心肌细胞膜 Na^+-K^+-ATP酶,使细胞内 Na^+ 水平升高,促进 Na^+-Ca^{2+} 交换,提高细胞内 Ca^{2+} 水平,从而发挥正性肌力作用。目前,地高辛是唯一经过安慰剂对照临床试验评估的洋地黄制剂,也是唯一被美国食品与药品监督委员会确认能有效治疗慢性心力衰竭的正性肌力药物,目前,地高辛应用最为广泛。但对于慢性肾衰竭合并充血性心力衰竭患者是否需应用洋地黄类药物仍有争议,因洋地黄类药物(如地高辛)不能改善这些 CHF 患者的存活率,反而带来一些危险,如:由于肾功能减退、清除障碍导致洋地黄中毒,合并低血钾时出现心律失常。不少专家认为只有当出现室上性快速性心律失常时才是明确的应用指征。如必须应用洋地黄类药物时,有作者推荐应用长效的洋地黄毒苷。因该药物主要由肝微粒体酶代谢消除,终末期肾病(end stage renal disease,ESRD)患者洋地黄毒苷半衰期仅轻度延长,约 8.5 天(肾功能正常者一般为 4~7 天),静脉负荷 0.25mg 后用 0.07mg/d 维持量一般即可。地高辛半衰期较短,80%经肾小球滤过和经肾小管分泌而排泄,肾功能正常患者为 1.6 天,而 ESRD 患者则可达 4.4 天,故肾功能减退患者地高辛用量务必相应减少,以防止蓄积中毒引起严重的副作用,特别是心律失常。肾衰竭时地高辛剂量调节方法:减少剂量,延长给药间隔,肾小球滤过率(ml/min)>50:100%,q24h;10~50:25%~75%,q36h;<10:10%~25%,q48h。

尿毒症患者使用洋地黄制剂需要注意以下问题:

(1)研究表明,尿毒症患者血清存在洋地黄样物质,导致左心室舒张功能下降。洋地黄制剂可加重左心室舒张功能障碍,导致心脏充盈量不足和左心室射血分数下降。

(2)洋地黄药物主要经肾脏代谢和排泄,血浆蛋白结合率高,透析清除率低,在尿毒症患者的体内半衰期明显延长,因此容易引起药物蓄积,引起恶性心律失常。肾衰竭时,需要减少剂量,还需要进行血药浓度监测,建议血清地高辛的浓度范围为 0.5~1.0μg/L。

（3）低钾血症会加重洋地黄药物的毒性。因此，对于使用洋地黄类药物的患者，需要小心维持血清钾浓度，避免使用无钾透析液，以防低钾血症的发生。

心力衰竭合并肾功能不全的患者，长期应用洋地黄制剂，要定期监测血清地高辛浓度，调整用量，以防洋地黄中毒。

5. 醛固酮受体拮抗剂　醛固酮有独立于Ang Ⅱ和相加于 Ang Ⅱ对心肌重塑的不良作用，特别是对心肌细胞外基质。人体衰竭心脏中，心室醛固酮生成及活化增加，且与心力衰竭严重程度成正比。虽然短期使用 ACEI 或ARB 均可降低循环中醛固酮水平，但长期应用时，循环内醛固酮水平却不能保持稳定、持续地降低，即出现"醛固酮逃逸现象"。因此，如能在ACEI 的基础上加用醛固酮受体拮抗剂，进一步抑制醛固酮的有害作用，可望有更大益处。同时有报道醛固酮受体拮抗剂能降低 CKD 患者的蛋白尿。但是由于螺内酯具有导致高钾血症和肾功能异常的危险，因此，入选患者的血肌酐浓度应在 176.8（女性）～221.0（男性）μmol/L（2.0～2.5mg/dl）以下，血钾低于 5.0mmol/L。对于正在使用螺内酯的轻、中度肾功能不全患者，需密切监测肾功能和血钾水平，防止严重不良反应的发生。

与肾功能正常的心力衰竭患者相比，合并肾功能不全的心力衰竭患者病死率显著增高。

如何更好地保护和改善心力衰竭患者患者的肾功能，降低病死率，改善生存质量，还需要进行更多、更深入的临床研究。

五、感染性心内膜炎

(一)疾病概述

感染性心内膜炎(infective endocarditis, IE)是由各种病原体感染所致的心瓣膜或心内膜的炎症和伴随的全身性病理过程。感染的病原体主要为细菌，也可为真菌、病毒、立克次体、衣原体等。其临床特点是发热、贫血、心脏杂音、瓣膜关闭不全、脾大、心内膜赘生物及导致的血管栓塞现象。

慢性肾功能不全患者由于免疫功能低下，各种感染的发生率明显高于一般人群。血透患者容易发生感染性心内膜炎，致病菌主要来源于血管通路处皮肤或透析使用的材料。透析患者心内膜炎的症状和体征缺乏特异性。由于透析患者存在贫血、心瓣膜钙化、容量负荷过多等因素，心脏杂音在这些患者中较常见，大多数透析患者感染时体温不升或升高不明显，血培养阳性率低。血培养每次培养 7 天以上、连续 3 次阴性的心内膜炎称为培养阴性心内膜炎，其常见的致病原为较难培养的微生物(如动物源性微生物和真菌)和仔猪链球菌病等。在普通人群中的 IE 患者中，阴性心内膜炎发生率为 12%～56%。血液透析患者中阴性心内膜炎的发生率可能更高。

(二)用药原则

药物治疗基本原则:早期用药,剂量要足,疗程宜长。选用杀菌剂,监测血清杀菌滴度。调整药物剂量,联合用药,根据血培养和药敏试验结果选药。抗菌药物的选择和应用原则,与一般感染相同,唯剂量要调整。在疗效相近的情况下,应选用肾毒性最小的药物。静脉给药。为降低复发率,疗程一般 4～6 周,人工瓣膜心内膜炎、真菌性心内膜炎疗程需 6～8 周或更长。

(三)药物选择

急性感染性心内膜炎常因化脓性细菌侵入心内膜引起,金黄色葡萄球菌约占 50% 以上。亚急性感染性心内膜炎在抗菌药物应用于临床之前,80% 为非溶血性链球菌引起,主要为草绿色链球菌的感染。近年来致病菌种已明显改变,几乎所有已知的致病微生物都可引起本病(表 4-12),草绿色链球菌发病率下降,但仍占优势。金黄色葡萄球菌、肠球菌、表皮葡萄球菌、革兰阴性菌或真菌的比例明显增高。厌氧菌、放线菌、李斯特菌偶见。两种细菌的混合感染时有发现。真菌感染多见于心脏手术和静脉注射麻醉药物成瘾者中。长期应用抗菌药物或激素、免疫抑制剂、静脉导管输给高营养液等均可增加真菌感染的机会。其中以念珠菌属、曲霉菌属和组织胞浆菌较多见。同一病原体可产生急性病程,也可产生亚急性病程。

表 4-12　感染性心内膜炎的主要病原菌

自身瓣膜心内膜炎	人工瓣膜心内膜炎（发病距心血管手术的时间）		
	≤2个月	3~12个月	>12个月
草绿色链球菌	表葡菌等凝固酶阴性葡萄球菌	表葡菌等凝固酶阴性葡萄球菌	与自身瓣膜心内膜炎病原菌相仿
金葡菌	金葡菌	金葡菌	
其他链球菌	肠杆菌科、铜绿假单胞菌	肠球菌属	
肠球菌属	肠球菌	链球菌属	
肠杆菌科、铜绿假单胞菌	念珠菌属等真菌	念珠菌属等真菌	
念珠菌属等真菌	棒状杆菌	肠杆菌科、铜绿假单胞菌	
表葡菌等凝固酶阴性葡萄球菌			

1. 病原菌治疗　　自身瓣膜心内膜炎的病原菌入侵,与患者经受拔牙、皮肤或黏膜损伤、泌尿生殖系手术或操作时发生的一过性菌血症有关;人工瓣膜心内膜炎早期发病(距心血管手

术时间≤2个月)者,与手术时或术后病原菌自患者伤口、留置导管等装置及周围环境入血导致菌血症有关;迟发病者(>12个月)则与自身瓣膜心内膜炎的发病情况相仿,因此病原菌分布亦相似;3～12个月发病者的病原菌分布介于早期发病及迟发病者之间。

目前,理想的抗菌药物治疗IE方案仍难以确定,具体的治疗方案因个体情况不同而异(表4-13)。金黄色葡萄球菌是血液透析患者发生IE最常见的致病菌,其中甲氧苯青霉素耐药性金黄色葡萄球菌占5%～23%,因此经验性抗感染治疗时需覆盖革兰阳性菌。对IE的抗菌经验治疗,既要考虑临床类型、又要兼顾病原菌的种类及耐药性,多采取联合用药,并根据血培养分离的病原菌及药敏结果及时调整抗菌药物,而药物剂量则需要根据肾功能损伤的程度来进行相应的调整,具体内容参见本章第一节。

2. 并发症治疗

(1)心力衰竭:心力衰竭主要是由于感染性心内膜炎对瓣膜的损害而产生,亦有极少是由于赘生物脱落入冠状动脉引起急性心肌梗死所导致。在有效抗菌药物治疗的基础上,遵循心力衰竭的药物治疗积极处理。必要时应及时进行外科手术。

(2)神经系统栓塞:卒中患者有发热和心瓣膜病应考虑为感染性心内膜炎并发症。积极有效的抗菌治疗能大大减少中枢神经系统栓塞发生率。

（3）全身栓塞和脾脓肿：积极抗感染治疗。

表 4-13 感染性心内膜炎的病原菌治疗药物

病原	宜选药物	可选药物	备注
草绿色链球菌	青霉素＋庆大霉素等氨基糖苷类药物	头孢噻吩或头孢唑啉＋庆大霉素等氨基糖苷类药物	有青霉素类过敏性休克史者不可选用头孢菌素类
金葡菌或表葡菌			
甲氧西林或苯唑西林敏感的金葡菌或表葡菌	苯唑西林＋庆大霉素等氨基糖苷	头孢噻吩或头孢唑啉＋庆大霉素等氨基糖苷类或磷霉素钠＋氨基糖苷类药物	同上
甲氧西林或苯唑西林耐药的金葡菌或表葡菌	万古霉素或去甲万古霉素＋磷霉素钠	万古霉素或去甲万古霉素＋利福平	

续表

病原	宜选药物	可选药物	备注
肠球菌属	青霉素或氨苄西林＋庆大霉素等氨基糖苷类药物	万古霉素或去甲万古霉素（联合用药）万古霉素或去甲万古霉素＋庆大霉素等氨基糖苷类药物	仅在必要时应用万古霉素或去甲万古霉素＋氨基糖苷类,此时应监测两药的血药浓度,联合用药不宜＞2周,用药期间应严密随访肾、耳毒性
肠杆菌科或铜绿假单胞菌	哌拉西林＋庆大霉素等氨基糖苷类药物	第三代头孢菌素或β内酰胺类/β内酰胺酶抑制剂＋氨基糖苷类药物	
念珠菌属等真菌	两性霉素B＋氟胞嘧啶		

参考文献

1. Node K,Fujita M,Kitakaze M,et al. Short-term statin therapy improves cardiac function and symptoms in patients with dilated cardiomyopathy. Circulation, 2003,108:839-843.

2. Erdmann E, Lechat P, Verkenne P, et al. Results from post-hoc analysis of the CIBIS II trial:effect of bisoprolal on high-risk patient groups with chronic heart failure. Eur J Heart Fail,2001,3:469-479.

3. Cice G,Ferrara L,D Andrea A,et al. Carvedilol increases two-year survival in dialysis patients with diladed cardiomyopathy. J AM Coll Cardiol,2003,41:448-454.

4. Maggioni AP,SInagra G,Opasich C,et al. Treatment of chronic heart failure with βadrenergic blockade beyond controlled clinical trials:the BRING-UP experience. Heart,2003,89:299-305.

5. 侯凡凡. 慢性肾脏病的心血管病变.//王海燕主编. 肾脏病学. 第3版. 北京:人民卫生出版社,2008: 1883-1896.

6. Ritz E, Foley RN. Cardiovascular risk factor//Davison AM, Cameron JS, Grunfeld J-P, et al. Oxford Textbook of Clinical Nephroropy. 3rd ed. Oxford: Oxford University Press.

7. Product Information:Betapace, sotalol HCl. Berlex Laboratories,Wayne,NJ,2001.

8. Aronoff GR,Bennett WM,Berns JS,et al. Drug Prescribing in renal Failure. Dose Guidelines for Adults. 5th ed. Philadelphia:American College of Physicians,2007,85-86.

9. Anderson JL, Adams CD, Antman EM, et al. ACC/ AHA 2007 guideline for the management of patients with unstable angina /non-ST-elevation myocardial infarction: A report of the American College of Cardiology /American Heart Association Task Force on Practice Guidelines: Developed in collaboration with the American College of Emergency Physicians, Society of Academic Emergency Medicine, Society for Cardiovascular Angiography and Interventions, and Society of Thoracic Surgeons. J Am Coll Cardiol, 2007,50(7):e1-e157.

10. McCullough PA, Sandberg KR, Borzak S, et al. Benefits of aspirin and beta-blockade after myocardial infarction in patients with chronic kidney disease. Am Heart J, 2002,144 (2):226-232.

11. Ezekowitz J, McAlister FA, Humphries KH, et al. The association among renal insufficiency, pharmacotherapy, and outcomes in 6427 patients with heart failure and coronary artery disease. J Am Coll Cardiol, 2004,44(8):1587-1592.

12. Hiremath S, Holden RM, Fergusson D, et al. Antiplatelet medication in hemodialysis patients: a systematic review of bleeding rates. Clin J Am Soc Nephrol, 2009,4(8):1347-1355.

13. Best PJ, Steinhubl SR, Berger PB, et al. The efficacy and safety of short-and long-term dual antiplatelet therapy in patients with mild or moderate chronic kidney disease: Results from the Clopidogrel for the Reduction of Events During Observation (CREDO) Trial. Am Heart J, 2008, 155 (4):

687-693.

14. Matyas K, Tonelli M, Mann JFE, et al. Renal function and outcomes in acute coronary syndrome: Impact of clopidogrel. Eur J Cardiovasc Prev Rehabil, 2007, 14(2): 312-318.

15. Freeman RV, Mehta RH, Badr WA, et al. Influence of concurrent renal dysfunction on outcomes of patients with acute coronary syndromes and implications of the use of glycoprotein II b/III a inhibitors. J Am Coll Cardiol, 2003, 41(5): 718-724.

16. Lim W, Dentali F, Eikelboom Jw, et al. Meta-analysis: low-molecular-weight heparin and bleeding in patients with severe renal insufficiency. Ann Intern Med, 2006, 144(9): 673-684.

17. Suetonia C Palmer, et al. Renal patients with ACS don't benefit from antiplatelets. Ann Intern Med 2012 Mar 20; 156(6): 445-459.

18. Decarolis DD, Thorson JG, Clairmont MA, et al. Enoxaparin Outcomes in Patients With Moderate Renal Impairment. Arch Intern Med 2012 Nov 5: 1-6.

19. Kuo CB, Lin JC, Peng MY, et al. Endocarditis: impact of methicillin-resistant Staphylococcus aureus in hemodialysis patients and community-acquired infection. J Microbiol Immunol Infect, 2007, 40(4): 317-324.

20. 李小鹰. 心血管疾病药物治疗学. 北京: 人民卫生出版社, 2006, 1397.

21. 翟所迪, 应颖秋. 肾衰竭药物手册. 北京: 人民军医出版社, 2010, 733.

（舒　冰　陈　坷）

第三节 肾功能不全合并消化系统 疾病患者的药物治疗

一、消化性溃疡

(一)疾病概述

消化性溃疡(peptic ulcer,PU)是一种常见的慢性胃肠道疾病,简称溃疡病。主要指发生在胃和十二指肠,也可发生在食管下段、小肠、胃肠吻合口及其附近的肠袢。因溃疡形成与胃酸、胃蛋白酶的消化作用有关而得名。溃疡的黏膜缺损深度达到或穿透黏膜肌层,不同于糜烂。

PU病程长,大多数反复发作,也可自愈。病因和发病机制尚未完全明了。1910年Schwartz提出"无酸,无溃疡",这是对PU病因认识的起点,也是PU治疗的理论基础之一。1983年幽门螺杆菌(Helicobacter pylori,Hp)的发现,对PU病因有了新的认识。PU的发生是一种或多种有害因素对黏膜破坏超过黏膜抵御损伤和自身修复的能力所引起的综合结果。

(二)用药原则

本病确诊后一般采取综合性治疗措施。治疗的目的在于缓解症状、促进溃疡愈合、防止溃疡复发和减少并发症。药物治疗原则:Hp阳性的溃疡患者,应采用"三联或四联"疗法根除Hp 感染,必要时抗 Hp 感染治疗结束后,再给予 2~4 周的抗溃疡治疗;溃疡病的维持治疗根据具体情况决定,如 Hp 阴性的溃疡者、Hp 未能根除的溃疡者、Hp 根除后溃疡复发者、长期服用非甾体类抗炎药(non-steroid anti-Inflammatory drugs,NSAIDs)者、有严重出血并发症者以及伴有严重疾病者。药物维持治疗是减少溃疡复发和并发症的重要手段。可采用正规维持治疗、间歇全剂量治疗和按需治疗。

(三)药物选择

1. 抗酸药　碱性抗酸药(如氢氧化铝、氢氧化镁及其复方制剂)中和胃酸(兼有一定细胞保护作用)、降低胃蛋白酶活性,对缓解溃疡疼痛症状有较好效果,但要促使溃疡愈合则需大剂量多次服用才能奏效。每日多次服药的不便和长期服用大剂量抗酸药可能带来的不良反应(腹胀、食欲减退、钠潴留、骨质疏松、代谢性碱中毒、肾功能损害等)限制了其应用。

2. H_2 受体拮抗药(H_2 receptor antagonists,H_2RA)　临床上常用的抑酸药,其价格适宜。H_2RA 部分代谢产物从肾脏排出,严重肾功能不全者要慎用。有引起急性间质肾炎至衰竭的报道,但此种毒性反应是可逆的。中度或重度肾功能损害慎用,为避免发生肾毒性,用药期间应注意检查肾功能。H_2RA 肾功能不全患者用药调整情况(表 4-14)。常用药物:西咪替丁、雷尼替丁、法莫替丁、尼扎替丁。

（1）西咪替丁（cimetidine）：老年人、肾功能减退者用量较大时，可出现精神错乱、定向障碍等。中度或重度肾功能损害慎用，为避免发生肾毒性，用药期间应注意检查肾功能。

（2）法莫替丁（famotidine）：肾功能不全者应慎用，应用时酌情减量或延长用药间隔时间。肝肾功能不全者慎用，肾功能不全者应减少剂量，严重肾功能不全者禁用。

表 4-14　H_2RA 肾功能不全患者用药调整情况

序号	药品名称	肾功能不全用药调整情况
1	西咪替丁	肌酐清除率每分钟 30～50ml，每 6 小时 200mg；肌酐清除率每分钟 15～30ml，每 8 小时 200mg；肌酐清除率每分钟＜15ml，每 12 小时 200mg
2	法莫替丁	肌酐清除率每分钟≤30ml，每日 20mg；睡前顿服
3	雷尼替丁	严重肾功能损害时剂量减半，严重肾功能损害的患者（肌酐清除率＜50ml/min），口服剂量为一次 15mg，一日 2 次；注射时的推荐剂量为 25mg

3. 质子泵抑制剂（proton pump inhibitors，PPIs）　PPIs 是胃酸分泌的高特异性抑制

剂,抑制作用有剂量依赖性及持续性。常用药物:奥美拉唑、兰索拉唑、泮托拉唑、雷贝拉唑、埃索美拉唑、艾普拉唑。PPIs 肾功能不全用药调整情况见表 4-15。

表 4-15 PPIs 肾功能不全用药调整情况

序号	药品名称	肾功能不全用药调整情况
1	奥美拉唑	肾功能不全者慎用,严重肾功能不全者禁用
2	兰索拉唑	每日一次,口服兰索拉唑 15mg
3	泮托拉唑	老年患者和肾功能受损的患者,不需调整剂量
4	雷贝拉唑	肝肾功能不全患者在用药过程中无需进行剂量调节
5	埃索美拉唑	肾功能损害的患者无需调整剂量
6	艾普拉唑	肝、肾功能不全者禁用

(1)奥美拉唑(omeprazole):本品主要在肝脏中经细胞色素 P450 系统代谢,代谢完全,仅少数以原形排泄。约有 80% 的代谢物经肾排出。有肠肝循环过程,血浆蛋白结合率高,达95%左右。肾衰竭患者对本品的清除无明显变化,肝功能受损者半衰期可有延长。

(2)兰索拉唑(lansoprazole):兰索拉唑在肝内被代谢为有活性的代谢产物,主要经胆汁和尿排泄,尿中测不出原形药物,全部为代谢产物。兰索拉唑在体内无蓄积性。通常成人每日一次,口服兰索拉唑 30mg,连续服用 6~8 周。

但用于维持治疗高龄者、肝功能障碍、肾功能低下的患者,每日一次,口服兰索拉唑 15mg。

(3)泮托拉唑(pantoprazole):本品几乎均在肝脏内经细胞色素 P450 酶系代谢,并另有Ⅱ期代谢的途径。主要代谢物为泮托拉唑去甲基硫酸酯,其大部分(约 80%)由肾脏排出,其余由胆汁分泌从粪便中排出。

(4)雷贝拉唑(rabeprazole):本品 90% 主要随尿排出,其他代谢物随粪便排出。在需要血液透析的晚期稳定的肾衰竭患者体内(肌酐清除率≤5ml/(min・1.73nf)),雷贝拉唑钠的分布与在健康受试者体内的分布相似。此药在体内无蓄积现象。

(5)埃索美拉唑(esomeprazole):由于肾脏只担负埃索美拉唑的代谢物而不是原形药物的排泄,因此肾功能损害的患者预期埃索美拉唑的代谢不会发生变化。对于严重肾功能不全的患者,由于使用该药的经验有限,治疗时应慎重。

(6)艾普拉唑(ilaprazole):目前尚无肝、肾功能不全者的临床试验资料。

4. 胃黏膜保护剂

(1)硫糖铝(sucralfate):该药宜在每次进餐前 1 小时服 1g,连服 4～6 周为一疗程。肾功能不全的患者,服用硫糖铝后,血浆中铝的含量增加,不能确定长期用药后铝在体内的蓄积情况,肝肾功能不全者慎用或不用。

（2）胶体果胶铋（colloidal bismuth pectin）：大剂量长期服用，会出现铋中毒现象，故不宜长期大量服用。该药口服后在肠道几乎不吸收，绝大部分随粪便排出体外。少量的铋吸收后主要分布于肝、肾等组织中，以肾脏居多，主要通过肾排泄。对该药过敏及肾功能不全者禁用。

二、消化道出血

(一)疾病概述

消化道出血（gastrointestinal bleeding）是临床常见的症状。根据出血部位分为上消化道出血和下消化道出血。临床根据失血量与速度将消化道出血分为慢性隐性出血、慢性显性出血和急性出血。80%的上消化道出血具有自限性，急性大量出血死亡率约占 10%；主要是持续性出血和反复出血者；60 岁以上患者出血死亡率占 30%～50%；而下消化道出血死亡率一般不超过 5%。

(二)用药原则

消化道大量出血病情急、变化快，严重者可危及生命，应采取积极措施进行抢救。抗休克、迅速补充血容量治疗、密切监护应放在一切医疗措施的首位。抗胃酸分泌药物有利于止血和预防再出血；降低门脉压力和内脏血流的药物抑制肠道积血引起的胃肠充血；止血药物对消化道出血的确切效果未证实，不作为一线治疗手段。

（三）药物选择

1. 抑制胃酸分泌药

（1）奥美拉唑（omeprazole）：见消化性溃疡相关内容。

（2）埃索美拉唑（esomeprazole）：见消化性溃疡相关内容。

2. 生长抑素及其类似物

（1）生长抑素（somatostatin）：疗效和死亡率与血管加压素大致相同，但不良反应较少、更轻微。由于生长抑素与其他药物的相互作用未建立，所以建议应单独给药。在静脉注射给药后，生长抑素显示出非常短的血浆半衰期，依据放射性免疫测定结果，其半衰期一般大约在 1.1～3 分钟之间；对于肝脏疾病患者，其半衰期在 1.2～4.8 分钟之间；对于慢性肾衰竭患者，其半衰期大约在 2.6～4.9 分钟之间。暂无肾功能不全患者用药相关信息。

（2）奥曲肽（octreotide）：肾功能不全患者不需调整奥曲肽的用量。

三、腹泻

（一）疾病概述

正常人每日排便一次，重量为 150～200g，含水分 60%～85%。少数人每 2～3 日排便 1 次或每日排便 2～3 次，但粪便成形，亦属正常。腹泻（diarrhea）指排便次数明显超过平日习惯的频率,粪质稀薄,水分增加,常伴有排便急迫感及腹部不适或失禁等症状。临床上常以每日大便重量超过 200g 作为腹泻的客观指标。

腹泻按病程分急性和慢性两类,急性腹泻发病急,病程在 2~3 周之内,极少超过 6~8 周;慢性腹泻病程至少在 4 周以上,6~8 周,或间歇期在 2~4 周内的复发性腹泻。

(二)用药原则

腹泻是症状,治疗应针对病因。但相当大一部分的腹泻需根据其病理生理特点给予对症和支持治疗。在未明确病因之前,要慎重使用止泻药和止痛药,以免掩盖症状造成误诊耽误病情。

(三)药物选择

1. 黏膜保护剂

(1)蒙脱石(montmorillonite):该药不被胃肠道吸收,故不进入血液循环系统,对肝、肾、中枢神经及心血管等方面没有影响。

(2)硫糖铝(sucralfate):见消化性溃疡相关内容。

2. 微生态制剂

双歧杆菌(bifidobacterium):暂无肾功能不全患者用药相关信息。

3. 止泻剂

(1)地芬诺酯(diphenoxylate):暂无肾功能不全患者用药相关信息。

(2)洛哌丁胺(loperamide):该药的大部分

可以代谢,代谢产物和原形药物经粪便排泄,因此肾功能不全患者不需进行剂量调整。

4. 抑制肠道过度分泌药

消旋卡多曲(racecadotril):用于成人的急性腹泻,肝肾功能不全者慎用。

参考文献

1. 陆再英. 内科学. 第 7 版. 北京:人民卫生出版社, 387-393.

2. 陈灏珠. 实用内科学. 第 13 版. 北京:人民卫生出版社,1948-1955.

3. 翟所迪. 肾衰竭药物手册. 北京:人民军医出版社, 671-691.

4. 贾公孚. 临床药物新用联用大全. 北京:人民卫生出版社,236-241.

(刘琳琳 吴正祥)

第四节 肾功能不全合并血液系统疾病的药物治疗

一、肾性贫血

(一)疾病概况

肾功能不全导致的贫血称为肾性贫血。肾性贫血是 CKD 的重要临床表现,是 CKD 合并心血管并发症的独立危险因素。肾性贫血的原因包括:①EPO 的绝对或相对缺乏;②尿毒症毒素及红细胞生成抑制因子影响骨髓造血微环境;③合并营养不良引起的铁、叶酸、维生素 B_{12} 等缺乏;④合并潜在出血因素引起的失血;⑤红细胞寿命缩短、溶血及铝中毒等因素。肾性贫血的发生率随肾功能的下降呈逐渐增加的趋势。有效治疗肾性贫血是 CKD 一体化治疗的重要组成部分,纠正贫血可明显改善症状,提高患者生活质量,延缓肾功能恶化。

关于肾性贫血的实验室检查诊断标准,中华医学会临床诊疗指南定义为成年男性 Hb<130g/L,成年女性 Hb<120g/L,但要考虑患者年龄、种族、居住地的海拔高度以及生理需求对 Hb 的影响。肾性贫血的治疗以药物治疗为主。

(二)用药原则

(1)纠正贫血,延缓肾功能进一步恶化。

(2)足够铁储备前提下的 EPO 治疗是肾性贫血治疗的首要选择,治疗目标值是 Hb 110~120g/L,不超过 130g/L。目标值应在开始治疗后 4 个月内达到。

(3)根据患者的年龄、种族、性别、生理需求及是否合并其他疾病等不同情况调整个体化 Hb 目标值。

(三)药物选择

1. 红细胞生成素

(1)用药时机:无论透析还是非透析 CKD 患者,若间隔 2 周或连续两次 Hb 检测值均低于 100~110g/L,并除外铁缺乏等其他贫血病因,应开始实施 EPO 治疗。

(2)初始剂量的选择和剂量调整:初始剂量的选择要考虑患者的贫血程度和导致贫血的原因,推荐血液透析患者初始剂量为每周 100～150IU/kg,非透析患者为每周 75～100IU/kg,分 2～3 次给药。初始剂量用药后,每 2 周复查一次 Hb,在 Hb 达标后每 4 周复查一次。用药剂量的调整一般在初始治疗一个月后进行,调整依据是患者 Hb 增长速率。初始治疗 Hb 增长速率应控制在每月 10～20g/L;若<10g/L,除外其他贫血原因,应增加使用剂量 25%;若 20g/L,应减少剂量 25%～50%,但不得停用。

对于 Hb<70g/L 的患者,应当适当增加初始剂量;对于非透析或残存肾功能较好的透析患者,可以适当减少初始剂量;对于血压偏高、伴有严重心血管事件、糖尿病的患者,应尽可能从小剂量开始。

(3)给药途径的选择:EPO 给药可以选择皮下或静脉两种途径。具体选择要根据疾病情况、要取得的效果以及可供选择的制剂等因素综合取舍,初始治疗一般应采用皮下注射的方式。皮下注射 EPO 的生物利用度较静脉注射降低约 20%,但维持目标 Hb/Hct 水平每周 EPO 的需要量比静脉用药少(15%～50%)。

(4)注意事项:①若在一定剂量 EPO 治疗后 Hb 水平不升反降,或维持一定 Hb 水平所需 EPO 剂量显著增加,或 EPO 用量大于

500U/(kg·w),但 Hb 水平仍不能达标,则为疗效不佳(EPO 抵抗)。EPO 治疗时由于红细胞造血动用储备铁,铁的需求增加,因此 EPO 抵抗的主要原因缺铁,要注意补充铁剂。②肾性贫血使用 EPO 纠正后,患者自觉症状改善、食欲增加,此时仍要严格控制饮食,否则常会导致需要透析或透析次数增加。③当 Hb 高于目标值或出现血管通路阻塞时,不要常规停用EPO。因为停用 EPO 会导致迟发的 Hb 水平下降,甚至低于目标值水平,从而影响患者的预后。对于漏掉的 EPO 治疗,应尽早给予补充。④EPO 制剂使用前严禁剧烈振摇,以免导致糖蛋白变性而减低其生物效价。本品开封后应一次性使用,剩余部分应弃去。⑤密切观察用药期间的不良反应,如高血压、高血钾症、透析通路血栓、癫痫等。

2. 铁剂　充足的铁储备是 EPO 发挥疗效的前提条件。因此,在 EPO 治疗前应根据患者体内铁的状况,有效地应用铁剂以达到并维持铁储备的目标值,避免机体铁储备不足以及红细胞生成时可利用铁的缺乏。目前,临床应用的铁剂包括静脉用铁剂和口服用铁剂。

(1)静脉用铁剂:目前静脉铁剂有三种,分别是蔗糖铁(ferric saccharate)、葡萄糖酸亚铁(ferric gluconate)和右旋糖酐铁(ferric dextran),其中蔗糖铁是最安全的静脉补铁制剂,其次是葡萄糖酸铁。静脉补充铁剂有多种给药方案:①若患者 TSAT<20％和(或)血清铁蛋白<100ng/ml,需要补充铁剂每周 100～125mg,连续 8～10 周。若仍然 TSAT<20％和(或)血清铁蛋白<100ng/ml,再增加一个疗程。②若患者 TSAT≥20％且血清铁蛋白≥100ng/ml,则静脉补铁的推荐剂量为每周 25～125mg。③若初始血清铁蛋白>500ng/ml,不推荐常规使用静脉铁剂。此时应首先评估 EPO 的反应性、Hb 和 TSAT 水平以及患者临床情况。当静脉铁剂治疗使 TSAT 达到 20％～50％、血清铁蛋白达到 100～800ng/ml 时,多数患者的 Hb 能达到 110～120g/L(Hct 达到 33％～36％),应停用静脉铁剂,一般停用三个月,若再用静脉铁剂治疗需要先复查铁参数。非缺铁性贫血、铁超负荷或铁利用紊乱者禁用静脉铁剂。

(2)口服用铁剂:常用的口服铁剂为亚铁盐,包括硫酸盐、富马酸盐、琥珀酸盐、葡萄糖酸盐等。这些制剂有效剂量取决于铁的含量。干燥硫酸亚铁含铁 32％、富马酸亚铁含铁 33％、葡萄糖酸亚铁含铁 12％。

口服补铁时,成人患者每日剂量为元素铁 200mg,分 2～3 次服用。空腹且不与其他药物同时服用时,口服铁剂吸收最好。口服铁剂前 2 小时内或服用后 1 小时内进食可影响铁剂吸收,磷酸盐及吸附剂也可减少铁吸收。口服不能耐受的患者可以从小剂量开始,再酌情增加剂量至所需水平,餐后服用胃肠道反应小且易耐受。

在 CKD 及腹透患者铁丢失量很少时，每天口服 200mg 元素铁即可补充丢失的铁并保证有正确的造血。EPO 治疗时，肠道铁吸收增加。当血清铁蛋白＞100ng/ml、TSAT＞20%时，肠道铁吸收减少到很低水平。

(3)补充铁剂时的注意事项：①静脉补充铁剂需要做过敏试验，尤其是右旋糖酐铁。②注意铁参数的监测。铁监测参数包括血清铁蛋白、血清转铁蛋白饱和度(transferrin saturation，TSAT)和网织红细胞 Hb 量(reticulocyte hemoglobin content，CHr)。目前，国际通用的铁参数的目标值是：血液透析患者血清铁蛋白＞200ng/ml，且 TSAT＞20% 或 CHr＞29pg/cell；非透析的 CKD 以及腹膜透析患者血清铁蛋白应该＞100ng/ml，且 TSAT＞20%。关于铁蛋白值的上限并没有建议。③血液透析患者比非血液透析患者需要更大的铁剂补充量，应优先选择静脉使用铁剂。非血透可以静脉或口服使用铁剂。④密切观察用药期间的不良反应。静脉铁剂的不良反应包括头痛、不适、发热、关节痛等，某些类风湿性关节炎患者会出现病情恶化。右旋糖酐铁偶出现急性过敏反应，表现为呼吸困难、潮红、胸痛和低血压，发生率约 0.7%；严重过敏反应少见。口服铁剂的常见不良反应包括恶心、上消化道不适、便秘及腹泻。提高剂量时恶心和上腹痛症状更常见。

二、多发性骨髓瘤肾损害

(一)疾病概况

多发性骨髓瘤(multiple myeloma,MM)是浆细胞恶性增生性疾病,骨髓中克隆性浆细胞异常增生,并分泌单克隆免疫球蛋白或其片段(M蛋白),导致相关器官或组织损伤。常见临床表现为骨痛、贫血、肾功能损害和感染等。肾脏损害是 MM 的重要特征,主要表现为蛋白尿、肾病综合征、肾小管功能异常、急性和慢性进行性肾衰竭、代谢紊乱、反复尿路感染等。反复感染及急慢性肾衰竭是引起 MM 患者死亡的主要原因。肾脏病变对 MM 病程及预后有着重要意义,通常将 MM 导致的肾损害称为骨髓瘤肾病(myeloma nephropathy)或骨髓瘤管型肾病(myeloma cast nephropathy)。MM 肾损害需要综合治疗,以药物治疗为主,对急性少尿和急性肾小管坏死的患者应行血液透析。

(二)用药原则

早期合理治疗,防治高钙血症和高尿酸血症。在药物防治的同时保证足够液体的输入量(水化疗法),以减少肾小管和集合管内管型形成;碱化尿液,减少尿酸和免疫球蛋白轻链在肾内沉积,预防肾衰竭。

(三)药物选择

1. 防治高尿酸血症药物

(1)别嘌醇(alloprinol):口服 0.1~0.2g,

每日 3 次,尤其在 MM 化疗开始数日内服用,防治高尿酸血症效果明显。用药过程中要确保摄入足够的水分(2～3L/d),并维持尿液呈中性或微碱性,以减少肾内尿酸沉积的危险。

(2)秋水仙碱和苯溴马隆禁用。

2. 防治高钙血症药物

(1)利尿剂:轻度高钙血症可以口服呋塞米;对于高钙危象,应在容量补足的同时,静脉推注呋塞米 40～80mg,必要时 2～6 小时重复。

(2)糖皮质激素:泼尼松能减少肠道钙的吸收,增加尿钙排泄,每日 30～60mg,可以有效降低血钙水平。高钙危象可以静脉使用甲泼尼龙 40～80mg。

(3)降钙素(calcitonin):5～10U/kg,缓慢静脉滴注 6 小时以上,能很快降低血钙水平。

(4)磷酸盐:轻度高钙血症患者口服磷酸钙 1～2g/d,或磷酸盐合剂(磷酸氢二钠 3.66g,磷酸二氢钠 1g,加水到 60ml),肾功能不全患者服用量应适当减少。

三、血栓性血小板减少性紫癜肾损害

(一)疾病概况

血栓性血小板减少性紫癜(thrombotic thrombocytopenic purpura,TTP)是一组微血管血栓-出血综合征,其主要临床特征是发热、血小板减少性紫癜、微血管病性溶血性贫血、神经系统损害和急性肾衰竭,称为 TTP 五联征。

TTP肾损害是由于致病因素引发肾小球和小动脉内皮细胞损伤,血小板在肾小球毛细血管袢、出入球小动脉及小叶间动脉中聚集,形成局部大量微血栓,导致急性肾脏损伤,同时伴有消耗性血小板减少和红细胞机械性破碎。TTP肾损害主要表现为血尿、蛋白尿、管型尿、氮质血症及少尿,重者可发生肾衰竭。

TTP病情凶险,若未积极治疗大多数患者在发病90天内即可死亡,死亡率达90%。血浆置换用于TTP治疗后,患者预后明显改善,整体生存率提高到70%以上。

(二)用药原则

TTP肾损害的治疗以综合治疗为主,对症支持疗法、血浆置换和血浆输注是TTP治疗的首要选择。在诊断明确或高度怀疑本病时,无论轻重都应尽快开始积极治疗。首先要消除病因和诱因,其次要积极对症、支持治疗。轻型患者可首选药物和新鲜冰冻血浆输注,重症患者除药物治疗外应尽早行血浆置换等疗法,以降低死亡率。对于继发性TTP肾损害,要密切结合原发疾病的治疗。

(三)药物选择

药物治疗可选用糖皮质激素、抗血小板药物、细胞毒性药物、免疫球蛋白等。

1. 糖皮质激素 糖皮质激素有助于稳定血小板和内皮细胞膜,抑制抗体IgG的产生。一般作为辅助治疗,疗效虽然不完全肯定,但仍被临床广泛使用。联合血浆置换疗法可减少复发,提高生存率。开始治疗时可用泼尼松 $1\sim$ $2mg/(kg \cdot d)$,不能口服者可以静脉滴注相应剂量的氢化可的松或地塞米松,病情缓解后逐渐减量至停药。采用甲泼尼龙冲击疗法($1g/d$,连用 3 天)可发挥有效的免疫抑制作用并可减少长期使用糖皮质激素引起的不良反应。

2. 抗血小板药物 包括阿司匹林、双嘧达莫、噻氯匹定、前列腺素等。联合口服阿司匹林和双嘧达莫可降低急性 TTP 患者的病死率。但这类药物有增加出血的危险,因此通常在血小板恢复期($>50\times10^9/L$)使用。一般推荐低剂量阿司匹林 $75mg/d$ 和(或)双嘧达莫 $3mg/(kg \cdot d)$联合其他疗法,取得缓解后可作为维持治疗。疗程需 $6\sim18$ 个月,过早停药易复发。

3. 细胞毒性药物 包括长春新碱、环磷酰胺、硫唑嘌呤等,主要用于难治和复发患者。长春新碱能够改变血小板膜蛋白受体,阻止血管性血友病因子(von Willebrand factor,vWF)多聚体与血小板的结合,抑制血小板聚集;同时具有免疫调节作用,防止体内 IgG 型抗体对内皮细胞的损伤。长春新碱用药方案是每周静脉注射 1 次,$1\sim2mg$,连用 4 次。

4. 其他 可选用环孢素 A(CsA)$3\sim5mg/(kg \cdot d)$,分 2 次口服。利妥昔单抗(rituximab,美罗华)$375mg/(m^2 \cdot 次)$,每周 1 次,共 4 次。当血浆置换难以奏效时可考虑加用静脉用人免疫球蛋白,常用量 0.4g/(kg·d),共5天。

四、冷球蛋白血症肾损害

(一)疾病概况

冷球蛋白(cryoglobulin)是血浆中存在的一类球蛋白,这类蛋白的特点是在温度降至4℃时会发生沉淀或呈胶冻状,温度回升至37℃时又溶解。正常血浆中仅含微量的冷球蛋白,当其浓度超过 100mg/L 时,称为冷球蛋白血症(cryoglobulinemia)。冷球蛋白血症常会出现因冷球蛋白形成的免疫复合物沉积在肾脏血管导致的肾小球病变,称为冷球蛋白血症肾损害(cryoglobulinemia ncphropathy)。

不同类型冷球蛋白血症患者肾损害的发生率不同,其中Ⅱ型冷球蛋白血症肾损害的发生率最高,最终发生率 35%～60%。冷球蛋白肾损害的发生率存在地域差异,其根本原因在于HCV 感染率的不同。冷球蛋白肾损害的临床表现差异很大,部分患者表现为蛋白尿、镜下血尿和高血压,常伴有肾功能进行性减退,但罕见迅速进展至肾衰竭者。可表现为急性肾炎综合征、急进性肾炎综合征、肾病综合征、无症状蛋白尿和血尿、慢性肾炎综合征等。也可在脱水或寒冷时呈急性肾衰竭表现,可能与此时肾小球毛细血管内蛋白浓度较高有关。

(二)用药原则

针对原发病进行综合治疗,严格控制高血

压,适时应用 ACEI。合理使用免疫抑制剂,应避免长期使用糖皮质激素和细胞毒药物,因有增加患者合并感染、高血压、心血管病变和肿瘤的危险性。

(三)药物选择

1. 免疫抑制剂治疗　当冷球蛋白血症患者伴有急进性肾炎综合征、神经系统或内脏血管炎发作性病变时,可采用大剂量甲泼尼龙冲击(500～1000mg/d,共 3 天)联合血浆置换治疗,随后口服泼尼松[从 0.5mg/(kg·d)逐渐减量到 0.1～0.2mg/(kg·d),疗程 4～6 个月]和细胞毒制剂短期维持治疗[CTX 1～2mg/(kg·d),疗程2～4 个月]。

环磷酰胺等细胞毒药物可抑制冷球蛋白合成。泼尼松联合环磷酰胺可减低蛋白尿,有利于控制症状,但对于改善肾功能价值不大。

2. 抗 HCV 感染治疗　目前认为抗 HCV感染治疗对减轻冷球蛋白血症患者肾损害可能有效,因此对于合并慢性 HCV 感染的冷球蛋白血症者,加以使用抗病毒治疗。通常可以单独使用干扰素或聚乙二醇干扰素 2α、干扰素或聚乙二醇干扰素 2α 与利巴韦林合用。对于GFR＜50ml/min 的患者,只能使用普通干扰素。

参考文献

1. 中华医学会. 临床诊疗指南肾脏病学分册. 北京:人民卫生出版社,2011:96-100.

2. 黄欣,许冬梅.肾病药物治疗学.北京:化学工业出
   版社生物医药出版分社,2010:230-251.

3. Shaheen F A M, Souqiyyeh M Z, Al-Attar B A, et
   al. Prevalence of anemia in predialysis chronic kidney
   disease patients. Saudi J Kidney Dis Transpl, 2011,
   22(3):456-463.

4. De Nicola L, Minutolo R, Conte G. Anaemia man-
   agement in non-dialysis chronic kidney disease: flex-
   ibility of target to target stability? Nephron Clin
   Pract, 2010, 14(1):c236-c241.

5. 中国医师协会血液科医师分会,中华医学会血液学
   分会,中国多发性骨髓瘤工作组.中国多发性骨髓
   瘤诊治指南(2011 年修订).中华内科杂志,2011,50
   (10):892-896.

6. Ludwig H, Beksac M, Bladé J, et al. Current multi-
   ple myeloma treatment strategies with novel agents:
   a European perspective. The onconlogist, 2010, 15
   (1):6-25.

7. Stringer S, Basnayake K, Hutchison C, et al. Re-
   cent advances in the pathogenesis and management
   of cast nephropathy (myeloma kidney). Bone Mar-
   row Research, 2011:493697.

8. Berndt M C, Andrews R K. Thrombotic thrombocy-
   topenic purpura: reducing the risk? J Clin Invest,
   2011,121(2):522-524.

9. 陈樱花,胡伟新.冷球蛋白血症的肾脏损害.肾脏
   病与透析肾移植杂志,2010,19(1):59-65.

(张善堂　刘　欣)

第五节　肾功能不全合并内分泌及代谢性疾病患者的药物治疗

一、甲状腺功能亢进症

(一)疾病概述

甲状腺功能亢进症(简称甲亢)是甲状腺激素产生过多导致的一系列高代谢综合征,在循环系统表现为高血液动力学改变,心排出量增加,周围血管阻力减小,动脉血压增高等。由于血液动力学的改变,导致肾血流量增加,肾小球滤过率、肾小管重吸收及排泄增加。部分甲亢患者可继发肾脏病变或者肾功能不全,少数患者可以合并肾小管酸中毒,随着病程的延长可能发展为尿毒症,可能与甲亢时肾小球滤过率增加、肾血流量增多以及甲状腺激素的直接作用有关,易形成肾小球高压力、高灌注、高滤过的状态,加速肾动脉硬化,促进肾实质纤维化,最终导致肾衰竭。因此,肾功能不全合并甲亢的患者,需积极地治疗甲亢,以避免肾脏损害的进一步加重。

(二)用药原则

目前,针对甲亢的主要治疗方法有抗甲状腺药物(antithyroid drugs, ATD)、^{131}I 治疗和甲状腺次全切手术。对于甲亢合并肾功能不全的患者可先采用 ATD 治疗,根据患者甲状腺功能、肌酐清除率等情况决定药物剂量,使用尽可能小的剂量治疗。甲亢合并肾功能不全是[131]I治疗的相对适应证,有学者认为此方法更适用于甲亢合并肾功能不全的患者,但是在这个问题上还存在较多争议。手术治疗通常用于ATD治疗无效,停药后复发,不愿意继续服药但不伴有严重突眼、心、肝、肾、肺等严重疾病的患者,所以手术治疗不适用于甲亢合并严重肾功能不全的患者。

(三)药物选择

1. 甲巯咪唑 在肾功能不全的患者中,暂时缺乏药代动力学方面的数据,所以在此类患者中给药剂量应尽可能低,并在严密监测下调整药物剂量。此外,在接受甲巯咪唑治疗的患者中可有抗中性粒细胞胞质抗体的产生,有与其相关联的肾小球肾炎的报道,在使用时需要注意。

2. 丙硫氧嘧啶 在肾功能不全患者中应慎用并减少给药剂量,通常根据肌酐清除率的数值来确定给药剂量,肌酐清除率高于 $50ml/min$ 时不需要调整剂量,肌酐清除率在 $10\sim50ml/min$ 时剂量应减少 25%,肌酐清除率 $<10ml/min$ 时剂量应减少 50%。

3. 普萘洛尔 有研究表明,普萘洛尔的清除主要受肝脏血流的影响,肾功能不全患者无需调整剂量。在早期,心率过快的患者可酌情使用普萘洛尔 $10\sim20mg$,3 次/日,待症状好转后停用。

二、甲状腺功能减退症

(一)疾病概述

甲状腺功能减退症(简称甲减)可引起肾脏血流动力学和肾脏排泄功能的变化。目前认为,甲减时尿素氮、肌酐及尿酸水平的增高是可逆的,甲状腺激素治疗可以逆转或部分恢复患者的肾功能,但是随着甲减时间的延长,许多患者甲状腺功能由暂时性减退发展成为永久性减退,而永久性甲减促进肾脏损害,甚至发展到不可逆的肾功能不全,即氮质血症及尿毒症,可能是由于长期甲减造成肾血流量减少,肾小球滤过率明显下降,肾小管重吸收减少而引起的。因此,肾功能不全合并甲减的患者需要积极纠正甲减状态,尽可能减轻肾脏损害。

(二)用药原则

肾功能不全合并甲状腺功能减退症的治疗仍应选择甲状腺素替代治疗,目标是将血清TSH和甲状腺激素水平控制在正常范围内,通常需要终身服药。治疗的剂量取决于患者的病情、年龄、体重和个体差异。伴有缺血性心脏病的患者起始剂量宜小,调整剂量宜慢,防止诱发和加重心脏疾病。

(三)药物选择

1. 左甲状腺素(L-T$_4$) 成年患者按体重计算的 L-T$_4$ 替代剂量为 $1.6\sim1.8\mu g/(kg \cdot d)$;

儿童需要较高的剂量,大约为 $2.0\mu g/(kg\cdot d)$;老年患者则需要较低的剂量,大约为 $1.0\mu g/(kg\cdot d)$;妊娠时的替代剂量需要增加 $30\%\sim50\%$。L-T_4替代治疗一般应从小剂量开始,常用的起始剂量为每天 1 次,每次口服 $25\mu g$,每 $1\sim2$ 周增加 $25\mu g$,每次剂量调整后 $6\sim8$ 周检查甲状腺功能以评估剂量是否适当。伴有缺血性心脏病的患者起始剂量宜小,调整剂量宜慢。

2. 甲状腺片　为动物甲状腺的干制剂,但是其甲状腺激素含量不稳定且 T_3 含量过高,现已很少使用。一般起始剂量为 $20\sim40mg/d$,根据症状缓解情况和甲状腺功能检查结果逐渐增加,因其起效较 L-T_4 快,调整剂量的间隔时间可为数天。已用至 $240mg/d$ 仍不见起效者,应考虑诊断是否正确或者其他情况。

三、糖尿病

(一)疾病概述

不论是肾功能不全合并糖尿病,还是糖尿病肾病(diabetic nephropathy,DN)都是临床上常见的问题。约有 30% 的 1 型糖尿病(type 1 diabetes mellitus,T1DM)患者和 $20\%\sim50\%$ 的 2 型糖尿病(type 2 diabetes mellitus,T2DM)患者发生 DN,DN 已是糖尿病常见的慢性并发症之一,亦是目前美国和欧洲终末期肾脏病(end-stage renal disease,ESRD)最常见的单一病因。目前,我国 DN 发病率亦呈上升趋势。

由于肾功能不全患者存在微炎症状态、氧化应激、营养不良、药物以及透析等因素的影响,使肾功能不全合并糖尿病患者的糖代谢紊乱更加复杂,且因肾功能损害,部分降糖药物的药代动力学发生改变,易导致低血糖或乳酸性酸中毒等不良反应的发生。因此,肾功能不全合并糖尿病患者的治疗比其他肾脏疾病更加棘手,应根据患者的综合状况制订个体化治疗方案。

(二)用药原则

临床上对于肾功能不全合并糖尿病的治疗以综合性治疗为主,治疗原则主要包括以下几个方面:①控制血糖:一般认为糖化血红蛋白(hemoglobin, HbA1c)尽量控制在 7.0% 以下,可优先选择从肾脏排泄较少的口服降糖药物,应尽早使用胰岛素治疗;②控制血压:通常情况下,降压目标为<130/80mmHg,伴有蛋白尿患者的血压理想水平一般为 125/75mmHg 左右,首选血管紧张素转化酶抑制剂(ACEI)和血管紧张素 II 受体拮抗剂(ARB),也可选用长效的钙拮抗剂、小剂量的利尿剂和 β 受体拮抗剂;③降脂治疗:血脂控制目标为:总胆固醇<4.5mmol/L,低密度脂蛋白<2.5mmol/L,高密度脂蛋白>1.1mmol/L,甘油三酯<1.5mmol/L,血清胆固醇升高为主时宜用他汀类药物,甘油三酯升高为主时宜选用贝特类药

物;④终末期肾病的替代治疗:DN 患者的糖尿病并发症多见,尿毒症症状出现较早,应适当放宽透析指征,一般内生肌酐清除率降至约 15ml/min,或伴有明显胃肠道症状、高血压、心力衰竭不易控制者即可进入维持性透析,但是对于终末期 DN 患者最有效的治疗方法是肾脏移植;⑤饮食治疗:高蛋白饮食会加重肾小球高灌注、高压力的血流动力学改变,加速肾损害发展,饮食主张以高生物效价的动物蛋白为主,早期即应限制蛋白质摄入量为 $0.8g/(kg \cdot d)$,对已有大量蛋白尿和肾衰竭的患者可降至 $0.6g/(kg \cdot d)$。

(三)药物选择

本节主要介绍糖尿病治疗方面的药物,关于控制血压、调节血脂的治疗药物选择参见其他相关章节。

1. 胰岛素 肾功能不全合并糖尿病患者应尽早使用胰岛素治疗,可有效控制血糖且无肝肾损害,宜选用短效胰岛素,以防止胰岛素在体内蓄积发生低血糖。

2. 口服降糖药 肾功能不全的患者可以优先选择从肾脏排泄较少的降糖药物。

(1)多数磺脲类药物经肝脏代谢后从肾脏排泄,肾小球滤过率<60ml/min 时易发生蓄积导致顽固性低血糖,肾功能不全时禁用,尤其是长效制剂格列苯脲,但是格列喹酮主要经胆道排泄,是磺脲类中唯一经肾脏排泄率

低的药物(约 5%),肾小球滤过率 $<$ 60ml/min 时使用较为安全,肾小球滤过率 $<$ 30ml/min 时禁用。

(2)格列奈类胰岛素促泌剂主要在肝脏代谢,大部分经胆汁清除,只有约 8% 的剂量经肾脏排泄,瑞格列奈在肾功能不全和需要透析的糖尿病患者无需调整剂量。

(3)二甲双胍经肾小球滤过和肾小管分泌以原形清除,肾小球滤过率下降的患者二甲双胍清除率减少,易导致乳酸性酸中毒发生,因此血肌酐女性 $\geq$ 123.7μmol/L、男性 $\geq$ 132.6μmol/L 或肾小球滤过率 $<$ 60ml/min 的患者不能使用二甲双胍。

(4)胰岛素增敏剂罗格列酮、吡格列酮可使胰岛素的用量减少 10%~20%,它们完全由肝脏代谢,不受肾功能的影响,但是此类药物会引起水钠潴留、肝脏损害和增加女性骨质疏松的风险,使用时还应慎重。

(5)α-糖苷酶抑制剂口服后绝大部分不吸收,仅约 2% 经肾脏排泄,可用于轻度肾功能不全的患者,禁用于肌酐清除率 $<$ 25ml/min 的患者。

(6)二肽基肽酶-4 抑制剂(DPP-4 抑制剂)西格列汀在肌酐清除率为 50~80ml/min 的患者可以不调整剂量使用,即 100mg/d;肌酐清除率为 30~50ml/min 的患者半量使用;肌酐清除率 $<$ 30ml/min 的患者 1/4 剂量使用。

四、高脂血症

(一)疾病概述

高脂血症与肾脏损害关系密切,一方面它是肾脏疾病的常见临床表现,另一方面它也参与肾脏疾病的发生与发展。自 Moorhead 提出"脂质肾毒性"假说以来,现已认识到脂质代谢紊乱可促进肾小球系膜细胞损伤、基质积聚和单核/巨噬细胞浸润,浸润的巨噬细胞产生和释放多种细胞因子、炎症介质、血管活性物质、蛋白酶、促凝物质和活性氧,启动炎症反应,从而造成肾脏损伤。在肾功能不全患者的早期即存在明显的血脂代谢异常,它可能是加快肾脏损伤的重要危险因素,因此需要通过药物来控制肾功能不全患者的血脂水平,以减缓肾功能损害的进展。

(二)用药原则

对于肾功能不全合并高脂血症的患者,在饮食治疗的基础上,可选用他汀类或贝特类调脂药物治疗。血清胆固醇升高为主时宜用他汀类药物,甘油三酯升高为主时宜选用贝特类药物,但是少数患者可发生横纹肌溶解症,应注意观察。有研究显示,慢性肾功能不全患者血清抗氧化能力明显下降,这为使用抗氧化剂提供了依据。不可选择胆酸分离剂,因为此类药物可能加重酸中毒。

(三)药物选择

1. 他汀类药物　有证据证明,在美国

FDA批准的剂量内,未见他汀类药物引起肾脏损害的报道,相反的是,他汀类药物具有肾脏保护作用。目前认为慢性肾脏病患者是心血管事件的高危人群,使用他汀类药物的获益大于风险,肾功能不全并非他汀类药物的使用禁忌。美国国家肾脏基金会指南指出,对于肾功能减退的患者,使用阿托伐他汀和普伐他汀剂量无需调整;洛伐他汀和氟伐他汀可以按推荐剂量安全应用于肾小球滤过率 > 60ml/(min·1.73m^2)者,而当肾小球滤过率 < 60ml/(min·1.73m^2)时洛伐他汀剂量需减半,辛伐他汀、氟伐他汀的剂量是否需要调整目前缺乏依据。轻中度肾功能不全患者使用瑞舒伐他汀无需调整剂量,重度肾功能不全患者禁用。在他汀类药物使用期间,无需定期检查肾功能、尿蛋白,若出现血肌酐升高或者蛋白尿,又无横纹肌溶解现象,可以不停药,关键是确定血肌酐升高和出现蛋白尿的其他原因。

2. 贝特类药物　慢性肾功能不全患者服用非诺贝特后,血浆半衰期延长至360小时。慢性肾功能不全患者在反复服用日剂量非诺贝特后发生显著性药物蓄积,因此严重肾功能不全患者禁用非诺贝特,对于轻、中度肾功能不全患者建议减量服用。肌酐清除率在20~60ml/min的患者每日服用非诺贝特的剂量为134mg,小于20ml/min的患者剂量为每日67mg。

3. 普罗布考　一种较强的抗氧化剂,可以增加低密度脂蛋白从循环中清除,抑制低密度脂蛋白的氧化。

五、高尿酸血症

(一)疾病概述

正常嘌呤饮食状态下,非同日 2 次空腹血尿酸水平男性 $> 420\mu mol/L$ 或女性 $> 357\mu mol/L$ 可诊断为高尿酸血症。随着我国经济水平的提高,动物蛋白占居民食谱的比例不断增加,高尿酸血症的人群也日益增多。在高尿酸血症发生的同时,常常伴有糖尿病、心脑血管疾病和肾脏病。一项对 6403 例患者的观察发现,血尿酸是肾功能异常的独立危险因素,其风险甚至高于尿蛋白。尿酸结晶沉积导致肾小动脉和慢性间质性炎症加剧肾损害,此外尿酸可直接使肾小球入球小动脉发生微血管病变,导致慢性肾脏疾病。一项研究证实,血尿酸水平每升高 $59.49\mu mol/L$,肾脏病的风险增加 71%,肾功能恶化风险增加 14%,血尿酸 $> 535.41\mu mol/L$ 的人群新发肾脏病的风险增加 3 倍。因此,必须重视肾功能不全合并高尿酸血症患者尿酸水平的控制。

(二)用药原则

大部分高尿酸血症患者是无症状的,并且对于血尿酸轻度升高($420\sim600\mu mol/L$)是否需要治疗还存在争议,此类患者主张尽量首先用非药物方法将尿酸水平控制在正常范围内，如避免高嘌呤饮食等。对于血尿酸水平女性＞$600\mu mol/L$，男性＞$780\mu mol/L$ 的患者应在非药物方法的基础上给予降尿酸治疗。对肾功能不全合并高尿酸血症的患者，应根据患者肌酐清除率等情况调整药物剂量，将尿酸水平控制在正常范围内。

(三)药物选择

治疗高尿酸血症的药物主要分三类，分别为抑制尿酸产生的药物、促进尿酸排泄的药物和尿酸酶类药物，其中以前两类药物在临床广泛使用。

1. 别嘌醇　别嘌醇及其活性代谢产物主要经肾脏排泄，因此在肾功能不全时应根据肌酐清除率调整剂量。在美国，口服和静脉使用本品调整剂量情况如下：肌酐清除率为 $10\sim20ml/min$ 者，每日 200mg；肌酐清除率＜$10ml/min$，每日不超过 100mg；肌酐清除率＜$3ml/min$，可考虑延长给药间隔（＞24h）。由于尿酸可通过血液透析清除，行血液透析的患者应减少别嘌醇的剂量，并监测血尿酸水平。一般是透析后给予 100mg，即隔日给予 100mg，可根据效果谨慎增加至 300mg。每日行血液透析的患者，透析后应追加 50％ 的药量。

2. 丙磺舒　当肾功能不全患者，肾小球滤过率＜$50ml/min$ 时使用丙磺舒无效，此时应避免使用丙磺舒；但是，对于肾小球滤过率＞

50ml/min 时,无须调整剂量使用。

3. 苯溴马隆　通常起始剂量为 25mg/d,以后增至 50mg/d,最多为 150mg/d,维持剂量为 50mg,隔日 1 次。该药毒性作用轻微,对肾功能无明显影响,适用于长期治疗高尿酸血症,禁用于肾小球滤过率<20ml/min 的患者。

六、高磷血症

(一)疾病概述

成人的血磷高于 1.46mmol/L 时即可诊断为高磷血症。由于磷主要从肾脏排泄,肾功能不全患者处于少尿或者无尿状态,使得尿液中磷排出量减少,是常见的引起高磷血症的原因之一。高磷血症本身无明显症状,急性高磷血症常伴有低血钙,因此常伴有低血钙的临床表现;慢性高磷血症时,血磷缓慢升高,血钙缓慢下降可引起继发性甲状旁腺功能亢进及肾脏的代偿作用,或合并补钙治疗时,可出现血钙升高或血钙正常,而钙磷乘积升高,易发生软组织钙化及心血管系统的钙化。美国一项针对 40 538 名血液透析患者的研究显示,高血磷不仅是导致继发性甲状旁腺功能亢进的重要因素之一,也与心血管疾病住院率和总死亡率直接相关。美国肾脏病基金会公布的 K/DOQI(Kidney Disease Outcome Quality Initiative)临床实践指南建议,CKD3 期、4 期患者的血磷需要控制在 0.86～1.46mmol/L(观点),CKD5 期患者

维持在 $1.12\sim1.76mmol/L$（证据）。

(二)用药原则

对于慢性肾功能不全合并高磷血症患者，首先应限制磷的摄入，一般每天不超过 $800\sim1000mg$，以减少消化道对磷的吸收，但是控制高血磷的效果是有限的。若通过饮食中磷的限制不能将血磷控制在目标值内，可选用磷结合剂，要确保合适的剂量和餐中服用以更好地发挥结合磷的效果。除使用药物控制血磷外，临床观察证实，采用隔日长时或每日透析可清除体内更多的磷，使血磷降至正常，甚至无需使用磷结合剂。

(三)药物选择

1. 含金属磷结合剂　常用的含金属磷结合剂包括碳酸钙（含钙 40%）及醋酸钙（含钙 25%）。要确保合适的剂量和餐中服用以更好地发挥结合磷的作用。但是含钙的磷结合剂容易导致钙负荷过多，特别是口服补钙与活性维生素 D 合用时更容易出现，在使用过程中需要注意监测。此外，还有含铝的磷结合剂、含铁的磷结合剂、含镁的磷结合剂、含镧的磷结合剂。含镧的磷结合剂有较好的耐受性，在一项短期、双盲、安慰剂对照的临床试验中发现，碳酸镧治疗组 64.7% 患者血磷水平控制在 $1.8mmol/L$ 以下，而对照组为 21.4%，含镧的磷结合剂可能有广泛的应用前景。

2. 不含金属磷结合剂　目前研究较多的

不含金属的磷结合剂是司维拉姆。司维拉姆是一种阳离子交换凝胶,在生理 pH 下其氨基几乎全部质子化,通过离子交换结合磷,在胃肠道内水合膨胀成为数倍于原体积的凝胶,且不易被肠道吸收,也不会引起高血钙症,是一种较理想的磷结合剂,但是价格昂贵,暂时不易广泛使用。

七、高钙血症

(一)疾病概述

高钙血症是一种临床代谢紊乱综合征,发病原因多种多样,主要病因为原发性甲状旁腺功能亢进症和恶性肿瘤,占总致病因素的 90% 以上。当血清蛋白正常时,成人血清钙值高于 2.75mmol/L 即为高钙血症。按血钙升高水平可将高钙血症分为轻度、中度和重度三类,轻度高钙血症为血钙在 2.75~3mmol/L 之间,中度为 3 ~ 3.5mmol/L 之间,重度为大于 3.5mmol/L,当血钙大于 3.75mmol/L 时成为高钙危象,患者可能出现昏迷、心搏骤停等,须立即抢救。

高血钙可致肾小管损害,肾浓缩功能下降,使体液丢失,严重者每日尿量可达 8~10L,导致水、电解质和酸碱代谢失衡。此外,高钙血症可引起肾间质钙盐沉积,引起间质性肾炎、尿路感染、肾石病甚至肾衰竭。对于肾功能不全患者而言,需要将血钙水平控制在正常范围内。

(二)用药原则

高钙血症最根本的、最有效的治疗方法是针对原发病进行治疗。对轻度高钙血症、无临床症状的患者应及时查明病因,一般不积极采取措施控制血钙;对于有症状、体征的中度高钙血症的患者,需立即进行治疗;对于无症状的中度高钙血症患者,需要根据病因决定是否治疗和采取何种治疗;对于血钙大于 3.5mmol/L 的患者,无论临床症状轻重,均需立即采取措施纠正高钙血症。对于慢性肾功能不全合并高钙血症患者的治疗原则如下:①水化和利尿;②使用抑制骨吸收的药物;③糖皮质激素;④透析。需要综合考虑引起患者血钙升高的原因、肾功能和伴随疾病等因素,选择合适的治疗方案控制患者的血钙水平。

(三)药物选择

1. 水化、利尿　对于肾功能不全患者,可采用生理盐水水化,输注速度控制在 200～300ml/h,并根据患者情况控制生理盐水的用量。在补足血管内容量后,可使用呋塞米等髓袢利尿剂促进钙的排泄,需密切监测电解质的变化。应避免使用噻嗪类利尿剂,因噻嗪类利尿剂抑制肾小管对钙的排泄。

2. 抑制骨吸收的药物　鲑鱼降钙素经皮下或黏膜给予 2～4IU/kg,每 6 小时或 12 小时1 次,以减少钙从骨释放,但是使用几天后效果会下降,使血钙水平再次上升。已有关于双膦酸盐类药物引起肾脏损伤的报道,特别是静脉输注的双膦酸盐类药物,如伊班膦酸钠、利噻膦酸钠和唑来膦酸等,每次给药前均应检测患者肾功能,禁用于肌酐清除率<35ml/min 的患者,因此限制了此类药物在肾功能不全合并高钙血症患者中的应用。

3. **糖皮质激素**　对于肾功能不全患者,由维生素 D 中毒、结节病和血液系统肿瘤引起的高钙血症可接受糖皮质激素(如泼尼松 40～80mg/d)治疗,可能降低血钙水平。

4. **其他**　有文献报道显示,对于慢性肾脏病合并高钙血症的患者使用水化、利尿、降钙素等治疗效果甚微,有效率约为 40% 左右,且治疗时间较长。而采用连续肾脏替代疗法(continuous renal replacement therapy,CRRT),用低钙置换液透析可以迅速、有效地降低血钙,改善患者临床症状,对于慢性肾脏病患者可考虑采用此方法降低血钙水平。

八、原发性骨质疏松症

(一)疾病概述

骨质疏松症是一种骨量低下,骨微结构损坏,导致骨脆性增加,易发生骨折为特征的全身性骨病。骨质疏松症分为原发性和继发性。原发性骨质疏松症又分为绝经后骨质疏松症、老年性骨质疏松症和特发性骨质疏松症。绝经后骨质疏松症一般发生在妇女绝经后 5～10 年内;老年性骨质疏松症一般指老年人 70 岁后发生的骨质疏松;特发性骨质疏松症主要发生在青少年,病因尚不明确。骨质疏松症的严重后果是脆性骨折,导致病残率和死亡率增加。脆性骨折是可以防治的,应普及骨质疏松的相关知识,做到早期诊断、及时预测骨折风险并采取规范的预防措施十分重要。

慢性肾功能不全所致的继发性甲状旁腺功能亢进,造成钙磷代谢、骨代谢紊乱,使骨流失加剧,造成骨密度下降。因此,肾功能不全可加剧患者原发性骨质疏松症的病情,加速骨密度的下降。

(二)用药原则

肾功能不全合并原发性骨质疏松症的患者的治疗原则包括以下几点:①调整生活方式和补充骨健康基本补充剂,如适当户外运动、增加阳光照射、防止跌倒等,并根据患者血钙水平决定是否需要高钙饮食、补充钙剂和维生素 D 及其活性代谢产物;②可使用骨吸收抑制剂,如降钙素、双膦酸盐类等药物治疗。应根据患者肾功能情况,选择合适的药物和剂量。

(三)药物选择

1. 双膦酸盐类 双膦酸盐类药物主要经过肾脏排泄,对于肾功能不全的患者应慎重使用此类药物或酌情减少药物剂量,建议使用本类药物前检查肾功能,特别是静脉输注的药物,禁用于肌酐清除率 $<35ml/min$ 的患者,但是每

一具体药物略有差异。

(1)阿仑膦酸钠:应用于肌酐清除率为35~60ml/min的患者不需要调整剂量,禁用于肌酐清除率<35ml/min的患者。

(2)利噻膦酸钠:用于肌酐清除率≥30ml/min的患者无需调整剂量,禁用于肌酐清除率<30ml/min的患者。

(3)伊班膦酸钠:禁用于血肌酐>440μmol/L的患者。

(4)唑来膦酸:对于肌酐清除率≥35ml/min的患者不需要进行剂量调整,肌酐清除率<35ml/min的患者不建议使用唑来膦酸。

2. 降钙素类　鲑鱼降钙素注射剂一般应用剂量为50IU/次,皮下或肌内注射,根据病情每周2~7次;鳗鱼降钙素注射剂为20IU/周,肌内注射。降钙素及其代谢产物主要经过肾脏排泄,相关文献指出肾功能不全患者使用此类药物应减少剂量,但无具体调整剂量的方法。

3. 活性维生素 D 及其类似物　由于骨化三醇不需要经过肝脏和肾脏羟化酶羟化就有活性,建议肾功能不全患者优先选用骨化三醇。长期应用应密切监测血钙和尿钙水平,避免发生高钙血症。

参考文献

1. 黄颂敏,赵安菊．甲状腺疾病相关肾损害．中国实用内科杂志,2006,26(5):325-328.
2. 中华医学会．临床诊疗指南-内分泌及代谢性疾病分册.北京:人民卫生出版社,2005.

3. 希恩·C·斯威曼.马丁代尔药物大典.第35版.
   北京:化学工业出版社,2009.

4. 陈国伟.高级临床内科学.长沙:中南大学出版
   社,2002.

5. 陆再英,钟南山.内科学.第7版.北京:人民卫生
   出版社,2008.

6. Goldman,Bennett.西氏内科学-内分泌和代谢疾病
   分册.第21版.西安:世界图书出版公司,2003.

7. 陈灏珠,林果为.实用内科学.第13版.北京:人
   民卫生出版社,2009.

8. 王海燕.肾脏病学.第3版.北京:人民卫生出版
   社,2009.

9. 何娅妮.慢性肾脏病糖尿病患者如何使用口服降糖
   药.肾脏病与透析肾移植杂志,2010,19(3):
   248-249.

10. 谢红浪.肾脏病合并糖代谢异常患者口服降糖药
    的应用.肾脏病与透析肾移植杂志,2010,19(3):
    250-251.

11. 赵燕云,董飞侠.阿托伐他汀钠治疗慢性肾功能不
    全脂蛋白紊乱的临床研究.海峡药学,2010,22
    (11):104-106.

12. 边素艳,叶平.他汀类药物安全性再认识.内科理
    论与实践,2011,6(6):416-420.

13. McKenney JM, Davidson MH, Jacobson TA, et
    al. Final conclusions and recommendations of the
    national lipid association statin safety assessment
    task force. Am J Cardiol, 2006, 97(8A):98C-94C.

14. 陈美香,吴镝.尿酸性肾病.中华内科杂志,2005,44
    (3):231-233.

15. 王庆文.高尿酸血症及其肾损害的治疗.肾脏病与透析肾移植杂志,2009,18(3):247-248.

16. 钱芸娟,郝文科.高尿酸血症对肾损害的防治.中华临床医师杂志(电子版),2008,2(4):397-401.

17. 翟所迪,应颖秋.肾衰竭药物手册.北京:人民军医出版社,2010.

18. Block GA, Hulbert-Shearon TE, Levin NW, et al. Association of serum phosphorus and calcium phosphate product with mortality risk in chronic hemodialysis patients: a national study. Am J Kidney Dis,1998,31:607-617.

19. 杨国刚.慢性肾衰竭患者高血磷血症研究及治疗进展.吉林医药学院学报,2010,31(2):102-105.

20. Al-Baaj F, Speake M, Hutchison AJ. Control of serum phosphate by oral lanthanum carbonate in patients undergoing haemodialysis and continuous ambulatory peritoneal dialysis in a short-term, placebo-controlled study. Nephrol Dial Transplant,2005,20(4):775-782.

21. 李惠,王昆兰.终末期肾脏病高磷血症的治疗进展.医学综述,2011,17(4):519-521.

22. 李绍强,潘岐作,林云笑,等.高钙血症并肾功能不全癌症患者化疗前透析治疗的临床研究.河北医学,2011,17(1):26-28.

23. 徐明中,胡伟新.高钙血症导致的慢性肾衰竭.肾脏病与透析肾移植杂志,2002,11(1):93-99.

24. 廖二元,超楚生.内分泌学.北京:人民卫生出版社,2001.

25. 中华医学会骨质疏松和骨矿物盐疾病分会.原发性骨质疏松症诊治指南.2011.

26. 卫生部合理用药专家委员会. 中国医师/药师临床用药指南. 重庆:重庆出版社,2009.

（朱鹏里　任　安）

第六节　肾功能不全合并神经系统疾病患者的药物治疗

　　神经系统并发症是 CKD5 期患者常见的并发症,未经透析的患者中,82%有神经精神症状,50%的患者神经精神症状发生于肾损害后两年内。尽管透析能逆转脑病,但透析本身也可以引起脑病,称为透析失衡综合征(dialysis disequilibrium syndrome),一般认为由低渗所致,在患者首次进行透析时最常见。尿毒症患者出现神经、精神等中枢神经系统方面的异常,称为尿毒症脑病（ruemic encephalopathy, UE),也称肾性脑病,是尿毒症患者最常见的并发症之一,死亡率高,透析前后均可发生。

　　当肾小球滤过率＜20ml/min 时,几乎100%的慢性肾衰竭患者均有神经系统的异常。在急性起病或快速进展时,可引起脑病或昏迷伴过度换气和明显的不自主运动表现,包括震颤、扑翼样震颤、肌阵挛和手足搐搦。局灶性或全面性癫痫发作及局灶性神经体征常见,可出现去皮层或去大脑强直姿势。CT 或 MRI 可见脑沟、池、裂增宽,脑室扩大,髓纹加深等皮质或髓质萎缩性改变及颅内桥脑附近低密度病灶,部分患者可因高血压继发脑出血、脑梗死。

一、脑出血

(一)疾病概述

脑出血(intracerebral hemorrhage,ICH)是指原发性非外伤性脑实质内出血,通常按ICH出血的部位、稳定与否及病因等分为不同类型ICH。

ICH血肿扩大与患者肾功能具有显著相关性。肾功能不全合并的ICH可能是由于肾性高血压所致,也可能是肾功能不全做透析治疗时(透析时用肝素)的并发症。肾功能不全可使血小板、凝血机制及血管功能发生异常,当血压增高时小动脉破裂可导致ICH;急性肾衰竭可加重脑水肿或直接促使患者死亡。同时,ICH血肿扩大可能与做透析时的肝素化导致颅内出血相关,从而形成恶性循环。

(二)用药原则

治疗原则为安静卧床、脱水降颅压、调整血压、防治继续出血、加强护理、防治并发症,要边治疗、边观察,挽救生命,降低死亡率、残疾率和减少复发。由于药代动力学的变化及尿毒症毒素的作用等多种因素的影响,肾衰竭时治疗ICH的药物,其治疗作用和毒性作用的敏感性均增加。因此,对于肾衰竭时ICH患者,治疗时应注意避免使用损害肾功能的药物,防止发生恶性循环。肾功能不全合并ICH者的治疗中,应特别注意:①在进行各种治疗前应注意肾功能的情况,治疗中严密监测肾功能变化。②慎用或禁用肾毒性药物及抗菌药物。③对昏迷患者早期下胃管补充能量,维持水电解质平衡,使肾功能趋于正常,及时发现和纠正电解质紊乱及酸碱失衡,并注意 24 小时出入量及液体滴注的速度;同时,加强护理,监测尿素氮、肌酐变化,早期发现肾功能损害,及时采取治疗措施。④有肾功能损害者,应停用甘露醇,改用甘油果糖(无糖尿病者)或使用适量人血清蛋白、呋塞米等药物;停用对肾脏有损害的抗菌药物;在病情允许的情况下加用地塞米松。⑤对合并高血压者,在 ICH 前 6 个小时要积极控制血压,静脉滴注降压药物,维持血压平稳,防止血肿的进一步扩大。同时注意不能短期过度、过快降压。⑥尿毒症透析时使用的肝素可加重 ICH,有透析指征者,可将肝素改为枸橼酸钠透析。

（三）药物选择

1. 患有严重凝血因子缺乏或血小板减少的患者需接受适当的凝血因子或血小板替代治疗（Ⅰ类 C 级证据）。

2. 华法林的代谢在肾功能不全时无显著变化,但由于血小板功能障碍及与其他药物的相互作用,使用华法林的 CKD 患者的出血发生率相对较高,故应更密切监测国际标准比值(international normalized ratio, INR)。由华法林导致 INR 升高的 ICH 患者需停止服药,纠正 INR,

同时静脉给予维生素 K（Ⅰ类 C 级证据）。

3.虽然对无凝血病的患者来说重组凝血因子Ⅶa（rFⅦa）可限制血肿体积增大，但血栓形成风险却有增加，并且对患者无选择地使用 rFⅦa 并未获得明确的临床益处。因此，不推荐对患者无选择地使用 rFⅦa（Ⅲ类 A 级证据）。在做出任何推荐使用 rFⅦa 的决定之前，需进行进一步研究，以确定对筛选后的患者使用 rFⅦa 是否获益。

4.控制补液量，保持进出量平衡。为促进体内水分排出，可应用呋塞米，纠正水电解质平衡紊乱，一般在 ICH 稳定后（约 2 周）可酌情考虑行血液透析治疗。呋塞米在肾小管中发挥作用，故在 GFR 下降时，其剂量应增加。当有大量蛋白尿时，因呋塞米会与肾小管中的清蛋白结合，致使游离活性成分减少，所以其剂量也应增加。但随着剂量的增加，呋塞米的副作用，如耳毒性也将增大。此外，在 GFR＜30ml/min 时，噻嗪类利尿药的效果甚微，且清除减慢、副作用增大，故不使用。若使用螺内酯，尤其是在合并使用 ACEI 时，容易出现高钾血症，应予以警惕。

二、脑梗死

(一)疾病概述

脑梗死（cerebral infarct）又称缺血性脑卒中，是指各种原因所致脑部血液供应障碍，导致脑组织缺血、缺氧性坏死,出现相应神经功能缺损。依据脑梗死的发病机制和临床表现,通常将脑梗死分为脑血栓形成、脑栓塞、腔隙性脑梗死。最常见的病因为高血压、动脉粥样硬化等。

肾功能不全患者常存在脂代谢障碍,加速动脉粥样硬化的进程;尿毒症毒素可破坏血管内皮细胞;同时慢性肾衰竭往往合并高血压、凝血机制障碍。上述因素均可引发脑梗死,出现局灶性神经系统症状和体征。

(二)用药原则

治疗原则包括吸氧与呼吸支持;心脏监测与心脏病变处理;体温控制;血压控制;血糖控制;营养支持等一般治疗。特异性治疗主要有:①改善脑血循环:包括溶栓、抗血小板、抗凝、降纤、扩容、扩张血管。②神经保护。③其他疗法。④中医中药:通过活血化瘀改善症状。

肾功能不全合并脑梗死患者,治疗时应注意避免使用损害肾功能的药物。用药注意事项同"脑出血"。

(三)药物选择

1. 溶栓 适应证:年龄18~80岁,脑功能损害的体征持续存在超过1小时,且比较严重;脑CT已排除颅内出血,且无早期大面积脑梗死影像学改变。严重肾功能不全患者禁用。药物可选择:

(1)重组组织型纤溶酶原激活剂(rt-PA)：发病 4.5 小时内考虑应用。

(2)尿激酶：发病 6 小时内采用尿激酶 100 万～150 万 IU,溶栓相对安全、有效。

2.抗血小板　未行溶栓的急性脑梗死患者应在 48 小时内口服阿司匹林(150～300)mg/d,能显著降低随访期末的病死或残疾率,减少复发,仅轻度增加症状性颅内出血的风险。但一般不在溶栓后 24 小时内应用阿司匹林,以免增加出血风险。对不能耐受阿司匹林者,可口服氯吡格雷 75mg/d。不建议将氯吡格雷与阿司匹林联合应用治疗急性缺血性卒中。

3.抗凝　对大多数急性缺血性脑卒中患者,不推荐无选择地早期进行抗凝治疗。关于少数特殊患者的抗凝治疗,可在谨慎评估风险、效益比后慎重选择。特殊情况下溶栓后还需抗凝治疗的患者,应在 24 小时后使用抗凝剂。药物包括普通肝素、低分子肝素、类肝素、口服抗凝剂(如:华法林)、凝血酶抑制剂(如:阿加曲班)。

4.降纤　对不适合溶栓并经过严格筛选的脑梗死患者,特别是高纤维蛋白血症者可选用降纤治疗。药物包括降纤酶、巴曲酶、安克洛酶、蚓激酶、蕲蛇酶等。

5.神经保护　依达拉奉是一种抗氧化剂和自由基清除剂,能改善急性脑梗死的功能结局并安全。无论哪种临床类型都推荐使用(B

级），但高龄者、肾功能损害者要慎用。胞磷胆碱是一种细胞膜稳定剂，脑卒中后 24 小时内口服胞磷胆碱的患者 3 个月全面功能恢复的可能性显著高于安慰剂组，安全性与安慰剂组相似。在脑内出血急性期和严重脑干损伤时，应与止血药、降颅压药合用。

6. 中药治疗　使用丹参、川芎嗪、三七、葛根素等活血化瘀药物，改善梗死周围脑组织血液循环。

三、肾功能不全合并癫痫

(一)疾病概述

癫痫（epilepsy）是一组由于脑部神经元异常过度放电所引起的突然、短暂、反复发作的中枢神经系统功能失常的慢性疾病和综合征。1981 年国际抗癫痫联盟（ILAE）根据临床和脑电图特点将癫痫发作分为部分性发作、全身性发作、不能分类的癫痫发作三大类。按照异常放电神经元涉及部位和放电扩散范围的不同，临床上可表现为运动、感觉、意识、行为、自主神经等不同程度的功能障碍，或兼而有之。

肾功能不全合并癫痫，多为潜在的脑部损害导致的继发性癫痫。

(二)用药原则

遵循抗癫痫用药的基本原则：确定是否用药；用药方法取决于药物代谢特点、作用原理及不良反应出现规律等；严密观察不良反应；尽可能单药治疗;合理的联合治疗;增药可适当地快,减药一定要慢,必须逐一增减,以利于确切评估疗效和毒副作用。

肾功能不全患者药物排泄缓慢,体内半衰期相应延长,同时机体对药物的敏感性也发生变化。抗癫痫药物对肾脏的毒性不同,要注意药物排出途径,用药时应根据肾功能损害的程度、药物的药代动力学和药效动力学特点制订治疗方案,提倡个体化用药,避免使用对肾脏有损害的药物。

(三)药物选择

1.根据癫痫发作类型、癫痫及癫痫综合征类型选择用药。参考依据:《临床诊疗指南·癫痫病分册》(中国抗癫痫协会,2007年)。如:

(1)特发性全面性癫痫:推荐药物——拉莫三嗪、丙戊酸。

(2)症状性部分性癫痫:推荐药物——拉莫三嗪。

2.常用抗癫痫药物的特点

(1)苯妥英钠:肾衰竭患者常合并低清蛋白血症,尿毒症毒素可能会改变蛋白质结合率。本品为酸性药物,在肾衰竭患者的蛋白结合率会降低。尿毒症患者的游离态苯妥英钠水平增加到 $20\% \sim 25\%$(正常者为 10%),低血浆水平的苯妥英钠产生的治疗效果与肾功能正常患者高血浆水平的疗效相当。肾功能不全时,苯妥英钠半衰期延长、分布容积增大、游离浓度增高,因此必须调整剂量后使用。

(2)苯巴比妥:大部分与葡萄糖醛酸或硫酸盐结合,由肾脏排出,有 27%～50% 以原形从肾脏排出。肾功能损害慎用,严重肾功能不全者禁用。

(3)丙戊酸:与葡萄糖醛酸结合经肾排出,少量随粪便排出。禁用于肾功能不全者。

(4)卡马西平:72% 经肾脏排出,28% 随粪便排出。禁用于肾功能不全者。

(5)奥卡西平:95% 以代谢物形式从肾脏排出,4% 从粪便排出。有肾功能损害的患者(Ccr<30ml/min)起始剂量为常规剂量的一半(300mg/d),并且增加剂量时间间隔不得少于1周。

(6)加巴喷丁:在体内不代谢,以原形经肾排出,其排泄率与 Ccr 成正比。$t_{1/2}$ 为 5～7 小时,肾脏损伤时,其排泄减慢,血浆蛋白结合率很低(<5%)。慎用于肾功能减退者,如需使用,必须减少剂量。

(7)托吡酯:80% 以原形药及其代谢产物主要从肾脏排出。对伴有潜在肾病因素的患者,可能增加肾结石形成的危险,大量饮水可防止其发生。中、重度肾功能受损的患者服用本品,清除率降低,达稳态血药浓度的时间较肾功能正常者延长一倍,因此在确定有效剂量的过程中应特别注意。

(8)乙琥胺:以原形及肝脏代谢物共同自尿

排出体外。有时可引起肾损害,用药时需注意检查肾功能。

(9)左乙拉西坦:肾功能不全患者需根据肌酐清除率调整剂量。

(10)拉莫三嗪:以葡萄糖醛酸结合的形式由肾脏排出,尿中排出的原形药少于 10%,2% 通过粪便排泄。在晚期肾衰竭患者的单剂量研究中,血浆中拉莫三嗪的浓度没有明显改变。但是,可以预计葡萄糖醛酸代谢物会蓄积,因此,肾衰竭患者应慎用。

四、周围神经疾病

(一)疾病概述

周围神经疾病是指原发于周围神经系统结构或功能损害的疾病。由于病因、受累范围及病程不同,周围神经疾病的分类较广泛,而肾功能不全患者合并周围神经疾病常见并发症表现为多发性神经病。周围神经症状通常在慢性肾衰竭数月或数年后出现,约占透析患者的半数。最早期症状是不安腿综合征,接着出现肢体远端感觉异常,下肢一般较上肢重,但无感觉障碍的体征。病情继续进展时出现足趾麻木,运动障碍、肌力减退,甚至瘫痪、腱反射减弱或消失。

(二)用药原则

由于肾功能不全、尿毒症引起的周围神经疾病主要从病因治疗入手,应首先及时进行相应治疗,严重者可行血液透析或肾移植。此外应及时给予对症支持处理,补充 B 族维生素及其他神经营养药。疼痛明显者可用各种止痛剂或者具有神经修复作用和神经镇痛作用药物。用药时应根据肾功能损害的程度和药物的肾毒性进行选择。

(三)药物选择

神经营养药:可选 VB_1、VB_{12}、VB_6、神经妥乐平、辅酶 A、ATP 等。

(四)止痛剂

有肾毒性的不用;经肾脏排泄者减量使用。

参考文献

1. 陈灏珠,林果为. 实用内科学. 第 13 版. 北京:人民卫生出版社,2009:2835-2870.

2. 陈新谦,金有豫,汤光. 新编药物学. 第 17 版. 北京:人民卫生出版社,2011:213-224.

3. 贾建平. 神经病学. 第 6 版. 北京:人民卫生出版社,2009:175-183.

4. 中国急性缺血性脑卒中诊治指南(2010). 中华神经科杂志,2010,43(2):146-153.

5. 王秀兰等主译. 临床药物治疗学肾脏疾病. 北京:人民卫生出版社,2007:34-20.

6. 杨莉,齐晓涟. 抗癫痫药物治疗临床药师指导手册. 北京:人民卫生出版社,2011:114-124.

7. 王文娟,刘艳芳,赵性泉(编译). 脑出血治疗指南. 中国卒中,2006,1(12):888-899.

8. 谢琼虹,丁峰. 肾功能不全时药物的合理应用. 上海医药,2011,32(2):57-60.

9. 董艳娟. 尿毒症性脑病. 脑与神经疾病杂志,2007,

15(4):311-312.

10. 杨任民.内科疾病的神经精神症状.合肥:安徽人民出版社,1977:88.

11. 吴逊.慢性肾衰竭的神经系统损害:王叔咸,吴阶平主编.肾脏病学.北京:人民卫生出版社,1987,769-772.

12. 杨淑媛,丁淑爽.慢性肾衰竭的神经系统并发症临床分析.中国现代药物应用,2010,4(4):38.

13. 姜晓凤.慢性肾衰竭神经系统并发症病因分析.河北医学,2007,13(11):1342-1344.

(卢 今 李淮玉)

第七节 肾功能不全合并风湿免疫病患者的药物治疗

肾功能不全患者有时可合并风湿免疫病,大致可分为2类:①风湿免疫病本身累及肾脏,导致肾功能不全。如类风湿关节炎(rheumatoid arthritis,RA)患者中50%有肾小球滤过功能降低,16.5%~24%有肾小管功能受损。系统性红斑狼疮(systemic lupus erythem atosus,SLE)患者病程中50%~70%会出现临床肾脏受累,几乎所有SLE患者肾活检均有肾脏病理学改变,50%的SLE患者发生狼疮性肾炎(lupus nephritis,LN)。肾脏也是抗中性粒细胞胞浆抗体(anti-neurrophilcytoplasmic antibodies,ANCA)阳性小血管炎最易受累的脏器,半数以上表现为急进性肾小球肾炎。②原发性肾功能不全,包括既往存在肾脏疾病或肾功能不全者、肾血流量不足或血流灌注不良者、高龄患者、因复杂或慢性疾病同时联用多种药物者。肾脏疾病的低蛋白血症可致药物与蛋白结合率降低,从肾脏排出的药物游离形式相应增加;肾功能障碍致使药物在肾脏的代谢与排泄发生异常,半衰期延长。过度利尿、脱水等可导致血容量不足,导致药物在肾脏蓄积,肾毒性增加。高龄可出现肾功能储备能力下降,肾小管上皮细胞的代谢能力降低、功能减退,增加对肾毒性药物的敏感性。因复杂或慢性疾病同时联用多种药物,不合理配伍等亦可导致肾功能不全。

临床上,由于多数患者在病程早期服用风湿免疫药物,当肾损害出现时已难以排除药物性肾损害的可能性。非甾体类抗炎药及慢作用抗风湿药(如金制剂、青霉胺)最常引起间质性肾炎,并可直接或间接引起各种类型的肾脏损害,导致肾功能不全。

一、类风湿关节炎

(一)疾病概述

RA 是一类以对称性多关节炎为主要临床表现的异质性、系统性、自身免疫性疾病。主要表现为对称性、慢性、进行性多关节炎,以双手、腕、肘、膝、踝和足关节受累最为常见,病情逐渐发展加重,可累及多器官、多系统,引起系统性病变。我国 RA 患病率为 $0.32\%\sim0.36\%$，RA 是造成患者丧失劳动力和致残的主要原因之一。

RA 患者可发生多种肾损害，既可由 RA 复杂的药物治疗引起，也可由 RA 疾病本身引起，大致可分为 4 类：①系膜增生性肾小球肾炎；②继发性肾脏淀粉样变性；③小血管炎；④膜性肾病。RA 疾病本身引起的肾脏病变主要表现为前 3 类。由 RA 治疗继发引起肾损害的药物中，非甾体类抗炎药长期使用可致微小病变肾病和间质性肾炎，金制剂（发生率 $1\%\sim3\%$）、青霉胺（发生率 7%）治疗后可引起膜性肾病，多发生于停药后。

肾功能受损的程度与 RA 的病程、活动性、类风湿结节、类风湿因子阳性相关，肾脏受累是 RA 整体表现的一部分。长期慢性、活动性的 RA 患者因慢性炎症可继发肾脏淀粉样变性，致大量蛋白尿和肾衰竭。

（二）用药原则

RA 的治疗方法包括一般治疗、药物治疗、外科手术等。肾功能不全合并 RA 时药物治疗的目的在于缓解疼痛、减轻关节症状、防止和减少关节的破坏、改善和延缓病情进展。

肾功能不全可使药物在肾脏的代谢与排泄发生异常，尤其是主要经肾脏代谢的药物。肾功能不全合并 RA 时，治疗药物应用时应加强用药监护，在选择药物时，应尽可能选择对肾功能影响较小的药物。在用药过程中密切监测肾功能的变化，根据患者的肌酐值、体重、年龄等指标计算肌酐清除率，调整药物的剂量或给药频次。并提高对各种药物不良反应的认识，对以往或近期使用后导致严重肾功能不全的药物应避免应用。

(三)药物选择

治疗 RA 的常用药物分为 4 大类：非甾体类抗炎药(NSAIDs)、改善病情的抗风湿药(disease-modifying anti-rheumatic drugs，DMARDs)、糖皮质激素和植物药。

1. NSAIDs   NSAIDs 可缓解 RA 患者的症状，但不能改变其病程和防止并发症的发生。NSAIDs 因药物应用广泛，故肾损害相对比较常见。NSAIDs 可使前列腺素的合成减少，从而使肾灌注量减少，最终导致钠水潴留、高血钾、血尿、蛋白尿、间质性肾炎，严重者可发生急性间质性肾炎，甚至肾乳头坏死、急性肾功能不全等。不同类型的 NSAIDs 可引起多种类型的肾损害，有时不同类型肾损害可重叠存在。但临床观察发现 NSAIDs 对大多数患者的肾功能影响都不大，部分患者在使用此类药物后，可有血清肌酐的升高；其对肾脏的另一类损害是一种特发性反应，可以引起大量蛋白尿和急性间质性肾炎。NSAIDs 引起的肾脏病发病快，停药后临床缓解需要 10～40 周，一般不会复发。

由于 NSAIDs 可抑制肾内具有扩血管作用的前列腺素,可能对老年或血容量减少者的肾组织血供产生不利影响,老年及肾功能减退是此类药物引起肾脏副作用的危险因素,故一般不宜大剂量或长期应用。如临床确有必要应用 NSAIDs,在轻、中度肾功能不全时一般不必减量,还可应用倾向性 COX-2 抑制剂如美洛昔康、萘丁美酮或尼美舒利;重度肾功能不全时 NSAIDs 应从低剂量开始,禁用丙酸类如布洛芬、酮洛芬。

(1)氯诺昔康(lornoxicam):治疗 RA 是因其具有强有力的抗炎镇痛的药理作用,尤其在镇痛方面,它可替代大剂量的其他非类固醇抗炎药和中等剂量的阿片类药物。其代谢物 1/3 从尿液排泄,在老年人中也不产生蓄积,在肾衰竭的患者中其药代动力学特点基本不变。在肾功能受损(血肌酐>140μmol/L)或目前具有影响肾功能的其他因素者,如肾小球肾炎或糖尿病肾病等情况下需慎用。

(2)美洛昔康(meloxicam):美洛昔康治疗 RA 的推荐剂量是每天 15mg。轻度到中度的肾功能损害不影响美洛昔康的药物代谢。对于轻度或中度肾功能损害患者剂量无需减量(Ccr>20ml/min)。对终末期血液透析患者使用美洛昔康的剂量不应高于 7.5mg/d。重度肾功能减退(Ccr<20ml/min)为禁忌证。

(3)塞来昔布(celecoxib):塞来昔布治疗

RA 的推荐剂量是成人 100mg 每日两次或 200mg 每日两次。塞来昔布的吸收具有生理节奏,晚上给药的吸收慢于早晨给药。轻度肾功能减退者应使用最低有效剂量并监测肾功能;中度至重度肾功能减退者应避免使用,如必须使用,应密切监测肾功能。

2. DMARDs　也称慢作用抗风湿药,指药物作用慢,起效时间长,能阻止病程发展,缓解病情的一类制剂。一般需 3～6 个月开始生效,随着时间延长,疗效日渐显著,绝大多数患者 1 年后可出现临床缓解。这类制剂用药时间长,一般 1～3 年,也有用 10 年以上者。用药剂量要小,以防止毒副作用。一般认为 RA 诊断明确时都应尽早使用 DMARDs,从临床研究疗效和费用等综合考虑,一般首选甲氨蝶呤 (MTX),并将它作为联合治疗的基本药物,有关节外症状者应尽早采用 DMARDs 联合治疗方案。此类药物包括甲氨蝶呤、柳氮磺吡啶、抗疟药、硫唑嘌呤、环磷酰胺、环孢素 A、霉酚酸酯、雷公藤、来氟米特等。

(1) MTX:目前普遍认为它是最有效的 DMARDs,其在 RA 治疗中的价值也越来越受到重视。对于不同的患者,最佳的 MTX 剂量是不同的,即便同一患者在不同阶段,所需的 MTX 剂量也有所差别。

现主张 MTX 单剂量每周给药一次,常用剂量为 7.5～15mg/周,可以根据病情酌情调整剂量。MTX 的疗效呈剂量相关性,大剂量可能有较好的疗效,但患者往往不易耐受。

MTX 主要经肾排泄,静脉给药后,24 小时内有 50%～90% 药物以原形随尿排出。大约有 50% MTX 与血浆蛋白结合。肾功能损害时,药物清除减慢,MTX 毒性增加。低剂量 MTX 主要的副作用为肝毒性和血液学毒性,对肾脏基本没有影响,但有报道认为低剂量的 MTX 也可引起肾小球滤过率和肾小管功能的下降,停药后可恢复正常。大剂量的 MTX 可以造成肾衰竭。当 MTX 与 NSAIDs 类药物合用时,对肾脏的毒性将会加重。肾功能不全是 MTX 的危险因素之一。通过碱化尿液和利尿可以降低其肾毒性。重度毒性反应时需立即停用 MTX,用亚叶酸钙解救。肾衰竭时可减少药物剂量,具体调整方法如下:

肾小球滤过率>50ml/min,100%;肾小球滤过率 10～50ml/min,50%;肾小球滤过率<10ml/min,应避免使用。血液透析可清除 MTX,血液透析后需追加 1/2 剂量;腹膜透析不能有效清除 MTX,不需要追加剂量。连续肾脏替代疗法时为肾小球滤过率 10～50ml/min 时的给药剂量。

MTX 与环孢素 A 联用结果显示比单药使用疗效更好,尽管合用后血肌酐水平轻微上升,但总体耐受性很好。环孢素 A 可降低肾小球滤过率,影响 MTX 的肾排泄,经证实,环孢素

A 与 MTX 联用后可使 MTX 的曲线下面积（AUC）增加 30%。

（2）来氟米特（LEF）：LEF 经尿、便排泄各占 40% 左右。有报道 LEF 治疗后可使血肌酐下降。一般的用法是前 3 天先给负荷量 50mg/d，以后 10～20mg/d 维持。该药副作用较轻，主要是胃肠道反应、肝功能损害、皮疹等，发生率不高。

（3）柳氮磺吡啶（SASP）：SASP 治疗 RA 的有效剂量至少每日 1.5g，成人常用的剂量是每日 2g 肠溶片，分两次餐中服用。为增加药物的耐受性，可以从每日 0.5g 开始，每周增加 0.5g，直到治疗剂量为止。

（4）抗疟药：抗疟药首次用于类风湿关节炎的治疗是 1951 年，目前临床上常用的是氯喹和羟氯喹，治疗 RA 时氯喹每日剂量 250mg 或小于 4mg/kg，羟氯喹每日剂量 400mg 或小于 6.5mg/kg。氯喹的血浆半衰期为 3.5～12 天，主要在肝脏代谢，原药及其代谢产物主要经肾排泄，血药浓度主要取决于其分布而不是排泄，故肾衰竭时无需调整剂量，使用时不需进行定期的常规实验室检查包括肝、肾功能等，但需要每 3 个月进行眼科检查以及时发现可能的病变。

（5）硫唑嘌呤（Aza）：Aza 原形药经肾排泄的比例小于 2%，肾功能不全时需减少药物剂量，具体调整方法如下：

肾小球滤过率＞50ml/min，100％；肾小球滤过率 10～50ml/min，75％；肾小球滤过率＜10ml/min，50％。血液透析后需补充 0.25mg/kg；连续肾脏替代疗法时为肾小球滤过率 10～50ml/min 时的给药剂量。

(6)环磷酰胺(CTX)：CTX 进入体内由肝脏代谢，大部分以无活性的形式由肾脏排泄，48小时内由肾脏排出 50％～70％，有 10％～20％为原形，也有部分活性产物。CTX 可以改善 RA 的症状，口服剂量为 1～2mg/kg，或每日100mg，或隔日服药 200mg。静脉给药为每周 2 次，每次 200mg。CTX 的活性代谢产物由尿液排出，对膀胱有刺激作用，可引起出血性膀胱炎，长期使用有致膀胱纤维化、膀胱移行上皮或鳞状上皮癌的风险。治疗期间应定期检查血、尿常规，甚至进行尿液细胞学检查，并嘱患者多喝水，增加尿量，从而减少 CTX 代谢产物在膀胱内停留的时间。口服 CTX 比静脉使用更易引起膀胱并发症，口服应在早上使用，进行 CTX 冲击的当天应进行水化以减少膀胱炎的发生。可同时使用美司钠减少膀胱毒性，美司钠可与 CTX 代谢产物结合，用于保护膀胱上皮，特别对于已经出现膀胱损伤而且仍需使用 CTX 的患者。肾功能不全时需减少药物剂量，具体调整方法如下：

肾小球滤过率＞50ml/min，100％；肾小球滤过率 10～50ml/min，100％；肾小球滤过率＜

10ml/min,75%。血液透析后需追加 1/2 剂量;腹膜透析时为肾小球滤过率<10ml/min 时的给药剂量;连续肾脏替代疗法时为肾小球滤过率 10～50ml/min 时的给药剂量。

(7)环孢素 A(CsA 或 CyA):CsA 的副作用最突出的是肾毒性,发生率为 10%～40%,随剂量的增大,可出现肾小球滤过率下降,血肌酐上升,大部分为可逆性,CsA 减量或停药后可恢复至正常。推荐的开始剂量为 2.5～3.5mg/(kg·d),分两次服用,最大不超过 5mg/(kg·d)。Forre 认为 CsA 剂量大于 7.5mg/(kg·d)时,对高龄患者、有肾脏病史或合用其他对肾脏有毒性的药物时,都可以成为增加肾毒性的危险因素,因此 CsA 的剂量应不超过 5mg/(kg·d),当血清肌酐水平升高 50% 以上时应该调整药物剂量。

美国共识指南认为 RA 患者的血清肌酐值的变化不应超过基线值的 30%,方可使用本药。如果 1 周内血清肌酐值增至基线值的 30%,应尽快将药物剂量减至 0.5～0.75mg/(kg·d),以减少其对肾脏的危害。之后如果肌酐水平降至基线值的 30%,则停药 1 个月,如果肌酐水平下降至基线值的 15%,再重新制定药物治疗方案。如果 CsA 减量使用后患者的血清肌酐值仍然高于基线值的 30%,应考虑将非甾体抗炎药减量或停药。血液透析、腹膜透析、血浆置换均不能清除药物,连续肾脏替代疗法时为肾小球滤过率 $10\sim50\text{ml/min}$ 时的给药剂量,监测血药浓度。

开始 CsA 治疗前检查血肌酐 $2\sim3$ 次,得出肌酐的平均值。小剂量开始即 $2.5\text{mg/(kg} \cdot \text{d)}$,分两次服用,保持小剂量即最大剂量为 $4\text{mg/(kg} \cdot \text{d)}$,起初 3 个月每 2 周检测血压和血肌酐 1 次,稳定则以后每个月检测 1 次。如果血肌酐上升超过 30%,将 CsA 减至 $1\text{mg/(kg} \cdot \text{d)}$。$1\sim2$ 周内再次检测血肌酐,如果仍然保持超过 30%,则暂时停药。当血肌酐水平恢复至高于基础值的 15% 以内,可以以更小的剂量重新开始环孢素 A 的治疗。

(8)青霉胺:$6\%\sim20\%$ 服药者出现蛋白尿、有时有血尿和免疫复合物膜型肾小球肾炎所致的肾病综合征。青霉胺与抗疟药、金制剂、免疫抑制剂合用可加重肾功能损害。重度肾衰竭时青霉胺、金制剂等抗风湿病药应避免应用。肾功能不全时需减少药物剂量,具体调整方法如下:

肾小球滤过率 $>50\text{ml/min}$,100%;肾小球滤过率 $<50\text{ml/min}$,避免使用。血液透析后需追加 1/3 剂量;腹膜透析避免追加剂量;CRRT 时不适用;用药前需做皮试。

3. 糖皮质激素　糖皮质激素在体内的分布以肝内较高,脾、肾含量较少。肾上腺皮质分泌至血浆的糖皮质激素水平在早晨 $2\sim4$ 时开始升高,$5\sim8$ 时达高峰,然后逐渐下降,到夜间

10时左右降至最低水平。肝、肾功能不全时，由于糖皮质激素A环还原作用减少，故其半衰期延长。长时间应用该类药物，可引起负反馈作用，使内源性糖皮质激素分泌减少或导致肾上腺皮质萎缩，突然停药可出现肾上腺皮质不全。

应用糖皮质激素类治疗RA时，首先应根据患者的个体情况和病情选择合适的剂型和适宜的剂量，同时确定适当的给药方法和疗程。在用药时，应遵循人体肾上腺皮质激素分泌的生物节律性，以便能取得最佳疗效和最小副作用。在用药过程中，应随时根据患者的实际疗效和不良反应情况调整剂量、剂型和用药方法，尽量减少每日维持量或采用隔日疗法或间歇疗法。目前暂无证据推荐肾功能不全时成人使用的糖皮质激素需要调整剂量。

小剂量糖皮质激素（泼尼松＜10mg/d）对缓解具有活动性RA患者的症状非常有效，一般在给药后的几天内关节炎的症状就可以很快缓解，但大部分患者在停药后症状很快复发。有少部分患者即使在使用足够的DMARDs后，仍然需要糖皮质激素以控制关节炎症状，从而需要长期依赖于糖皮质激素。对这部分患者，糖皮质激素用量应控制在最小，最好能够使用泼尼松＜10mg/d，可根据体内糖皮质激素分泌的生物钟节律采用隔日疗法，即将两日的药物总量隔日晨间一次口服，此时恰好是糖皮质激素分泌的高峰之后,对肾上腺皮质的抑制作用最小。

关节腔内注射糖皮质激素有利于减轻局部关节炎症状,改善关节功能,但1年内不宜超过3次。

4. 植物药　如雷公藤多苷、青藤碱、白芍总苷等,这3种中药制剂对肾功能的影响研究资料较少,长期应用应密切监测肾功能的变化。

(1)雷公藤多苷:常用剂量30~60mg/d,分3次饭后服用。其主要的不良反应是性腺抑制,可出现血肌酐清除率下降,但一般为可逆性,在用药过程中密切监测肾功能的变化。

(2)白芍总苷:常用剂量为600mg,每日2~3次,主要不良反应为大便次数增多,纳差等。目前尚无肾功能不全时剂量调整的证据。

(3)青藤碱:常用剂量20mg,每日3次,饭前服用。目前尚无肾功能不全时剂量调整的证据。

二、系统性红斑狼疮

(一)疾病概述

SLE是一种多因素参与的,表现为多系统损害的慢性系统性自身免疫病。血清中出现以抗核抗体为代表的多种自身抗体和多系统受累是SLE的两个主要临床特征。多见于生育期女性,男女比例为1:7~9.5。但男性患者中肾脏受累较女性多见,且受累程度较女性为重。

50%～70%的 SLE 患者病程中会出现临床肾脏受累,肾活检显示几乎所有 SLE 均有肾脏病理学改变,肾衰竭是 SLE 的主要死亡原因之一。LN 是 SLE 最常见和最重要的内脏损害之一。LN 临床表现多样化,程度轻重不一。蛋白尿是 LN 最常见的临床表现,约 25%的患者出现肾病综合征。镜下血尿也多见,肉眼血尿发生率低(6.4%),部分患者还会出现白细胞尿和管型尿。血尿、白细胞尿和管型尿的多少一定程度上反映肾脏病变的活动性。少数患者还出现肾小管功能障碍,表现为肾小管性酸中毒及钾代谢紊乱。15%～50%的 LN 患者存在高血压、肾功能损伤,严重者可表现为少尿、高血压、肾功能进行性减退。急进性 LN 是导致 SLE 患者死亡的主要原因。

(二)用药原则

肾功能不全合并 SLE 的治疗以控制狼疮活动、阻止肾脏病变进展、预防复发,尽可能降低并发症的发生率,保护肾功能为目的,达到最大的治疗利益和最小的药物副作用之间的平衡,提高 SLE 患者的长期存活时间。治疗应遵循个体化、联合用药和分期治疗(诱导期和维持期)的原则。大量蛋白尿尤其是持续性肾病综合征、高血压、患病时已有肾功能损害(血肌酐>211μmol/L),血细胞比容<26%及补体 C3 水平偏低等都是预后不佳的危险因素。积极的免疫抑制治疗可明显改善病情,但过度的

免疫抑制治疗引起的严重感染。

(三)药物选择

肾功能不全合并 SLE 的治疗主要是抑制患者的炎症和免疫反应,一般应用非甾体抗炎药、糖皮质激素和免疫抑制药如环磷酰胺和硫唑嘌呤等。对于活动性的 SLE,可用甲泼尼龙或环磷酰胺作静脉内冲击治疗。体外血浆置换术可用于肾病综合征、急进性疾病患者。病情缓解后,则接受维持治疗。肾功能不全合并SLE,则应适当调整免疫抑制剂的用量,否则会加速慢性肾衰竭的进程。LN 常用的免疫抑制治疗方案包括糖皮质激素联合各种细胞毒药物或其他免疫抑制剂,如 CTX、MMF、Aza、CsA、FK506 等。

1. NSAIDs　NSAIDs 用于治疗 SLE 的发热和关节炎,为对症治疗,无免疫抑制作用。具体用法和肾功能不全时的剂量调整见上节类风湿关节炎的治疗。

2. 糖皮质激素　肾功能不全合并 SLE 时,诱导期应用大剂量糖皮质激素可控制症状,剂量相当于泼尼松 1mg/(kg·d)。对于活动的重度狼疮肾炎应及时给予静脉甲泼尼龙冲击治疗:甲泼尼龙 0.5~1g/d 静脉滴注,连续 3 天为一个疗程,必要时可重复一个疗程。大剂量激素发挥效应快,但是副作用也大,只能在诱导初期使用,后期要逐渐减量,直到维持剂量。冲击治疗后,续以泼尼松剂量 1.0mg/(kg·d)口服,4~8周后逐渐减量,减总量的10%,以后以5~10mg维持。采用隔日疗法或间断疗法可减少糖皮质激素的副作用。目前暂无证据推荐肾功能不全时成人使用的糖皮质激素需要调整剂量。

需注意的是,单纯大剂量激素作为诱导治疗不合适,必须与其他抗增殖药物如环磷酰胺(CTX)、MMF等免疫抑制剂联合应用。

3. 免疫抑制剂

(1)环磷酰胺(CTX):CTX每月静脉滴注1次。第1个月的剂量为0.75g/m²,以后每个月剂量为0.5~1.0g/m²。年龄>60岁或血肌酐>300.6μmol/L(3.4mg/dl)的患者,剂量应降低25%。同时应密切监测血常规,维持外周白细胞计数不低于$3×10^9$/L,低于该数值,应适当减量或停药。具体用法为:CTX置于250ml生理盐水内,1h以上静滴完;同时进行水化增加尿量,以减轻CTX的膀胱毒性作用。CTX对肾功能的影响具体见上节类风湿关节炎的治疗。肾功能不全时可减少药物剂量,具体调整方法如下:

肾小球滤过率>50ml/min,100%;肾小球滤过率10~50ml/min,100%;肾小球滤过率<10ml/min,75%。血液透析后需追加1/2剂量;腹膜透析时为肾小球滤过率<10ml/min时的给药剂量。连续肾脏替代疗法时为肾小球滤过率10~50ml/min时的给药剂量。

（2）霉酚酸酯（MMF）：MMF 主要用于治疗 CTX 无效或因副作用大不能耐受的患者，临床观察可改善肾功能，逆转升高的血肌酐，减少蛋白尿。治疗顽固性 LN 与 CTX 疗效相似，起效快于 CTX，而不良反应显著低于 CTX，但需关注的是 MMF 可致严重感染的发生。诱导治疗起始剂量 1.0～2.0g/d，分 2 次口服。视患者体重、血浆清蛋白和肾功能水平，酌情调整剂量。LN 的诱导疗程一般为 6～9 个月。9 个月部分缓解者，诱导治疗可延长至 12 个月。肾功能不全会导致患者体内霉酚酸（MPA）浓度一过性升高，但 MMF 平均浓度与肾功能正常者相似，故肾功能不全患者不需调整剂量。有条件应监测血药浓度，MPA 目标血药浓度为 $AUC_{0～12h}$ 30～45mg/(h·L)。

（3）环孢素 A（CsA 或 CyA）：CsA 剂量为 4～5mg/(kg·d)，分 2 次服用。CsA 谷浓度在 100～200ng/ml，3 个月后，根据病情逐渐减量，每月减 1～2mg/(kg·d)维持，疗程不短于 1 年。6 个月内无效或肌酐倍增者，则停药。CsA 常见的毒性是肾小管间质慢性化改变、血清肌酐升高和高血压等。如果 1 周内血清肌酐值增至基线值的 30%，应尽快将药物剂量减至 0.5～0.75mg/(kg·d)，以减少其对肾脏的危害。

（4）他克莫司（FK506）：诱导治疗起始剂量 0.1～0.15mg/(kg·d)（分 2 次、间隔 12 小

时),空腹或餐后 2 小时服用。FK506 谷浓度 5～15ng/ml。根据血药浓度、Scr 升高＞基础值的 25％或 Scr＞132μmol/L,调整剂量。连续应用 6 个月,如病情缓解(完全或部分缓解)可以减量至 0.07mg/(kg・d),连续应用半年。1 年后改为维持治疗。该药肝脏代谢,胆汁排泄。肾功能减退患者不需要调整剂量,但应接受推荐剂量的下限,并监测血药浓度。

(5)硫唑嘌呤(Aza):可作为 CTX 治疗后的维持用药,维持期剂量 1～2mg/(kg・d),口服。肾功能不全时可减少药物剂量,具体调整方法如下:

肾小球滤过率＞50ml/min,100％;肾小球滤过率 10～50ml/min,75％;肾小球滤过率＜10ml/min,50％。血液透析后需补充 0.25mg/kg;连续肾脏替代疗法时为肾小球滤过率 10～5ml/min0 时的给药剂量。

(6)来氟米特(LEF):维持剂量 20mg/d,口服。LEF 主要经尿、便排泄各占 40％左右。有报道 LEF 治疗后可使血肌酐下降。目前认为,LEF 对 30％的难治性狼疮有效。

4. 其他药物

抗疟药:主要用于轻型 SLE 的药物治疗,可控制皮疹和减轻光敏感,目前临床上常用的是氯喹和羟氯喹,治疗 SLE 时氯喹每日剂量 250mg,羟氯喹剂量 200mg,每日 1～2 次。氯喹的血浆半衰期为 3.5～12 天,主要经肾排泄,血药浓度主要取决于其分布而不是排泄,故肾衰竭时无需调整剂量,使用时不需进行定期的常规实验室检查包括肝、肾功能等,但需要每3个月进行眼科检查以及时发现可能的病变。

三、ANCA 相关性血管炎

(一)疾病概述

系统性血管炎(vasculitis)是指以血管壁的炎症和纤维素样坏死为病理特征的一组系统性疾病,可分为原发性和继发性,如继发于系统性红斑狼疮、类风湿关节炎、干燥综合征等。

Chapel Hill 会议关于系统性血管炎分为3类,即大血管炎、中等血管炎和小血管炎。目前将显微镜下多血管炎(microscopic polyangiitis,MPA)、韦格纳肉芽肿(Wagener's granulomatosis, WG)、变应性肉芽肿性血管炎或称 Churg-Strauss 综合征(Churg-Strauss syndrome,CSS)、节段坏死性新月体性肾炎(necrotizing crescentic glomerulonephritis, NCGN),以上4种均与抗中性粒细胞胞质抗体(anti-neurrophilcytoplasmic antibodies, ANCA)密切关联,统称为 ANCA 相关小血管炎(ANCA-associated systemic vasculitis,AASV)。

系统性血管炎中以 ANCA 相关小血管炎继发肾功能不全最常见。肾脏是 ANCA 相关小血管炎最易受累的脏器,肾脏病理变化主要以少免疫沉积性坏死性新月体肾炎为特征。肾脏受累活动期多表现为血尿,但多为镜下血尿,可见红细胞管型,伴有蛋白尿;缓解期患者血尿可消失,可呈单纯性蛋白尿。肾功能受累常见,半数以上表现为急进性肾小球肾炎,少数患者表现为少尿。患者起病急性或隐匿性,通常从局部开始发病,如 WG 首先在上呼吸道,逐渐进展成伴有肾脏受累的系统性疾病。MPA 肾受累发生率最高,几乎 100% 并发肾脏损害,不经治疗病情常可急剧恶化。CSS 伴高滴度 ANCA 阳性者肾损程度可与 WG、MPA 等相仿。

AASV 确切发病机制尚不清楚。目前认为系综合因素共同参与所致,其中包括体液免疫异常中 ANCA 和抗内皮细胞抗体的作用,还有细胞免疫中 T 淋巴细胞的作用,以及遗传因素、环境因素如感染、药物诱发、吸入或与接触某些特殊的过敏原或化学物质有关。诱发 AASV 的药物中以丙硫氧嘧啶(PTU)、肼屈嗪、青霉胺报道最多。

AASV 的预后取决于是否得到早期诊断和及时治疗。国内外对 AASV 的治疗尚无十分严格的标准化的治疗方案,患者一旦确诊为 AASV,就应积极治疗,即使尚未明确分型,以免因分型而延误病情,贻误治疗时机。

(二)用药原则

肾功能不全合并 AASV 的治疗原则是早期诊断,早期治疗,阻止肾脏病变进展,预防复发,并尽可能降低并发症的发生率,防止不可逆的肾脏损害,保护肾功能。

在选择药物时,应尽可能选择对肾功能影响小的药物。在用药过程中密切监测肾功能的变化,根据患者的肌酐值、体重、年龄等指标计算肌酐清除率,调整药物的剂量或给药频次。并提高对各种药物不良反应的认识,对药物诱发的肾功能不全,应立即停用可疑药物并积极治疗并发症,对以往或近期使用后导致严重肾功能不全的药物应避免应用,并避免使用其他可能致敏或有肾毒性的药物。

(三)药物选择

AASV 的治疗分为诱导缓解期、维持缓解期以及复发的治疗。其主要治疗方法包括:药物治疗即糖皮质激素和细胞毒药物、血浆置换疗法、特异性免疫吸附、大剂量免疫球蛋白、联合应用抗淋巴细胞抗体、透析和肾移植等。诱导缓解期治疗是应用糖皮质激素联合细胞毒药物,对于重症患者应采取必要的抢救措施,包括大剂量甲泼尼龙冲击和血浆置换;维持缓解期主要是长期应用免疫抑制药物伴或不伴小剂量糖皮质激素治疗。

1. 糖皮质激素　泼尼松(龙)初期治疗为 $1mg/(kg \cdot d)$,每晨顿服或分次服用,一般足量 7~14 天,重症或较严重肾脏受损可适当延长至 4~6 周;当病情控制后,逐步减量至 10mg/d,维持 6 个月。也有主张 10mg/d 维持整个疗程,即作为细胞毒药物的伴随药物或基础药物,糖皮质激素的治疗时间约 1.5～2.0 年。目前暂无证据推荐肾功能不全时成人使用的糖皮质激素需要调整剂量。

但不少学者指出,AASV 为急性免疫炎症性疾病,应避免长时间大剂量应用糖皮质激素,以免引起感染等严重副作用,并强调肾上腺皮质激素治疗 2 个月时剂量应≤1/2 的起始剂量,6 个月时剂量≤12.5mg/d。

2. 细胞毒药物

(1)环磷酰胺(CTX):至今仍被推荐为有效的 AASV 的一线细胞毒药物。一般于泼尼松(龙)应用后 1～2 周开始应用,依据肾功能和白细胞计数,初期治疗口服剂量为 1～3mg/(kg·d),持续 3～6 个月。因 ANCA 相关小血管炎的复发率为 30%～50%,为了减少复发,多主张较长时间维持细胞毒药物。

近年来 CTX 静脉冲击治疗应用较广泛,常用的方法为:初期治疗 1.0g/次,或 0.75g/m²,如 Ccr<30ml/min,则 0.5g/m²;每月一次,连续 6 个月,其后维持治疗为每 2～3 个月一次,剂量同前。整个疗程约为 1.5～2 年。

Haubitz 等报道通过前瞻性、对照的研究结果表明,CTX 静脉冲击治疗组[0.75g/(m²·次)],每 4 周 1 次,共 1 年)与口服 CTX 对照组[2mg/(kg·d),共 1 年]相比,在治疗原发性小血管炎并有肾脏受损的患者,患者的存活率、缓解率、缓解时间、复发率和肾功能的维持等方面两组均无差异,然而白细胞降低、严重感染和性腺受损的发生率在 CTX 静脉冲击治疗组显著性降低。CTX 静脉冲击的累积量约为口服剂量的 1/3~1/2,甚至更低,故而可减少 CTX 高累积量所诱发的恶性肿瘤,如膀胱移行癌和淋巴瘤。CTX 对肾功能的影响具体见上节类风湿关节炎的治疗。

(2)硫唑嘌呤(Aza):在维持缓解治疗阶段,Aza 2mg/(kg·d)是替代 CTX 证据最强的药物,Aza 持续 1.0~1.5 年,甚至更长以减少复发,特别是对于 WG 患者。肾功能不全时需减少药物剂量,具体调整方法如下:

肾小球滤过率>50ml/min,100%;肾小球滤过率 10~50ml/min,75%;肾小球滤过率<10ml/min,50%。血液透析后需补充 0.25mg/kg;连续肾脏替代疗法时为肾小球滤过率 10~50ml/min 时的给药剂量。

(3)霉酚酸酯(MMF):作为一种新型的免疫抑制剂,已有成功治疗急性 AASV 和难治性血管炎的报道,MMF 替代硫唑嘌呤维持治疗具有复发率低和副作用较小的优点。MMF 常用剂量为 2g/d,肾功能不全会导致患者体内 MMF 浓度一过性升高,但平均 MMF 浓度与肾功能正常者相似,故肾功能不全患者不需调整剂量,有条件应监测血药浓度。

3. 大剂量免疫球蛋白 静脉滴注人免疫

球蛋白（IVIG）0.4g/（kg·d），5 天一疗程，在单独治疗难治性原发性小血管炎，部分患者有一定疗效，在多次复发和细胞毒药物高累积量严重副作用的情况下，该治疗有利于改善临床症状和疾病活动的控制。少数患者静脉滴注 IVIG 时可出现血肌酐的升高，但为可逆性。极少数患者使用 IVIG 后可出现急性肾小管坏死，这种坏死大多是可逆性的，与 IVIG 中高浓度的蔗糖有关。注射后 1～10 天血肌酐可升高，2～60 天内恢复正常。稀释 IVIG，减慢注射速率或选择低渗透性产品可减低危险性。肾功能不全患者且不能选择其他 IVIG 替代疗法的，须密切监测肌酐和血尿素氮水平。

4. 抗感染治疗　感染（包括细菌、病毒等）是 AASV 患者重要的合并症和致死原因，也往往是复发的诱因。WG 患者鼻部携带金黄色葡萄球菌（S. aueus）较不携带菌者其复发率高出7 倍，是引起 WG 复发的重要原因。一线随机、对照的研究显示应用复方磺胺甲噁唑片清除 S. aueus 显著性减少 WG 的复发。应用剂量为磺胺甲噁唑 800mg 和甲氧苄啶 160mg，每日 2次，共 24 个月。在应用糖皮质激素与免疫抑制剂治疗的过程中，也有学者建议应用磺胺类药物预防卡氏肺囊虫的感染。推荐方案为磺胺甲噁唑 800mg 和甲氧苄啶 160mg，每周 3 次。肾功能不全时需延长复方磺胺甲噁唑片的给药时间，剂量调整方法为：Ccr>50～90ml/min，每

12 小时 1 次；Ccr 10～50ml/min，每 18 小时 1
次；Ccr＜10ml/min qd；血液透析后加 1g，腹膜
透析按 1g/d 给药。

对于肾脏受损和无法应用复方新诺明的
WG 患者，有报道鼻部局部应用莫匹罗星也有
较好的清除 S. aueus 的作用。

参考文献

1. 王海燕. 肾脏病学. 北京：人民卫生出版社，2009：
   1321-1357.

2. 蒋明，DAVID YU，林孝义，等. 中华风湿病学. 北
   京：华夏出版社，2004：547-565.

3. 翟所迪，应颖秋. 肾衰竭药物手册. 北京：人民军医
   出版社，2010：538-583.

4. 蔡辉，姚茹冰，郭郡浩. 新编风湿病学. 北京：人民
   军医出版社，2007：265-342.

5. 苏厚恒，孙玉安. 免疫风湿病合理用药. 北京：人民
   卫生出版社，2005：62-103.

6. 吴东海，王国春. 临床风湿病学. 北京：人民卫生出
   版社，2008：107-175.

7. 尹仕伟，张静波. 抗中性粒细胞胞质抗体相关性血
   管炎的治疗现状及进展. 肾脏病与透析肾移植杂
   志，2012，21(3)：277-281.

8. 黄原原，张浩，易斌等. 慢性肾功能不全对药动学影
   响研究进展. 中国临床药理学与治疗学，2012，17
   (6)：715-720.

9. 邓博，丁峰. 药物性肾损害的研究进展. 上海医药，
   2013，34(1)：10-14.

10. 郝颖，张兴国，黎红佳等. 雷公藤多苷药效机理及

安全性研究概况. 安徽农业科学,2012,40(30):
14717-14718.

11. Atlani M,Gandhi P,Gulwani H,et al. Female with
    rash, acute kidney failure and rheumatoid arthritis.
    J Postgrad Med,2012,58(3):217-220.

12. Hsieh HS,Chang CF,Yang AH,et al. Antineutro-
    phil cytoplasmic antibody-negative pauci-immune
    crescentic glomerulonephritis associated with rheu-
    matoid arthritis: An unusual case report. Nephrol-
    ogy (Carlton),2003,8(5):243-247.

13. Prakash J,Brojen T,Rathore SS,et al. The chan-
    ging pattern of renal amyloidosis in Indian subcon-
    tinent:two decades of experience from a single cen-
    ter. Ren Fail, 2012,34(10):1212-1216.

14. Gilani ST, Khan DA, Khan FA, et al. Adverse
    effects of low dose methotrexate in rheumatoid
    arthritis patients. J Coll Physicians Surg Pak,
    2012,22(2):101-104.

15. Fiehn C. The other opinion: nephrotoxicity of low-
    dose methotrexate-a problem which does not exist.
    Z Rheumatol,2011,70(10):825-826.

16. Erdbrügger U, de Groot K. Is methotrexate neph-
    rotoxic? Dose-dependency, comorbidities and co-
    medication. Z Rheumatol,2011,70(7):549-552.

17. Liu LL, Jiang Y, Wang LN, et al. Efficacy and
    safety of mycophenolate mofetil versus cyclophos-
    phamide for induction therapy of lupus nephritis: a
    meta-analysis of randomized controlled trials,2012,
    72(11):1521-1533.

18. Tesar V, Hruskova Z. Recent news in the treat-

ment of lupus nephritis. Minerva Med，2012，103
(4)：235-251.

19. Transpl Int，2012，25(8)：812-824.

20. Mattos P，Santiago MB. Disease activity in system-
ic lupus erythematosus patients with end-stage re-
nal disease：systematic review of the literature.
Clin Rheumatol，2012，31(6)：897-905.

21. Saudan P，Martin PY. Nephrology. Rev Med Su-
isse，2012，8(323)：41-45.

22. Wall N，Harper. Complications of long-term thera-
py for ANCA-associated systemic vasculitis. Nat
Rev Nephrol，2012，8(9)：523-532.

23. Lau D，Summers S，Amos L，et al. Nephrology
(Carlton). 2012，17(1)：16-19.

24. Bomback AS，Appel GB，Radhakrishnan J，et
al. ANCA-associated glomerulonephritis in the very
elderly. Kidney Int，2011，79(7)：757-764.

（傅昌芳　马　艳）

第八节　肾功能不全合并泌尿系统
感染患者的药物治疗

一、疾病概述

(一)泌尿系统感染疾病概述

泌尿系统感染又称尿路感染(urinary tract
infection，UTI)，是指各种病原微生物在尿路
中生长、繁殖而引起的肾脏、输尿管、膀胱和尿
道等泌尿系统感染的疾病。多见于育龄期妇

女、老年人、免疫力低下及尿路畸形者。尿路感染按感染部位可分为上尿路感染和下尿路感染,前者系指肾盂肾炎,后者主要指膀胱炎。肾盂肾炎、膀胱炎又有急性和慢性之分。根据有无尿路功能或结构的异常,又可分为复杂性、非复杂性尿路感染。复杂性尿路感染是指伴有尿路引流不畅、结石、畸形、膀胱输尿管反流等结构或功能的异常,或在慢性肾实质性疾病基础上发生的尿路感染。不伴有上述情况者称为非复杂性尿路感染。

(二)肾功能不全患者合并泌尿系感染的临床特点

肾功能不全患者是尿路感染的易患人群,主要原因有:①各种慢性肾脏疾患导致肾脏组织内瘢痕形成,引起肾内梗阻,局部的尿流不畅;②尿少,排尿次数减少,不利于将细菌冲洗出来而在膀胱内繁殖;③机体抵抗力和免疫力低下。因此,慢性肾损伤患者并发泌尿系感染的发生率较普通人群明显升高。

同时,感染也是肾功能急剧恶化重要因素,这主要与慢性肾功能不全患者免疫功能异常有关。患者的白细胞功能、体液免疫及细胞免疫功能均不同程度受损,尤以细胞免疫功能缺陷为甚。感染的病原体以细菌为主,也可出现真菌、病毒等的感染。而感染可导致机体分解代谢加剧,代谢产物增多,加重肾脏负担;细菌产生的毒素又可直接损害肾脏,导致肾功能急剧下降,甚至可危及生命。积极有效地控制感染,特别是在肾损伤早期,可使部分肾功能损伤逆转。

慢性肾功能不全合并尿路感染通常为复杂性尿路感染。临床表现不典型,发热、腰痛、尿道刺激征、输尿管点压痛或肾区叩压痛等症状体征只在10%～30%的患者中出现,且慢性肾功能不全患者尿中出现白细胞,特别是少量时不一定是尿感所致,因此,慢性肾功能不全并发尿路感染的诊断应以尿细菌学检查,尿细胞计数等为主。

二、用药原则

(一)一般治疗

急性期的尿路感染应注意休息,多饮水,勤排尿。发热者给予易消化、高热量、富含维生素饮食。膀胱刺激征和血尿明显者,可口服碳酸氢钠片,以碱化尿液、减轻膀胱刺激症状。

(二)抗感染药物治疗原则

用药原则:①选用致病菌敏感的抗菌药物。无病原学结果前,一般首选对革兰阴性杆菌有效的抗菌药物,尤其是首发尿路感染。治疗72小时症状无改善,应按药敏结果调整用药。②抗菌药物在尿和肾内的浓度要高。③选用肾毒性小,副作用少的抗菌药物。④单一药物治疗失败、严重感染、混合感染、耐药菌株出现时应联合用药。⑤对不同类型的尿路感染给予不同治疗时间。

(三)各种类型的尿路感染的抗感染治疗方法

1. 急性膀胱炎 目前多推荐采用短程抗菌药物疗法。短程疗法分为单剂疗法和3日疗法两种方式。

(1)单剂疗法:磺胺甲噁唑(SMZ)2.0g,甲氧苄啶(TMP)0.4g,碳酸氢钠1.0g,一次顿服;左氧氟沙星0.2g,一次顿服;阿莫西林,3.0g,一次顿服。对于肾功能不全患者合并急性膀胱炎时,应根据患者肌酐清除率调整给药剂量。

(2)短疗程疗法:可选用磺胺类、喹诺酮类、半合成青霉素或头孢菌素类等抗菌药物,任选一种药物,连用3天。但短程疗法不能用于男性患者、孕妇、复杂性尿感、肾盂肾炎、留置尿管者、高度怀疑耐药菌感染的患者。

停服抗菌药物7天后,需进行尿细菌定量培养。如结果阴性表示急性细菌性膀胱炎已治愈;如仍有真性细菌尿,应继续给予2周抗菌药物治疗。

国内有学者报道,对首次发生下尿路感染者,给予单剂疗法,而对有多次发作史者,给予3日疗法,后者可降低尿路感染的再发率。

2. 肾盂肾炎 急性肾盂肾炎常累及肾间质,有发生菌血症的危险性,应选用在尿液及血液中均有较高浓度的抗菌药物。首次发生的急性肾盂肾炎的致病菌80%为大肠埃希菌,在留取尿细菌检查标本后应立即开始治疗,首选对革兰阴性杆菌有效的药物。72 小时显效者无需换药;否则应按药敏结果更改抗菌药物。

(1)病情较轻者:可在门诊口服药物治疗,疗程 10～14 天。常用药物有喹诺酮类、半合成青霉素类、头孢菌素类等。治疗 14 天后,通常 90％可治愈。如尿菌仍阳性,应参考药敏试验选用有效抗菌药物继续治疗 4～6 周。

(2)严重感染全身中毒症状明显者:需住院治疗,应静脉给药。常用药物,如氨苄西林、头孢噻肟钠、头孢曲松钠、左氧氟沙星等。必要时联合用药。氨基糖苷类抗菌药物肾毒性大,不宜用于肾功能不全患者伴肾盂肾炎。经过上述治疗若好转,可于热退后继续用药 3 天再改为口服抗菌药物,完成 2 周疗程。治疗 72 小时无好转,应按药敏结果更换抗菌药物,疗程不少于 2 周。经此治疗,仍有持续发热者,应注意肾盂肾炎并发症,如肾盂积脓、肾周脓肿、感染中毒症等。

慢性肾盂肾炎治疗的关键是积极寻找并祛除易感因素。急性发作时治疗同急性肾盂肾炎。

3. 再发性尿路感染　再发性尿路感染包括重新感染和复发。

(1)重新感染:治疗后症状消失,尿菌阴性,但在停药 6 周后再次出现真性细菌尿,菌株与上次不同,称为重新感染。多数病例有尿路感染症状,治疗方法与首次发作相同。对半年内发生 2 次以上者,可用长程低剂量抗菌治疗作预防性治

疗,即每晚临睡前排尿后服用小剂量抗菌药物1
次,每7~10天更换药物一次,连用半年。

(2)复发:治疗后症状消失,尿菌阴转后在6
周内再出现菌尿,菌种与上次相同(菌种相同且
为同一血清型),称为复发。复发且为肾盂肾炎
者,特别是复杂性肾盂肾炎,在祛除诱发因素(如
结石、梗阻、尿路异常等)的基础上,应按药敏选择
强有力的杀菌性抗菌药物,用最大允许剂量治疗6
周,如不奏效,可考虑延长疗程或改用注射用药。

4. 复杂性尿路感染 复杂性尿路感染的
治疗方案取决于疾病的严重程度。除了抗菌药
物治疗外,还需要纠正泌尿系的解剖或功能异
常以及治疗合并的其他潜在性疾病,若有必要,
还需营养支持治疗。对于多数有症状的复杂性
尿路感染患者,通常口服抗菌药物即可以解决。
对于复杂性尿路感染患者不推荐预防性应用抗
菌药物防止尿路感染复发。

一般推荐治疗7~14天,疗程与潜在疾病
的治疗密切相关。伴有下尿路症状的患者治疗
时间通常为7天,有上尿路症状或脓毒症患者
通常为14天。根据临床情况,疗程有时需延长
至21天。对于长期留置导尿管或尿路支架管
的患者,应尽量缩短治疗时间,以避免细菌耐
药。复杂性尿路感染含有耐药细菌的可能性较
大是本病的另一个特点,这是复杂性尿路感染
患者易于复发的原因之一。如果泌尿系解剖功
能异常或潜在性疾病不能得到纠正,则尿路感

染必然复发。为此,必须在治疗结束的前、后行细菌培养和药敏试验。

(四)患者在慢性肾功能不全基础上出现的尿路感染

当慢性肾功能不全患者出现尿路感染时,治疗需特别谨慎。由于慢性肾功能不全时肾血流减少,尿中抗菌药物不易达到有效浓度,且患者机体免疫力差,易引起二重感染,不易控制;另外,院内感染率高,致病菌多为耐药菌。为了避免细菌产生耐药性,推荐根据尿培养和药敏试验结果选择敏感抗菌药物,并需根据患者的肌酐值、体重、年龄等指标计算肌酐清除率,调整药物剂量及给药频次,以免加重肾功能损害。

三、药物选择

对于慢性肾功能不全患者合并上述尿路感染时,在抗菌药物的选择上,临床上应选用肾毒性小的药物,如 β-内酰胺类(青霉素类、头孢菌素类)、喹诺酮类等。避免应用有明显肾毒性的抗菌药物,如氨基糖苷类、第一代头孢菌素等。β-内酰胺类极少有剂量依赖性毒性,因此对肾功能受损的患者相对比较安全。当肾小球滤过率降至正常值的 75% 以下时,则应适当减少 β-内酰胺类药物的剂量。环丙沙星、左氧氟沙星等氟喹诺酮药物可有效应用肾功能受损患者的治疗。当 Ccr < 30ml/min 时,需及时调整药物剂量。代表治疗药物及肾功能异常时的剂量调整见表 4-16。

表 4-16　肾功能不全患者合并尿路感染时抗菌药物剂量调整

抗菌药物	肾功能正常时的治疗剂量	方法	肾功能不全时的剂量调整 肌酐清除率估测值（Ccr），（ml/min）		
			>50~90	10~50	<10
氟喹诺酮类抗菌药物					
环丙沙星	0.1~0.2g，每 12 小时 1 次；或 1g/d，分 2 次口服	减量	100%	Ccr 为 30~50ml/min 时，0.25~0.5g/次，每 12 小时 1 次，口服；Ccr ≥30ml/min 者也可以 0.2g/次，每 12 小时 1 次，静脉滴注	Ccr 为 5~29ml/min 时，0.25~0.5g/次，每 18 小时 1 次，口服；或 0.2g/次，每 18~24 小时 1 次，静脉滴注

续表

抗菌药物	肾功能正常时的治疗剂量	方法	肾功能不全时的剂量调整肌酐清除率估测值(Ccr), (ml/min)		
			>50~90	10~50	<10
左氧氟沙星	200mg/次, 每天2次, 口服; 或 100mg/次, 每天3次, 口服, 疗程10~14d; 250mg/次, 每天1次, 疗程10d	减量或延长给药间歇	100%	Ccr≥20ml/min, 不需要调整剂量 Ccr为10~19ml/min时, 首剂250mg, 维持剂量 每48h 给药500mg	

续表

抗菌药物	肾功能正常时的治疗剂量	方法	肾功能不全时的剂量调整肌酐清除率(估测值)(Ccr),(ml/min)		
			>50~90	10~50	<10
青霉素类及其复合制剂					
氨苄西林	0.5g/次，每6小时1次，口服/肌内注射/静脉注射,持续给药至症状消失后48~72h	延长给药间隙	0.5g/次，每6小时1次	给药间隔延长至6~12h	给药间隔延长至12~24h
阿莫西林	一次0.5g，每6~8小时1次	延长给药间隙	0.5g/次，每6~8小时1次	每12小时0.25~0.5g	每24小时0.25~0.5g

续表

抗菌药物	肾功能正常时的治疗剂量	方法	肾功能不全时的剂量调整 肌酐清除率估测值（Ccr），(ml/min)		
			>50~90	10~50	<10
哌拉西林	一次 3~4g，每 4~6 小时静脉滴注或注射	延长给药间隙	每 4~6 小时 1 次	每 6~8 小时 1 次	每 8 小时 1 次
氨苄西林/舒巴坦	1.5~3g，每 6 小时 1 次	延长给药间隙	每 6 小时 1 次	Ccr ≥30ml/min 时，15~29ml/min 时，给药间期应分别调整为每 6~8 小时 1 次，每 12 小时 1 次	Ccr 5~14ml/min，给药间期应调整为每 24 小时 1 次

续表

抗菌药物	肾功能正常时的治疗剂量	方法	肾功能不全时的剂量调整 肌酐清除率估测值（Ccr），(ml/min)		
			>50~90	10~50	<10
阿莫西林/克拉维酸	500/125mg 每8小时1次	减量和延长给药间歇	500/125mg，每8小时1次	Ccr 10~30ml/min，250~500mg(按阿莫西林计)，每12小时1次	250~500mg（按阿莫西林计），每24小时1次
替卡西林/克拉维酸	3.2g，每8小时1次，静脉滴注	减量和延长给药间歇	3.2g，每8小时1次，静脉滴注	1.6g，每8小时1次，静脉滴注	1.6g，每16小时1次，静脉滴注

续表

抗菌药物	肾功能正常时的治疗剂量	方法	肾功能不全时的剂量调整肌酐清除率估测值（Ccr），(ml/min)		
			>50~90	10~50	<10
头孢菌素类抗菌药物					
头孢呋辛	0.75g，每 8 小时 1 次，静脉滴注	延长给药间歇	每 8 小时 1 次	Ccr 10~20ml/min，推荐剂量为每次 750mg，每日 2 次	适宜用量为每日 1 次，每次 750mg
头孢孟多酯钠	1g/次，每 4~6 小时 1 次，静脉滴注	减量	首剂饱和量 1~2g，后 1g/次，每 6 小时 1 次，静脉滴注	25~50ml/min，0.5g/次，每 6 小时 1 次；10~25ml/min，0.5g/次，每 12 小时 1 次	0.5g/次，每 24 小时 1 次

续表

抗菌药物	肾功能正常时的治疗剂量	方法	肾功能不全时的剂量调整 肌酐清除率估测值(Ccr),(ml/min)		
			>50~90	10~50	<10
头孢克洛	250mg/次 q8h, po 疗程 10d	减量	100%	50%	25%
头孢替安	1g/次, 每12小时1次, 静脉注射	减量	100%	100%	75%, 每6~8小时1次
头孢哌酮	一次2~3g, 每8小时1次	减量	100%	100%	<18ml/min, 最大剂量为4g/d, 按2~4g/d的常量用药无需调整剂量

续表

抗菌药物	肾功能正常时的治疗剂量	方法	肾功能不全时的剂量调整 肌酐清除率估测值(Ccr),(ml/min)		
			>50~90	10~50	<10
头孢曲松	0.5~1g/次,每12~24小时1次,静脉注射/肌内注射/静脉滴注	减量	100%	100%	>5ml/min,用量<2g/d 不需要调整
头孢他啶	一次2~4g,分2次给予,疗程7~14d	延长给药时间	100%	给予1g的首次负荷剂量,31~50ml/min,每12小时1次;16~30ml/min,1g/次,每24小时1次	给予1g的首次负荷剂量,6~15ml/min,0.5g/次,每24小时1次;<6ml/min,0.5g,每48小时1次

续表

抗菌药物	肾功能正常时的治疗剂量	方法	肾功能不全时的剂量调整 肌酐清除率估测值 (Ccr),(ml/min)		
			>50~90	10~50	<10
头孢噻肟	2g,每8小时1次	延长给药时间	每8~12小时1次	每12小时1次	每天1次
头孢地嗪	1~2g/d,静脉注射/肌内注射/静脉滴注	减量	100%	10~30ml/min,1~2g/d	0.5~1g/d
头孢唑肟	2g,每8小时1次	延长给药时间	给予0.5~1g的负荷剂量后50~79ml/min,0.5g/次,	5~49ml/min,0.25~0.5g/次;严重感染时0.5~1g/次,每12小时1次	0-4ml/min,0.5g/次,每48小时1次,或0.25g/次,每24小时1次;严重感染时0.5~1g/次,每48小时1次,或0.5g/次,每24小时1次

续表

抗菌药物	肾功能正常时的治疗剂量	方法	肾功能不全时的剂量调整 肌酐清除率估测值(Ccr)，(ml/min)		
			>50~90	10~50	<10
头孢唑肟			每8小时1次；严重感染时0.75~1.5g/次，每8小时1次		
头孢吡肟	2g，每12小时1次	减量和延长给药时间	>60ml/min，无需调整剂量	30~60ml/min，每24小时1次，0.5~2g/次；11~29ml/min，0.5~1g/次，每24小时1次	0.25~0.5g/次，每24小时1次

续表

抗菌药物	肾功能正常时的治疗剂量	方法	肾功能不全时的剂量调整 肌酐清除率估测值(Ccr)，(ml/min)		
			>50~90	10~50	<10
头孢哌酮/舒巴坦	2g,每12小时1次	减量	100%	15~30ml/min,舒巴坦日剂量Max:2g,每12小时1次	<15ml/min,舒巴坦日剂量Max:1g,每12小时1次
头霉素类					
头孢西丁	2g,每8小时1次	延长给药时间	每8小时1次	每8~12小时1次	每24~48小时1次
碳青霉烯类					
亚胺培南/西司他丁	0.5g,每6小时1次	减量和延长给药时间	0.25~0.5g,每6~8小时1次	0.25g,每6~12小时1次	0.125~0.25g,每12小时1次

续表

抗菌药物	肾功能正常时的治疗剂量	方法	肾功能不全时的剂量调整 肌酐清除率估测值（Ccr），(ml/min)		
			>50~90	10~50	<10
美罗培南	1g，每 8 小时 1 次	减量和延长给药时间	1g，每 8 小时 1 次	1g，每 12 小时 1 次	0.5g，每 24 小时 1 次
单环-β内酰胺类					
氨曲南	0.5~1g，每 8 小时 1 次	减量	100%	50%~75%	25%
糖肽类					
万古霉素	1g，每 12 小时 1 次	减量和延长给药时间	1g，每 12 小时 1 次	1g，每 24~96 小时 1 次	1g，每 4~7 天 1 次

续表

抗菌药物	肾功能正常时的治疗剂量 mg/(kg·d)	方法	肾功能不全时的剂量调整 肌酐清除率估测值(Ccr),(ml/min)		
			>50~90	10~50	<10
替考拉宁	6mg/(kg·d)	延长给药时间	每天1次	每48小时1次	每72小时1次
其他抗菌药物					
SMZ	1g,每12小时1次	减量	100%	50%	禁用
甲硝唑	7.5mg/kg·每6小时1次	减量	100%	100%	50%

参考文献

1. 陆再英,钟南山.内科学.第7版.北京:人民卫生出版社,2007:528-534.

2. 叶任高,沈清瑞.肾脏病诊断与治疗学.第1版.北京:人民卫生出版社,1994:559-560.

3. 张波,府伟灵,张晓兵,等.尿路感染患者的病原菌分布及其耐药性.中华医院感染学杂志,2006,16(11):1291-1293.

4. 那彦群.中国泌尿外科疾病诊断治疗指南手册.2011版.北京:人民卫生出版社,2011.

5. 陈楠.尿路感染的治疗.中国实用内科杂志,2001,21(4):204-205.

6. Naber KG, Bishop MC, Bjerklund-Johansen TE., et al. Guidelines on the management of urinary and malegenitaltract infections. European Association of Urology, 2006:64-68.

7. Nicolle L, AMMI Canada Guidelines Committee. Complicated urinary tract infection in adults. Can J Infect Dis Med Microbiol, 2005, 16:349-360.

8. 胡明芬,毕丹青,杨海燕,等.慢性肾功能不全并尿路感染113例临床分析.云南医药,2002,23(3):189-191.

9. 于敏,赵伟,陈芝,等.慢性肾衰竭患者合并泌尿系感染的临床特点与防治.中华医院感染学杂志,2006,19(5):523-525.

10. Alan J. Wein 著,郭应禄,周利群主译.坎贝尔-沃尔什泌尿外科学.第9版.北京:北京大学医学出版社,2009:225-308.

11. Jay P. Sanford 著,范宏伟,吕玮,吴东,等译. 桑德
    福抗微生物治疗指南. 北京:中国协和医科大学出
    版社,2011:188-196.

（宁丽娟）

第五章
临床药师参与肾功能不全患者用药管理的实践

第一节 国内外临床药师参与肾功能不全患者治疗管理的模式

    不同国家（地区）的临床药师由于教育背景、工作开展时间的不同，其工作开展的广度与深度也不同。美国临床药学工作起步于20世纪60年代，1990年提出药学监护（pharmaceutical care，PC）的概念，2001至2003年，美国75％的州已立法确认临床药师制，确立其为新医疗团队中的成员。2007年底，全美已经注册登记的临床药师达到30余万名，为药品安全的使用提供了保障。随后，越来越多国家的卫生管理部门凭着对临床药师的信任，授予其处方权以便能够随访特定的患者，在药物治疗过程中发挥更多作用。英国、澳大利亚、日本以及中国的港、澳、台地区等临床药师也越来越积极地参与到临床治疗药物工作中，他们主要通过参与临床药物治疗方案的确定、提供临床用药指导、用药监护和教育、开展用药趋势评价等手段致力于药物的合理使用,从而提高治疗水平。

国内外临床药师在参与肾功能不全患者的治疗方面,未发现有固定的模式,但临床药师已将其融入日常工作模式中。美国主要有合作药物治疗管理模式(CDTM)、药物治疗管理模式(MTM)和药物重整服务模式(Med-Rec),目前在实际具体工作中具有较好参考价值的还是药物重整服务模式。在我国香港,药物重整服务模式已经纳入医院信息系统(HIS),如果药师没有及时进行 Med-Rec 服务,就会影响医师下医嘱,并且会记录在数据库里,作为评估证据。在新加坡,药物重整服务主要体现在每一个不同治疗的场所,如社区、急诊、ICU、普通病房、康复中心等,临床药师都要对患者所用的药物有准确的记录,避免患者进入下一阶段治疗时发生用药错误。现简要将药物重整方面的内容介绍如下:

一、药物重整的概念

是比较患者目前正在应用的所有药物方案(种类、服用途径、剂量、疗程等方面)与药物医嘱是否一致的过程。重整这些药物可以是处方药、非处方药(OTC)、替代治疗药物(如天然药物)、保健品等。药物重整的目的就是避免药疗偏差,如漏服药物、重复用药、剂量错误和药物相互作用,特别是合并肾功能不全患者的药物选择和剂量的调整。医疗中的每一个保健环节的转换(如入院、转科和出院)都涉及到开具新的医嘱或者重开已有的医嘱药物,这些过程都需要药物重整。这些转换的保证环节包括不同医院、不同病区、不同的卫生保健人员和不同的监护层次(如 ICU 到普通病房)之间。

二、如何进行药物重整

(一)收集准确的用药史

临床药师要全面收集患者的所有在用药品。对于一个新入院的患者,药物重整包括:获取和确认患者的既往用药史,记录和书写入院期间的药物治疗方案,建立一个用药记录单;对于出院患者,药物重整包括:确定患者出院后的药物治疗方案,为患者家庭药物治疗提供出院指导,教育患者,并把药物治疗清单传递给随访医师;对于门诊患者,药物重整包括:记录一个完整的当前用药史,根据患者本次门诊时药物增加或调整的情况,及时更新患者的药物治疗清单。既往用药史的收集来源包括:与患者或患者的家庭成员面谈,电话咨询患者的全科医师,查阅患者的住院病历,咨询患者的社区药师,以及其他社区医务人员。

(二)整理药疗医嘱清单

患者入院、治疗单元转科或出院过程中,都要进行药物重整,包括继续服用、停止服用或处方额外的药物等,形成一个完整全面的治疗药物清单。

(三)分享完整的清单

与患者的下一个健康服务人员分享这个完整的药疗清单,包括被停用的药物。患者被无缝隙地转移到下一个医疗服务机构需要细致地合作、准确的移交过程和准确的信息。

三、药物重整模式与传统模式的差异

目前我国临床药师的工作模式:患者入院→医生问病史→用药史→医生开医嘱→药师审核医嘱→不合理处方与医生沟通。这种模式下临床药师不能全面掌握患者的用药信息,相对较被动。而药物重整的模式:患者入院→药师列出患者药物清单→医生问病史,根据药物清单补充资料→医生开医嘱→药师比较两者差异,咨询医生更改理由。这种模式下临床药师能全面掌握患者的用药信息,能够比较客观做出临床用药决策,避免发生药物遗漏、重复给药、剂量不恰当、给药时间错误、配伍禁忌、药物联用禁忌,同时也能避免因药物相互作用发生不良事件,避免患者服用不该服的药物、营养补充剂或假药劣药等,因而相对较主动。

四、国内外在药物重整方面的差距

药物重整是目前多个国家和多家医疗机构认证组织(如 JCAHO)所推荐甚至强制的工作,药物重整可以最大限度地实现"保证患者医疗安全"这个首要目标。中国目前的药物重整工作还没有形成一个分工明确的常态化的强制性工作，多数是医师在患者入院前简单询问几句，药物的名称和剂量常常代之以"不详"，也很少涉及患者服用的保健品等。而门诊患者的药物重整对我国的患者尤其重要：我国目前缺乏系统的家庭医师逐级分诊制度，每个患者可以自由地选择医院和医师，同一个疾病在多家医院或多个医师就诊后，每个医师可能开出的大量不同的药物，最终会让患者无所适从，更无法判断患者能否准确地服用药物。而美国的医疗系统，根据保险公司的安排，每个患者都有自己固定的医师，患者当前服用的所有药物，其家庭医师都了如指掌，这种情况下患者还存在高比例的药疗偏差，可以推测我国的患者这种药疗偏差是何等的高发。因此，中国的卫生行政部门和医院的医务人员应该逐渐推行这项工作，提高临床药师在住院、出院和门诊各环节药物重整中的地位和作用，切实保障患者的用药安全，提高治疗效率。

第二节　药师参与肾功能不全患者治疗的管理

我国卫生部自 2007 年在全国推行临床药师制工作以来，国内许多医院在不断总结临床药师制的标准操作规程，并运用到肾功能不全患者的治疗管理中。

一、标准操作规程的主要内容

(一)建立患者药历

临床药师在建立肾功能不全患者药历时，不仅要查阅患者保存的病历和当前药物治疗记录，还要与患者(家属)耐心交谈，充分了解患者的肾功能情况及用药信息，以确保所建药历的准确性和完整性。

(二)审核医嘱用药

要想做好此项工作，临床药师必须了解患者所患疾病的病理生理学基础、临床表现以及疾病本身对所选治疗药物的影响；能从患者的医疗记录中找到超出正常范围值的实验室检查和化验结果，如肾功能、肝功能指标等，并评价其对选择治疗药物的影响；熟练掌握医嘱中所用药物的剂量、剂型、用药方法、间隔时间、疗程、相互作用等是否适当。审核医嘱时临床药师要综合考虑所选药物的安全性、经济性和有效性，对存在的问题要及时沟通，确保用药合理。

(三)指导患者用药

临床药师通过与患者的沟通、交流及随访，询问服药时间、服药方法等用药问题，判断所用药物是否按治疗方案中规定的方法正确地给予，从而对患者存在的问题给予指导。

(四)监护危重患者

临床药师必须对伴肾功能不全的危重患者

进行重点监护,以保障危重患者得到及时、有效的救治。

(五)开展药物警戒

临床药师要对所负责病区患者发生的ADR进行上报和分析,尤其要避免患者可能潜在的ADR,确保患者用药安全。

(六)开展用药评价

临床药师为了提高药品使用质量,必须对医疗机构现有用药趋势进行监测、评价,对不合理用药趋势进行干预。

二、标准操作规程记录

将以上内容以表格的形式进行记录,并保留在临床药学部门,具体内容见图 5-1、表 5-1。

管理部门:药学部	临床药师查房工作管理流程	发布日期:xxxx年xx月xx日
流程编号:xx xx	流程目标:规范临床药师查房工作	适用范围:临床药师的查房工作

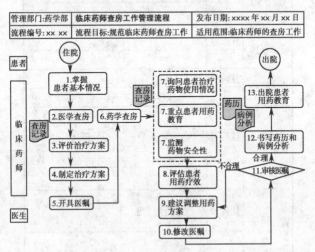

图 5-1　临床药师查房工作管理流程

表 5-1　临床药师工作日志

专业		临床药师		日期	
医嘱审核	住院号	干预病例	干预措施	干预结果	跟踪与监护
围手术期抗菌药物评价	住院号	手术名称	是/否为临床路径	抗菌药物使用情况	
用药咨询	咨询者	咨询内容	解答		
患者用药教育	住院号	教育内容			
(指导)填写 ADR/ME/DQA 报表	住院号	ADR 临床表现、可疑药物、ME/DQA 内容			
药学查房	住院号	内容			
药学监护	住院号	内容			
		临床症状、监护指标、监护结果等			
会诊	住院号	会诊意见	跟踪与监护	是/否书写药历/病例讨论/病例分析	
病例讨论	住院号	临床药师意见	是/否采纳	跟踪与监护	
其他					

参考文献

1. 林蔓娇,何鸿帅.关于做好临床药师工作的探讨.医学信息,2011,10(9):4597-4598.

2. 庄璐.国外处方药师现状及对我国临床药师发展的建议.执业药师专栏,2012,10(5):24-29.

3. 王玥,杜守颖,吴清.借鉴美国经验促进我国临床药师的培养.药学教育,2012,28(1):7-10.

4. 牟燕,苏乐群,李宏建.临床药师如何做好药学查房.药品评价,2012,14(20):16-18.

5. 胡德兵.临床药师在 ADR 监测中的作用探究.求医问药,2012,10(06):217.

6. 方英立,盛蕾,周文.临床药师在癌痛患者镇痛治疗中的作用与体会.药品评价,2012,9(17):12-15.

7. 范璟蓉,李歆.美国合作药物治疗管理及对我国的启示.药师与临床,2011,20,(3):2381-2386.

8. 胡燕,贾红英.日本、美国和英国执业药师制度对我国的启示.医学与社会,2011,24(10):75-80.

9. 黄欣,王尊松,厉国.肾病综合征患者的药学监护.中国药物应用与监测,2011,8(2):94-96.

10. 张淑芳.世界主要国家和地区药师队伍现状及对我国的启示.执业药师专栏,2012,9(5):3-5.

11. 曹立亚,苏力,徐敢.新加坡药剂师制度介绍与制度借鉴.中国药师,2012,15(4):572-574.

12. 丁赛尔.英国医药费用支付制度的发展现状.国际比较,2012,19(6):68-70.

13. 刘晓双.与肾损害有关的药物分析.社区用药指导,2012,14(20):12-13.

14. 褚燕琦,李妍.芝加哥大学医学中心临床药师培训模式的启示.医学与社会,2017,25(7):33-35.

15. 庄璘. 中德医院药师制度比较及对我国的启示. 执业药师专栏, 2012, 19(8): 36-56.

16. 张俊华, 周晓鹏, 程莲舟. 澳大利亚老年人用药管理及实践思考. 卫生部人才交流服务中心, 2012 (04): 21-22.

（张圣雨）

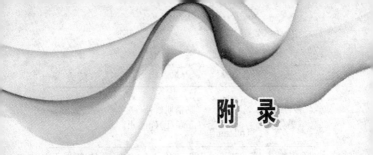

附 录

附录一　肾功能不全相关治疗指南

一、慢性肾衰竭
（附：慢性肾脏病）

【概述】

慢性肾衰竭（chronic renal failure，CRF）是指慢性肾脏病引起的肾小球滤过率（glomerular filtration rate，GFR）下降及与此相关的代谢紊乱和临床症状组成的综合征。

慢性肾衰竭可分为以下四个阶段：①肾功能代偿期；②肾功能失代偿期；③肾衰竭期（尿毒症前期）；④尿毒症期。

附表 1　我国慢性肾衰竭的分期方法（根据 1992 年黄山会议纪要）

慢性肾衰竭分期	肌酐清除率（Ccr）（ml/min）	血清肌酐（Scr）（μmol/L）（mg/dl）		说明
肾功能代偿期	50～80	133～177	1.5～2.0	大致相当于 CKD2 期

慢性肾衰竭分期	肌酐清除率(Ccr)(ml/min)	血清肌酐(Scr)(μmol/L)(mg/dl)	说明
肾功能失代偿期	20~50	186~442　2.1~5.0	大致相当于CKD3期
肾衰竭期	10~20	451~707　5.1~7.9	大致相当于CKD4期
尿毒症期	<10	≥707　≥8.0	大致相当于CKD5期

注：肌酐分子量为113，血清肌酐的单位互换系数为0.0113或88.5。

如：1.5mg/dl=1.5×88.5=132.75μmol/L≈133μmol/L
或1.5÷0.0113=132.74μmol/L≈133μmol/L。

晚近美国肾脏病基金会 K/DOQI 专家组对慢性肾脏病(chronic kidney diseases,CKD)的分期方法提出了新的建议(见附录：慢性肾脏病)。显然,慢性肾脏病和慢性肾衰竭在含义上有相当大的重叠,前者范围更广,而后者则主要代表慢性肾脏病患者中的 GFR 下降的那一部分群体。

慢性肾衰竭的病因主要有原发性与继发性肾小球病变(如糖尿病肾病、高血压肾小动脉硬化、狼疮性肾炎等)、肾小管间质病变(慢性肾盂肾炎、慢性尿酸性肾病、梗阻性肾病、药物性肾病等)、肾血管病变、遗传性肾病(如多囊肾、遗传性肾炎)等。在发达国家,糖尿病肾病、高血压肾小动脉硬化已成为慢性肾衰竭的主要病因;在发展中国家,这两种疾病在慢性肾衰竭各种病因中仍位居原发性肾小球肾炎之后,但近年也有明显增高趋势。双侧肾动脉狭窄或闭塞所引起的"缺血性肾病"（ischemic nephropathy），在老年慢性肾衰竭的病因中占有较重要的地位。

【临床表现】

在慢性肾衰竭的不同阶段，其临床表现也各不相同。在慢性肾衰竭的代偿期和失代偿期早期，患者可以无任何症状，或仅有乏力、腰酸、夜尿增多等轻度不适；少数患者可有食欲减退、代谢性酸中毒及轻度贫血。肾衰竭期以后，上述症状更趋明显。在尿毒症期，可出现急性心力衰竭、严重高钾血症、消化道出血、中枢神经系统障碍等严重并发症，甚至有生命危险。

1. 水、电解质酸碱平衡紊乱　慢性肾衰竭时，酸碱平衡失调和各种电解质代谢紊乱相当常见。在这类代谢紊乱中，以代谢性酸中毒和水钠平衡紊乱最为常见。

（1）代谢性酸中毒：在部分轻至中度慢性肾衰竭（GFR>25ml/min，或血肌酐<350μmol/L）患者中，部分患者由于肾小管分泌氢离子障碍或肾小管 HCO_3^- 的重吸收能力下降，因而可发生正常阴离子间隙的高氯血症性代谢性酸中毒，即肾小管性酸中毒。当 GFR 降低至<25ml/min（血肌酐>350μmol/L）时，体内代谢产物如磷酸、硫酸等酸性物质因肾的排泄障碍而潴留，可发生高氯血症性（或正氯血症性）高阴离子间隙性代谢性中毒，即"尿毒症性酸中毒"。轻度慢性酸中毒时,多数患者症状较少,但如动脉血 HCO_3^- <15mmol/L,则可出现明显食欲不振、呕吐、虚弱无力、呼吸深长等。

(2)水钠代谢紊乱:主要表现为水钠潴留,或低血容量和低钠血症。肾功能不全时,肾脏对钠负荷过多或容量过多,适应能力逐渐下降。水钠潴留可表现为不同程度的皮下水肿和(或)体腔积液,这在临床上相当常见,此时易出现血压升高、左心功能不全和脑水肿。低血容量主要表现为低血压和脱水。低钠血症的原因,既可因缺钠引起(真性低钠血症),也可因水过多或其他因素所引起(假性低钠血症),而以后者更为多见。

(3)钾代谢紊乱:当 GFR 降至 25ml/min 或更低时,肾脏排钾能力逐渐下降,此时易于出现高钾血症,尤其是当钾摄入过多、酸中毒、感染、创伤、消化道出血等情况发生时,更易出现高钾血症。严重高钾血症(血清钾>6.5mmol/L)有一定危险,需及时治疗抢救。有时由于钾摄入不足、胃肠道丢失过多、应用排钾利尿剂等因素,也可出现低钾血症。

(4)钙磷代谢紊乱:主要表现为磷过多和钙缺乏。钙缺乏主要与钙摄入不足、活性维生素 D 缺乏、高磷血症、代谢性酸中毒等多种因素有关,明显钙缺乏时可出现低钙血症。

血磷浓度由肠道对磷的吸收及肾的排泄来调节。当肾小球滤过率下降、尿内排出减少时,血磷浓度逐渐升高。在肾衰竭的早期，血钙、磷仍能维持在正常范围，且通常不引起临床症状，只在肾衰竭的中、晚期（GFR＜20ml/min）时才会出现高磷血症、低钙血症。低钙血症、高磷血症、活性维生素 D 缺乏等可诱发甲状旁腺素（PTH）升高，即继发性甲状旁腺功能亢进（简称甲旁亢）和肾性骨营养不良。

（5）镁代谢紊乱：当 GFR＜20ml/min 时，由于肾排镁减少，常有轻度高镁血症。患者常无任何症状；如使用含镁的药物（抗酸药、泻药等），则更易于发生。低镁血症也偶可出现，与镁摄入不足或过多应用利尿剂有关。

2. 蛋白质、糖类、脂肪和维生素的代谢紊乱　慢性肾衰竭患者蛋白质代谢紊乱一般表现为蛋白质代谢产物蓄积（氮质血症），也可有血清清蛋白水平下降、血浆和组织必需氨基酸水平下降等。上述代谢紊乱主要与蛋白质分解增多和（或）合成减少、负氮平衡、肾脏排出障碍等因素有关。

糖代谢异常主要表现为糖耐量减低和低血糖两种情况，前者多见，后者少见。高脂血症相当常见，其中多数患者表现为轻到中度高甘油三酯血症，少数患者表现为轻度高胆固醇血症，或两者兼有。维生素代谢紊乱相当常见，如血清维生素 A 水平增高、维生素 B_6 及叶酸缺乏等。

3. 心血管系统表现　心血管病变是慢性

肾脏病患者的主要并发症之一和最常见的死因。尤其是进入终末期肾病阶段,则病死率进一步增高(占尿毒症死因的 45%~60%)。近期研究发现,尿毒症患者心血管不良事件及动脉粥样硬化性心血管病比普通人群高 15~20 倍。

较常见的心血管病变主要有高血压和左心室肥厚、心力衰竭、尿毒症性心肌病、心包积液、心包炎、血管钙化和动脉粥样硬化等。近年发现,由于高磷血症、钙分布异常和"血管保护性蛋白"(如胎球蛋白 A)缺乏而引起的血管钙化,在心血管病变中亦起着重要作用。

4. **呼吸系统症状** 体液过多或酸中毒时均可出现气短、气促,严重酸中毒可致呼吸深长。体液过多、心功能不全可引起肺水肿或胸腔积液。有尿毒症毒素诱发的肺泡毛细血管渗透性增加、肺充血可引起"尿毒症肺水肿",此时肺部 X 线检查可出现"蝴蝶翼"征,及时利尿或透析上述症状可迅速改善。

5. **胃肠道症状** 主要表现有食欲不振、恶心、呕吐、口腔有尿味。消化道出血也较常见,其发生率比正常人明显增高,多是由于胃黏膜糜烂或消化性溃疡,尤以前者为最常见。

6. **血液系统表现** 慢性肾衰竭患者血液系统异常主要表现为肾性贫血和出血倾向。大多数患者一般均有轻至中度贫血,其原因主要由于红细胞生成素缺乏,故称为肾性贫血;如同时伴有缺铁、营养不良、出血等因素,可加重贫血程度。晚期慢性肾衰竭患者有出血倾向,如皮下或黏膜出血点、瘀斑、胃肠道出血、脑出血等。

7. **神经肌肉系统症状**　早期症状可有失眠、注意力不集中、记忆力减退等。尿毒症时可有反应淡漠、谵妄、惊厥、幻觉、昏迷、精神异常等。周围神经病变也很常见,感觉神经障碍更为显著,最常见的是肢端袜套样分布的感觉丧失,也可有肢体麻木、烧灼感或疼痛感、深反射迟钝或消失,并可有神经肌肉兴奋性增加,如肌肉震颤、痉挛、不宁腿综合征等。初次透析患者可能发生透析失衡综合征,出现恶心、呕吐、头痛、惊厥等,主要由于血液透析后细胞内外液渗透压失衡和脑水肿、颅内压增高所致。

8. **内分泌功能紊乱**　主要表现有:①肾脏本身内分泌功能紊乱:如 $1,25(OH)_2$ 维生素 D_3、红细胞生成素不足和肾内肾素-血管紧张素 II 过多;②下丘脑-垂体内分泌功能紊乱:如催乳素、促黑素(MSH)、促卵泡激素(FSH)、黄体生成素(LH)、促肾上腺皮质激素(ACTH)等水平增高;③外周内分泌腺功能紊乱:大多数患者均有血 PTH 升高,部分患者(大约 1/4)有轻度甲状腺素水平降低,以及胰岛素受体障碍、性腺功能减退等。

9. **骨骼病变**　肾性骨营养不良(即肾性骨病)相当常见,包括纤维囊性骨炎(高转运性骨病)、骨生成不良(adynamic bone disease)、骨软化症(低转运性骨病)及骨质疏松症。在透析前患者中骨骼 X 线发现异常者约 35%,但出现骨痛、行走不便和自发性骨折相当少见(少于 10%)。而骨活体组织检查(骨活检)约 90% 可发现异常,故早期诊断要靠骨活检。

纤维囊性骨炎主要由于 PTH 过高引起的,易发生骨盐溶化、肋骨骨折。X 线检查可见骨骼囊样缺损(如指骨、肋骨)及骨质疏松(如脊柱、骨盆、股骨等)的表现。

骨生成不良的发生,主要与血 PTH 浓度相对偏低、某些成骨因子不足有关,因而不足以维持骨的再生;透析患者如长期过量应用活性维生素 D、钙剂等药或透析液钙含量偏高,则可能使血 PTH 浓度相对偏低。

【诊断要点】

1. 诊断要点

(1)慢性肾脏病史超过 3 个月。所谓慢性肾脏病,是指各种原因引起的慢性肾脏结构和功能障碍,包括病理损伤、血液或尿液成分异常及影像学检查异常(附表 1)。

(2)不明原因的或单纯的 GFR 下降(< 60ml/min,老年人 < 50ml/min)超过 3 个月。

(3)在 GFR 下降过程中出现与肾衰竭相关的各种代谢紊乱和临床症状。

以上三条中,第一条是诊断的主要依据。根据第二条做诊断时宜慎重或从严掌握。如第三条同时具备,则诊断依据更为充分。

临床医师应仔细询问病史和查体,而且应当及时做必要的实验室检查,包括肾功能的检查,以及血电解质(K^+、Na^+、Cl^-、Ca^{2+}、PO_4^-等)、动脉血气分析、影像学等。要重视慢性肾衰竭的定期筛查(普通人群一般每年一次),努力做到早期诊断。

2. 鉴别诊断

(1)慢性肾衰竭与肾前性氮质血症的鉴别:在有效血容量补足 24～72 小时后肾前性氮质血症患者肾功能即可恢复,而慢性肾衰竭则肾功能难以恢复。

(2)慢性肾衰竭与急性肾衰竭的鉴别:往往根据患者的病史即可作出鉴别。在患者病史欠详时,可借助于影像学检查(如 B 超、CT 等)或肾图检查结果进行分析,如双肾明显缩小,或肾图提示慢性病变,则支持慢性肾衰竭的诊断。

(3)慢性肾衰竭伴发急性肾衰竭:如果慢性肾衰竭较轻,而急性肾衰竭相对突出,且其病程发展符合急性肾衰竭演变过程,则可称为"慢性肾衰竭合并急性肾衰竭"(acute on chronic renal failure),其处理原则基本上与急性肾衰竭相同。如慢性肾衰竭本身已相对较重,或其病程加重过程未能反映急性肾衰竭演变特点,则称之为"慢性肾衰竭急性加重"(acute progression of CRF)。

【治疗方案与原则】

1. 延缓或逆转早中期慢性肾衰竭进展的对策　对已有的肾脏疾患或可能引起肾损害的疾患(如糖尿病、高血压等)进行及时有效的治疗,防止慢性肾衰竭的发生,称为一级预防(primary prevention)。对轻、中度慢性肾衰竭及时进行治疗,延缓、停止或逆转慢性肾衰竭的进展,防止尿毒症的发生,称为二级预防(secondary prevention)。二级预防基本对策是:

(1)坚持病因治疗:如对高血压、糖尿病肾病、肾小球肾炎等坚持长期合理治疗。

(2)避免或消除慢性肾衰竭急剧恶化的危险因素:如肾脏基础疾病的复发或急性加重、严重高血压未能控制、急性血容量不足、肾脏局部血供急剧减少、重症感染、组织创伤、尿路梗阻、其他器官功能衰竭(如严重心力衰竭、严重肝衰竭)、肾毒性药物的使用不当等。

(3)阻断或抑制肾单位损害渐进性发展的各种途径,保护健存肾单位。对患者血压、血糖、尿蛋白定量、GFR下降幅度等指标,都应当控制在"理想范围"(附表2)。

1)严格控制高血压:24小时持续、有效地控制高血压,对保护靶器官具有重要作用,也是延缓、停止或逆转慢性肾衰竭进展的主要因素之一。透析前慢性肾衰竭(GFR≥10ml/min)患者的血压,一般应当控制在120～130/75～80mmHg以下。血管紧张素转化酶抑制剂

（ACEI）和血管紧张素Ⅱ受体拮抗剂（ARB）具有良好降压作用，还有其独特的减低高滤过、减轻蛋白尿的作用。

附表2 CKD～CRF 患者血压、血糖、HbA1c、
蛋白尿、GFR 变化的治疗目标

项目	目标
血压	
CKD 第 1～4 期（GFR≥ 15ml/min）	
蛋白＞1g/d 或糖尿病肾病	＜125/75mmHg
尿蛋白＜1g/d	＜130/80mmHg
CKD 第 5 期（GFR＜ 15ml/min）	＜140/90mmHg
血糖（糖尿病患者）	空腹 90～130mg/dl，睡前 110～150mg/dl
HbA1c（糖尿病患者）	＜7％
蛋白尿	＜0.3g/d
GFR 下降速度	＜0.3ml/(min·mon) (＜4ml/(min·year))

2）严格控制血糖：研究表明，严格控制血糖，使糖尿病患者空腹血糖控制在 90～130mg/dl，糖化血红蛋白（HbA1c）＜7％，可延缓患者慢性肾衰竭进展。

3）控制蛋白质：将患者蛋白尿控制在＜0.3g/d，或明显减轻微量清蛋白尿，均可改善

其长期预后,包括延缓慢性肾衰竭病程进展和提高生存率。

4)饮食治疗:应用低蛋白、低磷饮食,单用或加用必需氨基酸或 α-酮酸(EAA/KA),可能具有减轻肾小球硬化和肾间质纤维化的作用。多数研究结果支持饮食治疗对延缓慢性肾衰竭进展有效,但其效果在不同病因、不同阶段的慢性肾衰竭患者中有所差别。

5)其他:积极纠正贫血、减少尿毒症毒素蓄积、应用他汀类降脂药、戒烟等,很可能对肾功能有一定保护作用,正在进一步研究中。

2. 早中期慢性肾衰竭的治疗措施

(1)慢性肾衰竭的营养治疗:慢性肾衰竭患者蛋白摄入量一般为 $0.6\sim0.8$g/(kg·d),以满足其基本生理需要。磷摄入量一般应<600~800mg/d;对严重高磷血症患者,还应同时给予磷结合剂。患者饮食中动物蛋白与植物蛋白(包括大豆蛋白)应保持合理比例,一般两者各占一半左右;对蛋白摄入量限制较严格[$0.4\sim0.6$g/(kg·d)]的患者,动物蛋白可占 50%~60%。

如有条件,患者在低蛋白饮食[$0.4\sim0.6$g/(kg·d)]的基础上,可同时补充适量[$0.1\sim0.2$g/(kg·d)]的必需氨基酸和(或)α-酮酸,此时患者饮食中动物蛋白与植物蛋白的比例可不加限制。

患者须摄入足量热卡,一般为 30~35kcal/(kg·d)[125.6~146.5kJ/(kg·d)],以使低

蛋白饮食的氮得到充分的利用,减少蛋白分解和体内蛋白库的消耗。

(2)纠正酸中毒和水、电解质紊乱

1)纠正代谢性酸中毒:主要为口服碳酸氢钠($NaHCO_3$),轻者 1.5～3.0g/d 即可;中、重度患者 3～15g/d,必要时可静脉输入。可将纠正酸中毒所需之 $NaHCO_3$ 总量分 3～6 次给予,在 48～72 小时或更长时间后基本纠正酸中毒。对有明显心力衰竭之患者,要防止 $NaHCO_3$ 输入量过多,输入速度宜慢,以免心脏负荷加重;也可根据患者情况同时口服或注射呋塞米20～200mg/d,以增加尿量,防止钠潴留。

2)水钠代谢紊乱的防治:为防止出现水钠潴留,需适当限制钠摄入量,一般 NaCl 摄入量应不超过 6～8g/d。有明显水肿、高血压者,钠摄入量一般 2～3g/d(NaCl 摄入量 5～7g/d),个别严重病例可限制为 1～2g/d(NaCl 2.5～5g/d)。也可根据需要应用袢利尿剂(呋塞米、布美他尼等,如呋塞米 20～160mg/次,2～3g/d)。对慢性肾衰竭患者(Scr＞220μmol/L)不宜应用噻嗪类利尿剂及贮钾利尿剂,因这两类药物此时疗效甚差。对严重肺水肿急性左心衰者,常需及时给予血液透析或持续性血液滤过,以免延误治疗时机。

对慢性肾衰竭患者轻、中度低钠血症,一般不必积极处理,而应分析其不同原因,只对真性缺钠者谨慎地进行补充钠盐。对严重缺钠的低钠血症者,也应有步骤地逐渐纠正低钠状态。对"失钠性肾炎"患者,因其肾脏失钠较多,故需要积极补钠,但这种情况比较少见。

3) 高钾血症的防治:当 GFR<25ml/min(或 Scr>3.5~4mg/dl)时,即应限制钾的摄入(一般为 1500~2000mg/d)。当 GFR<10ml/min 或血清钾水平>5.5mmol/L 时,则应严格限制钾摄入(一般低于 1000mg/d)。在限制钾摄入的同时,还应及时纠正酸中毒,并适当应用袢利尿剂(呋塞米、布美他尼等),以增加尿钾排出。

对已有高钾血症的患者,应采取积极的降钾措施:①及时纠正酸中毒,除口服碳酸氢钠外,必要时(血钾>6mmol/L)可静脉滴注碳酸氢钠 10~25g,根据病情需要 4~6 小时后还可重复给予;②给予袢利尿剂:最好静脉或肌内注射呋塞米 40~80mg(或布美他尼 2~4mg),必要时将剂量增至 100~200mg/次;③应用葡萄糖-胰岛素溶液输入(葡萄糖 4~6g 中加胰岛素 1 单位);④口服聚苯乙烯磺酸钠,一般每次 5~20g,每日 3 次,增加肠道钾排出,以聚苯乙烯磺酸钙(如 sorbisterit 等)更为适用,因为离子交换过程中只释放离子钙,不致增加钠负荷;⑤对严重高钾血症(血钾>6.5mmol/L),且伴有少尿、利尿效果欠佳者,应及时给予血液透析治疗。

(3)高血压的治疗:对高血压进行及时、合理的治疗,不仅是为了控制高血压的某些症状,而且是为了积极主动地保护靶器官(心、肾、脑等)。ACEI、ARB、钙拮抗剂(CCB)、祥利尿剂、β受体拮抗剂、血管扩张剂等均可应用,以ACEI、ARB、CCB 的应用较为广泛。透析前慢性肾衰竭患者的血压应<130/80mmHg,维持透析患者血压一般不超过 140/90mmHg。

(4)贫血的治疗:如排除缺铁等因素,Hb<110g/L 或 HCT<33%,即可开始应用重组人红细胞生成素(rHuEPO)治疗。一般开始用量为每周 50~100U/kg,分 2~3 次注射(或 2000~3000U/次,每周 2~3 次),皮下或静脉注射,以皮下注射更好。对透析前慢性肾衰竭来说,目前趋向于小剂量疗法(2000~3000U,每周 1~2次),疗效佳,不良反应小。直到 Hb 上升至120g/L(女)~130g/L(男) 或 HCT 上升至33%~36%,视为达标。在维持达标的前提下,每个月调整用量一次,适当减少促红细胞生成素的用量。个别透析患者重组人红细胞生成素剂量可能有所增加(3000~4000U/次,每周 3次),但不应盲目单纯加大剂量,而应当分析影响疗效的原因,有针对性地调整治疗方案。

在应用重组人红细胞生成素时,应同时重视补充铁剂。口服铁剂主要有琥珀酸亚铁、硫酸亚铁等。部分透析患者口服铁剂吸收较差,故常需要经静脉途径补充铁,以氢氧化铁蔗糖复合物(蔗糖铁)的安全性及有效性最好。

(5)低钙血症、高磷血症和肾性骨病的治疗:当 GFR<30ml/min 时,除限制磷摄入外,可口服磷结合剂,以碳酸钙、司维拉姆(一种树脂)较好。口服碳酸钙一般每次 0.5~2g,每日 3 次,餐中服用。对明显高磷血症(血清磷水平>7mg/dl)或血清 Ca、P 乘积>65(mg^2/dl^2)者,则应暂停应用钙剂,以防加重转移性钙化,此时可短期服用氢氧化铝制剂(10~30ml/次,每日 3 次),待 Ca、P 乘积<65(mg^2/dl^2)时,再服用钙剂。

对明显低钙血症患者,可口服 1,25($OH)_2$ 维生素 D_3(骨化三醇),0.25μg/d,连服 2~4 周;如血钙和症状无改善,可将用量增加至 0.5μg/d;对血钙不低者,则宜隔日口服 0.25μg。凡口服骨化三醇患者,治疗中均需要监测血 Ca、P、PTH 浓度,使透析患者血钙磷乘积尽量接近目标值的低限[Ca×P<55(mg^2/dl^2)或 4.52($mmol^2/L^2$)],血 PTH 保持在 150~300pg/ml,以防止生成不良性骨病。

(6)防治感染:平时应注意防止感冒,预防各种病原体的感染。抗菌药物的选择和应用原则与一般感染相同,唯剂量要根据药代动力学特点进行调整。在疗效相近的情况下,应选用肾毒性最小的药物。

(7)高脂血症的治疗:透析前慢性肾衰竭患者与一般高脂血症患者治疗原则相同,应积极治疗。但对维持透析患者,高脂血症的标准宜放宽,如血胆固醇水平保持在 250～300mg/dl,血甘油三酯水平保持在 150～200mg/dl 为好。

(8)口服吸附疗法和导泻疗法:透析前慢性肾衰竭患者可口服氧化淀粉或药用炭制剂、大黄制剂或甘露醇(导泻疗法)等,以利用胃肠道途径增加尿毒症毒素的排出,对减轻患者氮质血症起到一定辅助作用。

(9)其他:①糖尿病肾衰竭患者随着 GFR 明显下降,必须相应减少胰岛素用量;②高尿酸血症通常不需药物治疗,但如有痛风,则口服别嘌醇 0.1g,每日 1～2 次;③皮肤瘙痒:口服抗组胺药物,控制高磷血症及强化透析,对部分患者有效。

3.尿毒症的替代治疗　当慢性肾衰竭患者 GFR 6～10ml/min(血肌酐高于 707μmol/L)并有明显尿毒症临床表现,经治疗不能缓解时,则应进行维持透析治疗。对糖尿病肾病,可适当提前(GFR 10～15ml/min)安排维持透析。对有严重急性左心力衰竭、严重高钾血症等紧急透析指征时,应按紧急透析处理。血液透析和腹膜透析的疗效相近,但各有其优缺点,在临床应用上可互为补充。但透析疗法仅可部分替代肾的排泄功能(对小分子溶质的清除仅相当于正常肾脏的 10%～15%),而不能代替其内分泌和代谢功能。

(1)血液透析:最好血液透析前 3～4 个月预先给患者做动静脉内瘘(位置一般在前臂),

以形成血流通道。血液透析治疗一般每周做 3 次,每次 4～6 小时。在开始血液透析 4～8 周内,尿毒症症状逐渐好转;如能长期坚持合理的透析,不少患者能存活 10～20 年以上。但透析治疗间断地清除溶质的方式使血容量、溶质浓度的波动较大,与生理状态有相当差距,需进一步改进。

(2)腹膜透析:持续性不卧床腹膜透析(CAPD)疗法设备简单,易于操作,安全有效,可在患者家中自行操作。每日将透析液输入腹腔,并交换 4 次(一次 6 小时),每次约 2L。持续性不卧床腹膜透析是持续地进行透析,持续地清除尿毒症毒素,血容量不会出现明显波动。持续性不卧床腹膜透析在保存残存肾功能方面优于血液透析,费用也较血液透析低。持续性不卧床腹膜透析尤其适用于老年人、糖尿病患者、小儿患者或做动静脉内瘘有困难者。

4. 肾移植 患者通常应先做一段时间的透析,待病情稳定并符合有关条件后,再考虑进行肾移植术。成功的肾移植可使患者恢复正常的肾功能(包括内分泌和代谢功能)。移植肾可由尸体供肾或亲属供肾(由兄弟姐妹或父母供肾),后者肾移植的效果更好。要在 ABO 血型配型和 HLA 配型合适的基础上选择供肾者。肾移植需长期使用免疫抑制剂,以防排斥反应,常用的药物为糖皮质激素、环孢素(或他克莫司)、硫唑嘌呤等。近年肾移植的疗效已明显改善，尸体供肾移植肾的 1 年存活率达 85%以上。由于移植后长期使用免疫抑制剂，故并发感染者增加，恶性肿瘤的患病率也有增高。

二、肾病综合征

【概述】

肾病综合征（nephrotic syndrome, NS）是肾小球疾病的常见表现，由多种病因引起，其对治疗的反应和预后差异甚大。临床上不能仅满足肾病综合征的诊断，必须对其作出病因、病理、并发症乃至完整诊断，以提高肾病综合征治疗的缓解率，改善患者的预后。

引起原发性肾病综合征的病理类型有多种，以微小病变肾病、肾小球局灶节段硬化、系膜增生性肾炎、膜性肾病、膜增生性肾小球肾炎等几种类型最为常见。

肾病综合征的分类根据病因分为原发性和继发性，前者之诊断主要依靠排除继发性肾病综合征。继发性肾病综合征的病因常见于糖尿病肾病、狼疮肾炎、肾淀粉样变性、药物肾损害、肾肿瘤等。

【临床表现】

1. 症状和体征　可发生于任何年龄，发病前可有职业病史、有毒有害物接触史、服用药物或食物过敏史等情况，可继发于呼吸道、皮肤的感染、病毒性肝炎、肿瘤、糖尿病、系统性疾病等,起病可急骤也可隐匿,患者可有乏力、恶心、腰酸、食欲下降等,部分患者可无明显临床症状。除水肿、蛋白尿外,临床还可表现为血尿、高血压及不同程度肾功能减退。

其主要症状为水肿,特点是水肿首先出现于皮下组织较疏松部位,如眼睑、颜面等处,然后出现于下肢(常从踝部开始),多为指压凹陷性水肿,严重的可发展至全身,引起胸水、腹水、心包积液。水肿与体位有明显的关系,如出现一侧下肢与体位无关的固定性水肿,应怀疑下肢深静脉血栓形成。但也有部分患者水肿不明显。

2. 实验室检查　典型的肾病综合征实验室检查表现为:①大量蛋白尿(尿蛋白定量>3.5g/d);②低清蛋白血症(血浆清蛋白<30g/L);③高脂血症。

此外,尿沉渣镜检红细胞可增多,可见管型,肾功能正常或受损(GFR下降),可伴免疫指标(抗核抗体、抗双链 DNA、ANCA、免疫球蛋白等)、肿瘤指标(CEA、AFP、PSA 等)、病毒指标(HBV、HCV、HIV 等)、骨髓穿刺活检异常。肾穿刺活检可明确病理分型。

3. 肾病综合征的主要并发症

(1)感染:肾病综合征患者由于存在营养不良、免疫状态异常、激素及免疫抑制剂的应用,感染的机会增加。感染部位多发生在呼吸道、泌尿系统和消化道。常见的致病菌有肺炎球菌、溶血性链球菌和大肠埃希菌等,引起呼吸道感染(肺炎、支气管炎)、胸膜炎。其他如结核分枝杆菌、病毒(疱疹病毒等)、真菌的感染机会也明显增加。在严重肾病综合征伴大量腹水时,易在腹水的基础上发生自发性细菌性腹膜炎(spontaneous bacterial peritonitis,SBP)。

(2)血栓栓塞:是肾病综合征常见的甚至严重致死性的并发症之一。临床上以肾静脉和深静脉血栓最为常见,部分可呈典型肺梗死表现。大多数肾静脉血栓的患者表现为亚临床型。膜性肾病中肾静脉血栓的发生率最高,可达50%以上,其次为膜增生性肾小球肾炎。

(3)急性肾衰竭:是肾病综合征的主要并发症,可发生在肾病综合征的不同阶段,但以疾病初期和肾病未获缓解时的发生率为最高。合并急性肾衰竭的原因主要有:①严重血容量不足所致的肾前性氮质血症;②缺血、感染或药物引起的急性肾小管坏死;③感染、药物及过敏所致的急性间质性肾炎;④高凝所致的急性肾静脉血栓形成;⑤肾间质水肿。对肾病综合征合并急性肾衰竭者应积极寻找原因,及早给予对因治疗,肾功能大多可恢复正常。

(4)代谢紊乱:肾病综合征患者存在明显的低清蛋白血症,蛋白代谢呈负平衡。长期低清蛋白血症可造成患者营养不良、贫血、机体抵抗力下降、生长发育迟缓、甲状腺激素水平低下、钙磷代谢紊乱、维生素D缺乏等。

【诊断要点】

1. 诊断条件

(1)大量蛋白尿(蛋白尿定量>3.5g/d);

(2)低清蛋白血症(血浆清蛋白<30g/L);

(3)高度水肿;

(4)高脂血症(血浆胆固醇、甘油三酯均明显增高)。

前两项是诊断肾病综合征的必要条件,后两项为次要条件,临床上只要满足上述两项必要条件,肾病综合征的诊断即成立。对肾病综合征患者应行肾活检明确病理类型,以指导临床治疗。

肾病综合征可为原发性和继发性。如考虑为继发性应积极寻找病因,在排除继发性肾病综合征,如糖尿病肾病、过敏性紫癜肾炎、狼疮肾炎、乙肝相关性肾炎、肾淀粉样变等之后才能诊断为原发性肾病综合征。

2. 病理分型　肾病综合征并非独立疾病,在肾活检基础上完善病理类型的诊断尤为重要。原发性肾小球肾炎所致的肾病综合征常见的病理类型分为:

(1)微小病变肾病(MCN):光镜下肾小球基本正常,近端小管上皮细胞可见脂肪变性,故又被称为"类脂性肾病"。免疫荧光阴性,电镜下特征性表现为弥漫性足突融合,肾小球内一般无电子致密物沉积。

(2)系膜增生性肾小球肾炎(MsPGN):光

镜下可见肾小球弥漫性系膜细胞增生伴系膜基质增多，而肾小球毛细血管壁和基膜正常。按免疫荧光结果可分为 IgA 肾病（单纯 IgA 沉积或以 IgA 沉积为主）和非 IgA 系膜增生性肾小球肾炎（以 IgG 或 IgM 沉积为主）。

(3)局灶节段性肾小球硬化(FSGS)：其病理特征为局灶损害。病变以系膜基质增多、血浆蛋白沉积、球囊粘连、玻璃样变性为特征，伴或不伴球性硬化。电镜下可见弥漫性足细胞足突消失，免疫荧光呈现 IgM 和 C3 沉淀。

(4)膜性肾病(MN)：以局限于肾小球基膜的免疫复合物沿肾小球基膜外侧（上皮下）沉积，刺激基膜增生，致使"钉突"形成、基膜弥漫增厚为特征。

(5)膜增生性肾小球肾炎(MPGN)：其共同特点为肾小球基膜增厚、系膜细胞增生及系膜基质扩张，毛细血管袢呈"双轨征"为其典型病理改变。

难治性肾病综合征是指部分患者表现为对激素依赖或激素抵抗。激素依赖是指激素治疗有效，激素减量或停药后 2 周内复发。激素抵抗是指使用足量泼尼松（龙）1mg/(kg·d)或甲泼尼龙 0.8mg/(kg·d)，8～12 周无效，局灶节段性肾小球硬化的判断时间应延长为 16 周。

【治疗方案及原则】

1. 病因治疗　有继发性原因者应积极治疗原发病。对基础疾病采取积极有效的治疗，包括手术或化疗治疗肿瘤、停用相关药物、进行积极有效的抗肝炎病毒治疗、治疗感染性疾病、有效控制自身免疫性疾病等。

2. 对症支持治疗

(1)一般治疗

1)休息:肾病综合征患者应适当注意休息,有严重水肿及低清蛋白血症者应以卧床休息为主。病情稳定者应适当活动,以防止血栓形成。

2)饮食:在肾病综合征严重低清蛋白血症时蛋白质的摄入量为 1.2~1.5g/(kg·d)。在严重水肿或高血压时,应限制钠盐及水的摄入量,一般摄入钠为 2~3g/d。少油、低胆固醇饮食。

(2)利尿消肿:对于水肿明显,限钠限水后仍不能消肿者可适当选用利尿剂。

1)噻嗪类利尿剂:主要作用于远曲小管,通过抑制氯和钠在髓袢升支粗段及远端小管前段的重吸收而发挥利尿作用。常用的有氢氯噻嗪,剂量一般为 50~80mg/d,分次口服。使用时需注意低钠和低钾的发生。

2)袢利尿剂:主要作用于髓袢升支粗段,抑制钠、钾和氯的重吸收。利尿作用快速而强大。常用的有呋塞米,20~80mg/d,分次口服。其他袢利尿剂如托拉塞米,利尿作用较强而持久,尿钾、钙的排出作用较呋塞米弱。使用时注意低钠、低钾和低氯的发生。

3)潴钾利尿剂:主要作用于远端小管后段,

抑制钠和氯的重吸收,但有潴钾作用。潴钾利尿剂单独使用利尿效果欠佳,与噻嗪类利尿剂合用能增强利尿效果,并减少电解质紊乱的发生。常用的有螺内酯,20~40mg,每日2~3次口服。使用时注意高钾血症的发生,肾功能不全者慎用。

4)补充清蛋白:可提高血浆胶体渗透压,促进组织间隙中的水分回吸收到血管内而发挥利尿作用。补充清蛋白的适应证为肾病综合征严重水肿、明显低清蛋白血症,使用利尿剂不能达到利尿消肿效果时。补充清蛋白可以减轻水肿等症状,但对病程没有明显的影响。肾病综合征治疗不应过度补充清蛋白而应强调针对原发病的治疗。

(3)降压治疗:肾病综合征患者应严格控制血压,降压的靶目标应低于130/80mmHg,虽然血管紧张素转化酶抑制剂(ACEI)和血管紧张素Ⅱ受体拮抗剂(ARB)能有效控制血压,降低蛋白尿,延缓肾衰竭进展,降低心血管并发症的发生率和病死率等,但在肾病综合征严重水肿,存在肾血流量相对不足时,应避免使用,以免引起肾前性急性肾衰竭。在肾病综合征部分缓解或稳定后开始应用,并可根据病情剂量翻倍,降低蛋白尿。

(4)糖皮质激素:原发性肾病综合征治疗的最基本药物仍为糖皮质激素。激素使用的原则为:①起始剂量要足。成人泼尼松 $1mg/(kg \cdot d)$,

最大剂量不超过 60～80mg/d；儿童可用至
2mg/(kg·d)，最大剂量不超过 80mg/d。足量
治疗维持 4～12 周，视病理类型而定。目前一
般不主张膜性肾病单用足量激素治疗，而采用
半量糖皮质激素联合免疫抑制剂治疗。②肾病
综合征缓解后逐渐递减药物。③激素治疗的总
疗程一般在 6～12 个月，对于常复发的肾病综
合征患者，在激素减至 0.5mg/(kg·d)或接近
肾病综合征复发的剂量时，维持足够长的时间，
然后再逐渐减量。激素剂量在 10mg 左右时，
不良反应明显减少。目前常用的激素是泼尼
松，在有肝功能损害的患者选用泼尼松龙或甲
泼尼龙口服。糖皮质激素治疗肾病综合征时要
注意个体化，应尽可能采用每天一次顿服。长
程糖皮质激素治疗时应注意药物不良反应(如
高血糖、高血压、股骨头无菌性坏死、消化道溃
疡、感染等)，定期进行相关检查。

(5)免疫抑制治疗：对激素依赖或激素抵
抗，或激素有反指征患者可考虑在激素基础上
加用或单用免疫抑制剂治疗。但要密切注意药
物的不良反应。

1)烷化剂：环磷酰胺(cyclophosphamide，
CTX)是临床应用最多的烷化剂。环磷酰胺的
一般剂量为 2mg/(kg·d)，口服 2～3 个月；或
每次 0.5～0.75g/m^2，静脉滴注，每月 1 次。病
情稳定后减量，累积剂量一般不超过 10～12g。
环磷酰胺的主要不良反应为骨髓抑制、肝功能

损害、性腺抑制、脱发、出血性膀胱炎、感染加重及消化道反应。使用过程中应定期检查血常规和肝功能。

2)环孢素(cyclosporinA,CsA):是神经钙调酶抑制剂,可通过选择性抑制 T 辅助细胞及细胞毒效应而起作用。起始剂量为 $3\sim5mg/(kg \cdot d)$,大部分患者在治疗一个月内起效。起效后逐渐减量,维持剂量≥6 个月。血药浓度应维持在谷浓度 $150\sim200ng/ml$ 左右。环孢素的不良反应主要为齿龈增生,多毛,肝、肾毒性等。肾功能不全及肾小管间质病变严重的患者慎用。

3)其他:MMF、FK506 等用于治疗激素抵抗和激素依赖的原发性肾病综合征有一定疗效。主要抑制 T、B 淋巴细胞增生,能增加肾病综合征的缓解率,降低复发率,减少激素用量等。具体剂量、疗程视个体而异。

3. 并发症治疗

(1)抗凝和抗血小板黏附治疗:肾病综合征患者由于严重的低清蛋白血症、凝血因子的改变和激素的使用,常处于高凝状态,其血栓形成并发症发生率较高,以下肢深静脉血栓和肾静脉血栓形成为常见,尤其是膜性肾病患者,血栓形成率高达 $50\%\sim60\%$。建议在血浆清蛋白水平低于 $20g/L$ 的肾病综合征患者中常规应用。常用的药物有:①普通肝素和低分子量肝素:普通肝素监测活化部分凝血活酶时间(activated partial thromboplastin time，APTT）在正常的 1.5～2.5 倍；低分子量肝素在使用 4 小时左右监测抗凝血因子Ⅹa 活性。肝素的主要不良反应为血小板减少、黏膜出血、伤口出血等，严重者可导致致命性出血。②双香豆素：应密切监测凝血酶原时间（prothrombin time，PT）。主要不良反应是出血、血肿，一旦出血严重，应立即停药，并给予维生素 K10mg 静脉注射对抗。③抗血小板黏附药（阿司匹林）：常规剂量 50～100mg，每天 1 次口服。④磷酸二酯酶抑制药，双嘧达莫（dipyridamole）。常规剂量为每次 100mg，每天 3 次口服。较常见的不良反应为头痛、胃肠道刺激等。

（2）降脂治疗：临床上根据血脂的异常情况选择降脂药物，如以胆固醇升高为主，则选用 3-羟基-3-甲基戊二酰单酰辅酶 A（HMG-CoA）还原酶抑制剂，如辛伐他汀、氟伐他汀、阿托伐他汀、普伐他汀等。对于以甘油三酯升高为主的，则选用纤维酸类药物（fibric acid），如非诺贝特、吉非贝齐等。降脂药物的主要不良反应是肝毒性和横纹肌溶解，使用过程中需注意监测肝功能和肌酶，并避免两类降脂药物同时使用。

三、高血压肾损害

【概述】

原发性高血压造成的肾脏结构和功能改变

称为高血压肾损害,是导致终末期肾病的重要原因之一。其病变主要累及肾脏入球小动脉、小叶间动脉和弓状动脉,故又被称为小动脉性肾硬化症。此病为西方国家导致终末期肾衰竭的第二位疾病,我国发病率也在日益增多。发病机制可能与高血压导致肾脏血流动力学改变有关,也可能存在有非血流动力学的参与。根据患者临床变现和病理改变的不同,一般将本病分成良性高血压肾硬化症和恶性高血压肾硬化症。良性高血压肾硬化症是良性高血压长期作用于肾脏引起,主要呈现肾脏小动脉硬化和继发性肾实质缺血性病变。恶性高血压肾硬化症是指在原发性高血压基础上发展为恶性高血压,最终导致肾脏损伤。如果早期能够积极有效地控制血压,将会对阻断高血压与肾脏损害之间的恶性循环,起到非常重要的作用。

【临床表现】

1. 良性高血压肾硬化症　本病发病年龄多见于 50 岁以上,男性多于女性。临床过程较长,早期表现为夜尿增多、尿浓缩功能减退、钠排出增多等肾小管功能的损害,可伴微量清蛋白尿。后期可出现少量尿蛋白,部分患者呈现中度蛋白尿及少量红细胞尿,以及肾功能进行性减退等肾小球损害表现。此外,高血压可导致其他脏器的并发症,如左心室肥厚,心力衰竭,脑卒中,视网膜动脉硬化、出血、水肿、硬性渗出。

2. 恶性高血压肾硬化症　表现为恶性高血压(血压迅速增高,舒张压＞130mmHg)、镜下血尿(甚至肉眼血尿)、蛋白尿、管型尿(透明管型和颗粒管型等)、少尿或无尿伴血肌酐迅速升高,短期内可进展为尿毒症。此外,肾损害常与恶性高血压的其他脏器损害并存,如心脏扩大、心力衰竭、头痛、嗜睡、抽搐、昏迷、视物模糊、视力下降甚至突然失明等。

【诊断要点】

1. 良性高血压肾硬化症　早期阶段可无任何临床表现,或被其他并发症症状掩盖,容易漏诊和误诊。有下列临床表现者应高度怀疑良性高血压肾硬化:①长期高血压病史,病程常在5年以上。②突出表现为肾小管功能的损害,如夜尿增多、肾小管性蛋白尿、尿 NAG 及 β_2 微球蛋白增高等,部分存在中度蛋白尿、少量红细胞尿以及肾功能进行性减退,24 小时尿蛋白定量一般不超过 1.5g。③排除其他引起尿检异常和肾功能减退的原因。④影像学检查肾脏大小早期正常,晚期缩小,肾脏大小与高血压病程长短和严重程度相关。⑤必要时行肾穿刺活检,肾脏病理表现以肾小动脉硬化为主,包括入球小动脉玻璃样变、小叶间动脉及弓状动脉内膜肥厚、血管腔变窄,并常伴有不同程度的肾小球缺血性硬化、肾小管萎缩以及肾间质纤维化,免疫荧光无免疫复合物在肾组织的沉积。⑥伴有高血压的其他靶器官损害,如高血压眼底血管病变(可见小动脉痉挛、狭窄,很少出现出血和渗出)、心室肥厚及脑卒中史等。

2. **恶性高血压肾硬化症**　①出现恶性高血压(血压迅速增高,舒张压>130mmHg,并伴Ⅲ或Ⅳ级高血压视网膜病变);②肾脏损害表现为蛋白尿(亦可有大量蛋白尿)、镜下血尿(甚至肉眼血尿)、管型尿(透明管型和颗粒管型等),并可出现无菌性白细胞尿,病情发展迅速者肾功能进行性恶化,甚至进入终末期肾衰竭;③恶性高血压的其他脏器损害,如心力衰竭、脑卒中、眼底损害(第Ⅲ或第Ⅳ级高血压视网膜病变)甚至突然失明等;④排除继发性恶性高血压;⑤肾脏病理可见坏死性小动脉炎和增生性小动脉内膜炎,包括入球小动脉、小叶间动脉及弓状动脉纤维素样坏死,以及小叶间动脉和弓状动脉高度肌内膜增厚(血管切面呈"洋葱皮"样外观),小动脉管腔高度狭窄乃至闭塞。部分患者肾小球可出现微血栓及新月体。

【治疗方案及原则】

1. **治疗原则**　①严格控制高血压,合理选择降压药,同时改善靶器官的功能。②有效防止高血压肾硬化症的发生和发展,必须将高血压控制达目标值。根据 2007 年欧洲高血压学会及欧洲心脏病学会(ESH/ESC)制订的"动脉高血压治疗指南"规定,高血压患者未合并糖尿病且无心、脑、肾并发症时,血压至少应降至140/90mmHg,能耐受者还应降得更低;而合并糖尿病或出现高血压心、脑、肾并发症时,血压还需降得更低,至少应达 130/80mmHg;如尿蛋白排泄量＞1g/d,血压控制得应更低一些。③对于持续性长期难以控制的高血压,应逐渐降低血压,防止过快、过猛;对于近期血压突然升高,肾功能急剧恶化的患者,应给予强有力的药物治疗,使血压迅速恢复正常,一般可首选静脉用降压药,血压控制后则逐渐替换为口服降压药。④多种降压药物应常规剂量联合治疗,以减少药物不良反应,提高疗效。⑤尽可能选择长效降压药,使血压 24 小时内稳定于目标范围,以减少血压波动,更有效保护靶器官。⑥长期应用降压药物,需注意药物对糖代谢、脂代谢及嘌呤代谢的影响。

2. 药物选择　血管紧张素转化酶抑制剂(ACEI)、血管紧张素Ⅱ受体拮抗剂(ARB)、利尿剂、钙拮抗剂(CCB)及 β 受体拮抗剂均可以作为一线降血压药物使用,其中 ACEI、ARB 可作为治疗高血压肾损害的首选药物。在应用上述药物仍不能有效控制高血压时,还能配合应用其他降压药物(如 α 受体拮抗剂、血管扩张药及中枢降压药等)。

(1)ACEI/ARB:应用过程中应注意如下几点:①从小剂量开始使用,逐渐加量,以免血压过度降低。②服药期间应密切监测 Scr,如果 Scr 水平不变或升高＜30％均属正常,不应停药;如果 Scr 水平升高＞30％,应考虑减量,并检查引起肌酐升高的原因;当 Scr 水平升高＞50%时需及时停药。③肾功能不全患者服药期间应密切监测血钾,如果血钾水平大于5.5mmol/L,应减少 ACEI/ARB 剂量或停药。④双侧肾动脉狭窄患者应禁用 ACEI/ARB。⑤孕妇应禁用 ACEI/ARB,以免影响胎儿发育。

(2)CCB:不仅能够抑制细胞膜 L 形钙通道的细胞外钙离子内流,致使外周动脉血管扩张从而降压,同时能通过减弱内皮素的缩血管效应而降压。此外,CCB 还可能通过抑制系膜细胞对大分子物质的捕获,减少大分子物质在肾小球系膜区的沉积,抑制系膜细胞增生及基质增加来延缓肾小球硬化,保护肾功能。

不同种类的 CCB 对肾小球血流动力学的影响有所不同。维拉帕米等非双氢吡啶 CCB 扩张出、入球小动脉相等,对肾小球血流动力学无不良影响;而硝苯地平等双氢吡啶 CCB 扩张入球小动脉强于扩张出球小动脉。

应用 CCB 时应注意药物不良反应,如非双氢吡啶 CCB 导致的心动过缓,双氢吡啶 CCB 导致的水肿(多发生于踝部,与扩张毛细血管前小动脉而不扩张小静脉相关)和反射性心动过速等。

(3)利尿剂:临床常用的利尿剂包括噻嗪类利尿剂、袢利尿剂和保钾利尿剂。应用利尿剂时应注意:①初始剂量应从小剂量开始,根据年龄和临床反应逐渐调整剂量。②可联合其他药物治疗以增加降血压效果。如 ACEI 或 ARB 与小剂量利尿剂的联合应用是非常理想的治疗组合,这是由于利尿剂能够明显增强 ACEI 或 ARB 的降压效果。③当 GFR<30ml/min 时,噻嗪类利尿剂治疗反应差,应更换为袢利尿剂。④袢利尿剂容易导致低钾血症,故应用时要注意血电解质的变化。⑤保钾利尿剂容易出现高钾血症,肾功能不全患者应慎用。

(4)β受体拮抗剂:主要是通过阻断肾上腺素β受体而起降血压作用。一般按照对β_1、β_2受体亚型的亲和力的差异进行分类,包括对两种亚型具有相似强度的非选择性β受体拮抗剂、选择性β_1受体拮抗剂、兼有α_1和β受体拮抗作用的新型的β受体拮抗剂。

大多数β受体拮抗剂需应用至4~8周,降压效果才能达到理想水平,提示它的起效作用较慢。应用β受体拮抗剂不要突然停药,以免导致血压反跳。同时要根据β受体拮抗剂药理学特点,给予个体化治疗,通常药物从小剂量开始。

对于哮喘、伴有支气管痉挛的慢性阻塞性肺病、严重窦性心动过缓、病态窦房结综合征、Ⅱ或Ⅲ度房室传导阻滞、Ⅳ级心力衰竭等患者禁用。

(5)其他药物:α受体拮抗剂、血管扩张药及中枢降压药等也能作为二线降血压药物,与上述药物配伍应用,帮助降压,发挥血压依赖性肾脏保护效应。

四、糖尿病肾病

【概述】

糖尿病肾病(diabetic nephropathy,DN)是指糖尿病所致的肾脏疾病,临床上主要表现为持续性蛋白尿,病理上主要表现为肾小球系膜区增宽和肾小球毛细血管基膜增厚。2007年美国出版的糖尿病及慢性肾脏病临床实践指南,建议将糖尿病肾病改为糖尿病肾脏疾病(diabetic kidney disease,DKD)。糖尿病引起的肾脏病变,如果肾脏穿刺病理检查证实为糖尿病肾病,则称为糖尿病肾小球病(diabetic glomerulopathy)。

1型和2型糖尿病均可发生糖尿病肾病,且均与糖尿病的病程有关。糖尿病肾病现已成为发达国家慢性肾衰竭的第一位原发病,在我国的发生率正在快速上升。糖尿病肾病是糖尿病患者常见的慢性并发症之一,也是糖尿病致死的重要原因之一。

糖尿病肾病的发生和发展,与遗传因素、代谢因素、血流动力学改变、激素、生长因子、细胞因子、氧化应激、炎症以及足细胞损伤等因素有关。长期高血糖是糖尿病肾病发生发展的关键原因,高血糖所致的肾脏血流动力学改变以及葡萄糖代谢异常所致的一系列后果是造成肾脏病变的基础,众多生长因子、细胞因子被激活以及氧化应激则是病变形成的直接机制。肾脏血流动力学异常是糖尿病肾病早期的重要特点,表现为高灌注、高压力、高滤过,结果导致局部肾素-血管紧张素系统(RAS)活化、清蛋白尿及蛋白激酶C、血管内皮生长因子等物质进一步激活。生长激素、胰高血糖素、前列腺素、肾小球加压素和心钠素可使肾小球滤过率和肾血流量增加。与糖尿病肾病发生发展有关的生长因子和细胞因子相互影响,构成复杂的调控网络参与糖尿病肾病的发生和发展,因此近年的观点认为糖尿病肾病是非感染性炎症性疾病,与核因子κB(NF-κB)等炎症因子的上调有关。

糖尿病肾病的预后比较差,常较快进展为肾功能不全、尿毒症。合并肾病综合征和高血压的糖尿病肾病患者预后更差。糖尿病肾病的死因以心血管事件和尿毒症为主。

【临床表现】

糖尿病肾病是一个慢性的过程,早期临床表现不明显,当病情发展到一定阶段以后,可出现下列临床表现:

1. 蛋白尿 是糖尿病肾病最重要的临床表现。早期可以是间歇性的、微量的清蛋白尿,后期常常是持续性的、大量的蛋白尿。微量清蛋白尿,是指尿清蛋白/肌酐比值为 30～300μg/mg,或尿清蛋白排泄率 20～200μg/

min,或 30～300mg/d。临床糖尿病肾病,是指尿清蛋白/肌酐比值持续＞300μg/mg,或尿清蛋白排泄率＞200μg/min,或＞300mg/d,或者是常规尿蛋白定量＞0.5g/d。

2. 高血压　糖尿病肾病中高血压的发生率很高,晚期糖尿病肾病者多有持续、顽固的高血压。高血压与肾功能的恶化有关。

3. 水肿　在临床糖尿病肾病期,随着尿蛋白的增加和血清清蛋白的降低,患者可出现不同程度的水肿,尤其是肾病综合征和心功能不全的患者,可出现全身高度水肿,甚至胸水、腹水、同时合并尿量减少。

4. 肾病综合征　部分患者可发展为肾病综合征,表现为大量蛋白尿(＞3.5g/d)、低蛋白血症(血清蛋白＜30g/L)、脂质代谢异常以及不同程度的水肿。合并肾病综合征的患者常在短期内发生肾功能不全。

5. 肾功能异常　1 型糖尿病肾病的早期,肾小球滤过率(GFR)增高。随着病程的发展,GFR 降至正常,然后逐渐下降,并出现血尿素氮和肌酐升高,最后进展到肾功能不全、尿毒症。2 型糖尿病肾病少有 GFR 增高的现象。糖尿病肾病的肾功能不全与非糖尿病肾病肾功能不全比较,具有以下特点:①蛋白尿相对较多;②肾小球滤过率相对不很低;③肾体积缩小不明显;④贫血出现较早;⑤心血管并发症较多、较重;⑥血压控制较难。

6. 糖尿病的其他并发症

(1)视网膜病变:糖尿病肾病和糖尿病视网膜病变均为糖尿病的微血管病变,95%的糖尿病肾病患者合并有糖尿病视网膜病变。

(2)大血管病变:糖尿病肾病患者常常合并心脑血管疾病和缺血性下肢血管疾病,表现为心绞痛、心肌梗死、脑梗死、足背动脉搏动减弱或消失。

(3)神经病变:主要是周围神经病变,表现为感觉异常和功能异常。

【诊断要点】

1. 临床诊断　典型病例诊断依据如下,可疑患者需肾活检确诊。

(1)确诊糖尿病时间较长,超过 5 年;或有糖尿病视网膜病变。

(2)持续清蛋白尿,尿清蛋白/肌酐比值>300μg/mg 或尿清蛋白排泄率>200μg/min 或尿清蛋白定量>300mg/d 或尿蛋白定量>0.5g/d。早期可表现为微量清蛋白尿。

(3)临床和实验室检查排除其他肾脏或尿路疾病。

2. 病理诊断　糖尿病肾病的基本病理特征是肾小球系膜基质增多、基膜增厚和肾小球硬化,包括弥漫性病变、结节性病变和渗出性病变,早期表现为肾小球体积增大。

(1)弥漫性病变表现为弥漫性的系膜基质增多、系膜区增宽、肾小球基膜增厚。

(2)结节性病变表现为系膜区的扩张和基膜的增厚,形成直径为 20～200nm 的致密结节,称之为 Kimmelstiel Wilson 结节(K-W 结节)。

(3)渗出性病变包括纤维素样帽状沉积和肾小囊滴状病变,前者为位于肾小球内皮和基膜之间的强嗜伊红染色的半月形或球形渗出物,后者与前者性质相似,但位于肾小囊内壁。渗出性病变常提示糖尿病肾病进展。

此外,糖尿病肾病还常有肾小动脉透明样变、肾小管间质损害。免疫荧光检查可见 IgA 和 C3 的沉积。电镜检查,肾小球毛细血管基膜增厚和系膜基质增多是其主要的超微结构改变。

3. 临床分期　1 型糖尿病肾病,自然病史比较清楚,Mogensen 将其分为 5 期。Ⅰ期,肾小球高滤过期;Ⅱ期,正常清蛋白尿期;Ⅲ期,微量清蛋白尿期;Ⅳ期,临床蛋白尿期;Ⅴ期,肾衰竭期。

2 型糖尿病相当多的病例由于偶然查血糖或患其他病时才被发现,对其自然病史所知甚少,临床分期可以参照 1 型糖尿病肾病,比较实用的 2 型糖尿病肾病分期为早期(隐性或微量清蛋白尿期)、中期(持续显性蛋白尿期)和晚期(肾衰竭期)。

4. 鉴别诊断　糖尿病患者合并肾脏损害,不一定是糖尿病肾病。有下列情况之一者,需排除其他肾脏疾病:①无糖尿病视网膜病变;②GFR很低或迅速降低;③蛋白尿急剧增多或肾病综合征;④顽固性高血压;⑤尿沉渣检查表现异常(血尿、白细胞尿、管型尿等);⑥其他系统性疾病的症状和体征;⑦ACEI/ARB治疗后1~3个月内GFR下降>30%。

(1)原发性肾小球疾病:糖尿病患者,如遇下列情况,宜行肾活检排除原发性肾脏疾病:①血尿(畸形红细胞尿或红细胞管型尿);②既往有肾脏病史;③有尿检异常但无视网膜病变。

(2)高血压肾损害:糖尿病患者常常合并高血压,高血压可以引起蛋白尿,但尿蛋白量比较少,很少出现肾病综合征样的大量蛋白尿,早期以肾小管功能损害、夜尿增多为主,眼底改变主要为高血压和动脉硬化,而非糖尿病视网膜病变。

(3)肾淀粉样变性:表现为大量蛋白尿,即使肾功能不全肾脏也不一定缩小,常规试纸法检测尿清蛋白较少,24小时尿蛋白定量较多,眼底检查无糖尿病视网膜病变,部分患者有多发性骨髓瘤、类风湿关节炎或慢性感染的全身表现。

(4)肥胖相关性肾病:主要表现为肥胖、代谢综合征、轻微蛋白尿、肾小球肥大、局灶节段性肾小球硬化等,如果同时合并糖尿病,与糖尿病肾病有时很难鉴别。但是,肥胖相关性肾病的蛋白尿在减肥后可以减轻或消失,不合并糖尿病的视网膜病变和周围神经病变,没有糖尿病肾病的渗出性病变和结节病理改变。明确的糖尿病的患病时间短,对鉴别诊断具有重要的价值。

(5)尿路感染:糖尿病患者常常合并尿路感染,包括尿道炎、膀胱炎及肾盂肾炎。慢性或严重的尿路感染可有蛋白尿,但常伴有白细胞尿、红细胞尿以及不同程度的尿频、尿急、尿痛、排泄不适等尿路刺激症状,清洁中段尿培养可培养出致病菌,正确使用抗菌药物有效,感染控制后尿检异常常消失或明显减轻。

【治疗方案与原则】

尽管糖尿病肾病不能治愈,但通过调整生活方式,严格控制血糖、血压、血脂,预防其发生、延缓其进展是可能的。控制血糖,糖化血红蛋白(HbA1c)的目标值<7%;控制血压,血压的目标值<130/80mmHg;调节血脂,低密度脂蛋白胆固醇(LDL-C)的目标值<100mg/dl;控制蛋白摄入,推荐摄入 0.8g/(kg · d);控制体重,体重指数(BMI)目标值在 18.5～24.9kg/m²。

1. 调整生活方式　包括减肥、禁烟和加强体育锻炼。

2. 低蛋白饮食　从临床糖尿病肾病期开始实施低蛋白饮食治疗,肾功能正常的患者,饮食蛋白入量为每天 0.8g/kg;出现 GFR 下降后,饮食蛋白入量为每天 0.6～0.8g/kg。蛋白质来源中优质动物蛋白占 50%～60%。如每日蛋白摄入量≤0.6g/kg,应适当补充 α-酮酸制剂。生长发育期、妊娠或合并有肝病者不宜过度限制蛋白。

3. 严格控制血糖　降糖措施除饮食治疗外,包括药物治疗和胰岛素治疗两大类。常用的降糖药物包括:

(1)磺脲类:如格列美脲、格列本脲、格列吡嗪、格列齐特、格列喹酮等。主要作用为刺激胰岛素分泌而产生降糖作用。格列喹酮较适用于伴有轻至中度肾脏损害的患者。

(2)格列奈类:如瑞格列奈、那格列奈、米格列奈等。主要作用为促进胰岛素分泌,适用于有一定胰岛素分泌功能的 2 型糖尿病患者。起效快,服药后宜立即进餐,应从小剂量开始。严重肝肾损害者、1 型糖尿病或胰岛功能很差的 2型糖尿病患者应禁用。

(3)双胍类:如二甲双胍、苯乙双胍等。主要作用为促进葡萄糖的利用、抑制葡萄糖的异生和肠道吸收。双胍类药物是伴有肥胖的 2 型糖尿病患者首选的口服降糖药。肾功能不全时慎用,因可致乳酸性酸中毒。

(4)α 糖苷酶抑制剂:如阿卡波糖、伏格列波糖等。主要作用为延缓肠道糖类的吸收。主要适合于 2 型糖尿病患者尤其是空腹血糖正常而餐后血糖明显升高的患者。宜在进餐时随第一口主食一起嚼碎后服用,从小剂量开始。最常见的不良反应是胃肠道反应,溃疡病患者禁用。

(5)噻唑烷二酮类:如罗格列酮、吡格列酮等。主要作用为通过增加胰岛素的敏感性降低血糖,还有抑制炎症和肾保护作用。特别适合糖尿病肾病的患者使用。

糖尿病肾病患者应尽早使用胰岛素,可以有效控制血糖且无肝肾损害。胰岛素根据作用时间可分为短效胰岛素(普通胰岛素)、中效胰岛素(低精蛋白锌胰岛素)、长效胰岛素(精蛋白锌胰岛素),根据药品来源可分为牛胰岛素、猪胰岛素、通过基因工程生产的人胰岛素。现在临床常用的是通过基因工程生产的短效胰岛素制剂(R)和中效胰岛素制剂(N)按照不同比例混合的预混胰岛素,如诺和灵 30R,含有 30%普通可溶性胰岛素和 70%低精蛋白锌胰岛素混悬液。肾功能不全时宜选用短效胰岛素为主,以防止胰岛素在体内蓄积发生低血糖。

4. 严格控制血压　严格控制血压在 130/80mmHg 以下,合并明显蛋白尿(>1g/d)和肾功能不全的患者应控制在 125/75mmHg 以下。糖尿病肾病的降压治疗,首选血管紧张素转化酶抑制剂(ACEI)和血管紧张素 II 受体拮抗剂(ARB)。肾衰竭的糖尿病肾病患者,高血压的治疗可选用长效的钙拮抗剂、利尿剂及 β 受体拮抗剂。

5. 纠正血脂紊乱　糖尿病患者应积极纠正血脂紊乱,血脂控制目标为:总胆固醇<

4. 5mmol/L,低密度脂蛋白<2.5mmol/L,高密度脂蛋白>1.1mmol/L,甘油三酯<1.5mmol/L。在药物选择上,如以血清胆固醇增高为主,则宜用羟甲基戊二酰辅酶 A(HMG-CoA)还原酶抑制剂(即他汀类);而以甘油三酯升高为主则宜选择贝特类降脂药。

6. 其他药物治疗 ①糖基化终末产物(AGEs)抑制剂:维生素 B₆等。②蛋白激酶 C-β抑制物:鲁伯斯塔(ruboxistaurin)等。③肾素抑制剂:阿利吉仑。④醛固酮拮抗剂:螺内酯。⑤抗凝及抗血小板集聚:硫酸氢氯吡格雷、双嘧达莫、舒洛地特等。⑥抗氧化剂:维生素 E、维生素 C 等。⑦微循环保护剂:前列腺素 E 等。⑧中药:黄芪、大黄、冬虫夏草等一些中药对改善糖尿病肾病患者的肾脏功能和一般状况部分有效,可根据患者情况选择使用。

7. 透析、移植治疗 对于已进入慢性肾衰竭的患者,治疗原则是尽早给予促红细胞生成素纠正贫血,尽早进行透析治疗。糖尿病肾病肾衰竭,GFR 降至 15ml/min 时应准备开始透析,早期透析能提高生活质量,改善预后。透析方式包括腹膜透析和血液透析,临床医生可根据患者的具体情况决定透析方式。有条件的糖尿病肾病慢性肾衰竭患者,可行肾移植或胰-肾联合移植。

8. 避免或减轻糖尿病肾病的危险因素应尽量避免使用肾毒性药物,如造影剂、氨基糖苷类抗菌药物以及含有马兜铃酸的中草药等，注意防治脱水和各种感染。

五、马兜铃酸肾病

【概述】

马兜铃酸肾病(aristolochic acid nephropathy, AAN)是一类由马兜铃、关木通、广防己、青木香、天仙藤、细辛等含有马兜铃酸的药物所造成的急性或慢性肾小管间质疾病。根据临床表现分为急性马兜铃酸肾病、慢性马兜铃酸肾病、肾小管功能障碍型马兜铃酸肾病三种类型的肾损害，三型可以重叠或转换。泌尿系统肿瘤被认为是慢性马兜铃酸肾病的常见合并症。不论哪种马兜铃酸肾损害，目前均无有效治疗方法，重在预防。

【临床表现】

1. 急性马兜铃酸肾病　常在短期之内(甚至一次)大剂量服用含马兜铃酸的药物后发生。发病迅速，常在服药后数小时内出现消化道症状如恶心、呕吐和上腹不适等，可伴有贫血、高血压、血小板减少、肝功能损害及神经系统异常(视听力障碍、震颤)等。肾功能不全可表现为少尿型或非少尿型急性肾衰竭。尿液检查可有少量蛋白尿、血尿，伴肾性糖尿、氨基酸尿、低渗透压尿、尿 NAG 酶升高。部分患者同时存在肾小管性酸中毒。肾脏 B 型超声波检查常示肾脏体积增大或正常，肾锥体肿大，皮质回声可增强。

肾脏病理表现为急性肾小管坏死。光镜下见肾小管上皮细胞重度变性、坏死、崩解,部分基膜裸露,肾间质水肿,偶有少量淋巴及单核细胞散在浸润,肾小球无明显病变,小动脉内皮细胞肿胀。免疫荧光为阴性。电镜下可见肾小球上皮细胞微绒毛脱落、线粒体肿胀及线粒体嵴消失,部分细胞器崩解,基膜裸露,肾间质水肿。

即使及时停用含马兜铃酸的药物,也仅有少数急性马兜铃酸肾病患者的肾功能可恢复正常,绝大多数急性患者肾功能无法恢复而转为慢性马兜铃酸肾病或慢性肾衰竭。

2. 慢性马兜铃酸肾病 此型肾损害主要由于长期小剂量服用含马兜铃酸的药物所致,少数由急性马兜铃酸肾病发展而来。病情发展较缓慢,从服药到出现症状的时间为数月至数年不等。起病隐匿,症状多不典型,早期常无任何症状,逐渐出现贫血、乏力、纳差、夜尿增多等症状。部分患者常于间断或持续小剂量服含马兜铃酸的药物数月后出现乏力、口渴、多尿、夜尿增多等,化验提示肾小管性酸中毒和(或)Fanconi综合征。尿常规显示少量的蛋白尿,镜检有形成分较少。同时,肾小管浓缩功能轻度受损,而血清肌酐及尿素氮往往正常。慢性马兜铃酸肾病肾功能损伤进展速度不一,部分患者进展快,数月至一年进入终末肾衰竭;部分患者病情缓解进展,十余年才达尿毒症。贫血常出现较早,可与肾功能损害程度不平行。血压常轻至中度升高。尿液检查可为正常,也可有轻度蛋白尿,常伴肾性糖尿、低比重尿及低渗透压尿,尿沉渣正常或仅有少量红细胞尿,无白细胞尿,尿 NAG 酶正常或轻度升高。

肾脏病理表现呈慢性肾小管间质纤维化。光镜下见肾间质呈多灶状或大片状寡细胞性纤维化,偶有少量散在或小灶状淋巴及单核细胞浸润,肾小管呈多灶状或大片状萎缩,肾小球或无明显病变,或呈缺血性基膜皱缩及硬化,小动脉管壁增厚,管腔狭窄。免疫荧光为阴性。电镜下见肾间质有大量束状的胶原纤维,肾小管基膜增厚、分层,部分肾小球基膜缺血性皱缩。后期肾脏 B 超见肾脏缩小,双肾大小可不对称。

慢性马兜铃酸肾病患者即使停药后,肾功能仍然可能逐渐进展至终末期肾衰竭。

3. 肿瘤　泌尿系统肿瘤在慢性马兜铃酸肾病患者中发生率很高。长期服含马兜铃酸的药物可并发如膀胱、肾盂及输尿管的移行上皮细胞癌。慢性马兜铃酸肾病患者若出现明显镜下血尿或肉眼血尿,尿相差显微镜检查证实为均一性红细胞血尿时,即应高度警惕泌尿系统肿瘤。动物实验也已证实马兜铃酸具有很强的致癌性,可诱发大鼠肾盂及膀胱移行细胞癌等。因此,对慢性马兜铃酸肾病患者应密切注意监测泌尿系统肿瘤的发生,定期检查尿脱落细胞、膀胱镜检,及早发现肿瘤。

【诊断要点】

马兜铃酸肾病的诊断须结合服药史、临床表现和肾脏病理检查。对于原因不清的急性或慢性肾功能不全,或肾小管功能障碍患者,均应除外马兜铃酸肾病。

诊断要点:

1. 有含马兜铃酸药物的服用史,或服用的药物中检测到马兜铃酸,或患者血液中含有马兜铃酸。

2. 临床表现有肾小管间质病变所致的急性或慢性肾功能不全、严重贫血和肾小管功能障碍等。

3. 辅助检查

(1)实验室检查

1)肾功能的检查:血清肌酐和尿素氮有助于判断有无肾功能的损害及其程度。

2)尿液检查:主要提示肾小管间质的损害,可查见小分子量蛋白尿、肾性糖尿、氨基酸尿。尿沉渣改变不突出。尿比重和尿渗透压降低。如在原有慢性肾小球疾病基础上发生马兜铃酸肾病,可有大量蛋白尿和血尿。

3)血酸碱度(pH)、二氧化碳结合力的检测。

(2)影像学检查:肾脏 B 型超声波检查有助于急、慢性肾功能不全的鉴别。

（3）肾脏病理：急性马兜铃酸肾病除见肾小管上皮细胞重度变性、坏死、崩解外，肾小管基膜裸露及无肾小管上皮细胞再生是相对特征性的病变。慢性马兜铃酸肾病突出的病理表现是皮质区或皮髓交界区广泛间质纤维化和肾小管数量减少，无明显的细胞浸润。

4. 排除其他原因造成的肾小管间质疾病，如感染、药物、自身免疫性疾病、多发性骨髓瘤等。

【治疗方案及原则】

目前马兜铃酸肾病的发病机制不清楚，因此尚无特效、成熟的治疗方案。

1. 预防　加强中草药的质量监控，严格监测和检测马兜铃酸含量。广泛普及马兜铃酸肾病相关知识，特别是在广大农村地区，重视马兜铃酸的肾损害，严格掌握用药剂量和疗程。马兜铃酸肾病一旦诊断明确应及时停用含马兜铃酸的药物。

2. 糖皮质激素的使用　早期的糖皮质激素治疗有助于逆转和延缓肾损害的进展，对本病有一定疗效，但治疗的适应证及具体用药方案如起始剂量、如何减量、维持时间等目前尚无定论，仍需摸索和更多的临床验证。其治疗机制也欠清楚，可能与其抗炎及抗纤维化作用密切相关。

3. 血管紧张素转化酶抑制剂（ACEI）或血管紧张素Ⅱ受体拮抗剂（ARB）

ACEI 和 ARB 在慢性马兜铃酸肾病动物模型中早期应用,能显著减轻肾间质细胞外基质蓄积及纤维化,改善肾功能。但仍需进一步的临床疗效验证。

4. 对症支持治疗　积极纠正酸中毒和电解质紊乱,保持内环境稳定。重视贫血的诊治,早期积极使用促红细胞生成素。对急性马兜铃酸肾病所致肾衰竭,重者需要血液净化治疗。对于慢性马兜铃酸肾病所致慢性肾衰竭,则根据肾衰竭的程度进行相应的治疗。

六、肾性贫血

【概述】

肾性贫血是因各种慢性肾脏病进展所引起的贫血。肾性贫血是慢性肾脏病的重要临床表现,是慢性肾脏病患者合并心血管并发症的独立危险因素。肾性贫血的原因主要包括:①促红细胞生成素产生减少或患者对促红细胞生成素反应性降低;②尿毒症毒素影响骨髓造血微环境;③合并营养不良引起的铁、叶酸、维生素 B_{12} 等缺乏;④合并潜在出血性因素引起的失血;⑤红细胞寿命缩短以及溶血等因素。有效治疗肾性贫血是慢性肾脏病一体化治疗的重要组成部分,肾性贫血治疗主要为促红细胞生成素的应用以及铁剂、叶酸、维生素 B_{12} 的补充。

【临床表现】

1. 困倦无力是贫血最早症状。

2. 食欲减退、腹胀、恶心较为常见。

3. 重度贫血可出现头痛、头晕、目眩、耳鸣、注意力不集中、嗜睡，活动后心悸、气短，部分人可出现心力衰竭。

4. 体格检查　贫血面容，睑结膜及甲床苍白，心尖区收缩期吹风样杂音。

5. 实验室检查　成人女性血红蛋白(Hb)<120g/L，成人男性(Hb)<130g/L。但应考虑患者年龄、种族、居住地的海拔高度和生理需求对 Hb 的影响。

【诊断要点】

1. 慢性肾脏病患者，如未发现有其他贫血原因，且血清肌酐>2mg/dl，则可诊断肾性贫血。

2. 如果慢性肾脏病患者贫血程度与肾功能损害程度不平行，早期肾功能损害就合并中重度贫血，且存在血小板减少、高钙血症，肾脏无明显萎缩，则临床上高度疑诊多发性骨髓瘤等血液疾病，应做相应检查。

3. 慢性肾脏病患者，不论其分期和病因，都应该定期检查 Hb。女性 Hb<110g/L，男性 Hb<120g/L 时应进行贫血相关检查。包括：血红蛋白/血细胞比容(Hb/Hct)，红细胞指标(红细胞计数、平均红细胞体积、平均红细胞血红蛋白量、平均红细胞血红蛋白浓度等)，网织红细胞计数(有条件提倡检测网织红细胞血红蛋白量)，铁参数(血清铁、总铁结合力、转铁蛋白饱和度、血清铁蛋白)，大便隐血试验。

4. 肾性贫血的患者应实施铁状态评估

(1)铁状态检测的频率:重组人红细胞生成素(rHuEPO)诱导治疗阶段以及维持治疗阶段贫血加重时应每月一次;稳定治疗期间或未用重组人红细胞生成素治疗的血液透析患者,至少每3个月一次。

(2)铁状态评估指标

1)铁储备评估:血清铁蛋白。

2)用于红细胞生成的铁充足性评估:推荐采用血清转铁蛋白饱和度(TSAT),有条件者采用网织红细胞 Hb 量(CHr)。而低色素红细胞百分数(PHRC)可因长时间的样本运送和储存增高,并不适于常规采用;平均红细胞体积(MCV)和平均红细胞血红蛋白浓度(MCH)仅在长时间缺铁的情况下才会低于正常。

3)铁状态评估应对铁储备、用于红细胞生成的铁充足性、血红蛋白和重组人红细胞生成素治疗剂量综合考虑。

【治疗方案及原则】

1. 肾性贫血的治疗目标值

(1)目标值:Hb 水平 110～120g/L,建议 Hb 不超过 130g/L。目标值应在开始治疗后 4 个月内达到。对血液透析患者,应在透析前采取标本检测 Hb 浓度。

(2)目标值应依据患者年龄、种族、性别、生理需求以及是否合并其他疾病情况进行个体化调整:

1)伴有缺血性心脏病、充血性心力衰竭等心血管疾病的患者不推荐 Hb>120g/L。

2)糖尿病的患者,特别是并发外周血管病变的患者,需在监测下谨慎增加 Hb 水平至 120g/L。

3)合并慢性缺氧性肺疾病患者推荐维持较高的 Hb 水平。

2. 重组人红细胞生成素的临床应用

(1)使用时机:无论透析还是非透析的慢性肾脏病患者,若间隔 2 周或者以上连续两次 Hb 检测值均低于 110g/L,并除外铁缺乏等其他贫血病因,应开始实施重组人红细胞生成素治疗。

(2)使用途径:重组人红细胞生成素治疗肾性贫血,静脉给药和皮下给药同样有效。但皮下注射的药效动力学表现优于静脉注射,并可以延长有效药物浓度在体内的维持时间,节省治疗费用。皮下注射较静脉注射疼痛感增加。

1)对非血液透析的患者,推荐首先选择皮下给药。

2)对血液透析的患者,静脉给药可减少疼痛,增加患者依从性;而皮下给药可减少给药次数和剂量,节省费用。

3)对腹膜透析患者,由于生物利用度的因素,不推荐腹腔给药。

4)对于重组人红细胞生成素诱导治疗期的患者,建议皮下给药以减少不良反应的发生。

（3）使用剂量

1）初始剂量：透析前慢性肾脏病患者一般皮下给药，剂量 50～100U/(kg·w)，每周 1～2次。透析患者皮下给药 100～120U/(kg·w)，每周 2～3 次；静脉给药剂量：120～150U/(kg·w)，每周 3 次。

初始剂量选择要考虑患者的贫血程度和导致贫血的原因，对于 Hb＜70g/L 的患者，应适当增加初始剂量。

对于非透析患者或残存肾功能较好的透析患者，可适当减少初始剂量。

对于血压偏高、伴有严重心血管事件、糖尿病的患者，应尽可能从小剂量开始使用重组人红细胞生成素。

2）剂量调整：重组人红细胞生成素治疗期间应定期检测 Hb 水平，诱导治疗阶段应每 2～4 周检测一次 Hb 水平，维持治疗阶段应每 1～2 个月检测一次 Hb 水平。

应根据患者 Hb 增长速率调整重组人红细胞生成素剂量：初始治疗 Hb 增长速度应控制在每月 10～20g/L，4 个月达到 Hb 目标值。如每月 Hb 增长速度＜10g/L，除外其他贫血原因，应增加重组人红细胞生成素使用剂量 25%；如每月 Hb 增长速度＞20g/L，应减少重组人红细胞生成素使用剂量 25%～50%，但不得停用。

维持治疗阶段，重组人红细胞生成素的使用剂量约为诱导治疗期的 2/3。若维持治疗期

Hb 浓度每月改变＞10g/L,应酌情增加或减少重组人红细胞生成素剂量25%。

(4)给药频率(非长效型重组人红细胞生成素)。

1)在贫血诱导治疗阶段,无论皮下给药还是静脉给药,均应依据患者贫血程度、合并高血压等并发症以及应用 EPO 的规格,每周 1～3 次给药。

2)进入维持治疗期后,原皮下给药的患者,给药频率可由每周 2～3 次调整为每周 1～2 次;而原为静脉给药的患者,给药频率可由每周 3 次调整为每周 1～2 次。

3)大剂量重组人红细胞生成素每周 1 次给药,可减少患者注射的不适感,增加依从性。

(5)不良反应

1)所有慢性肾脏病患者都应严格实施血压监测,应用重组人红细胞生成素治疗的部分患者需要调整抗高血压治疗方案。重组人红细胞生成素开始治疗到达目标值过程中,患者血压应维持在适当水平。

2)小部分接受重组人红细胞生成素治疗的血液透析患者,可能发生血管通路阻塞。因此,重组人红细胞生成素治疗期间,血液透析患者需要检测血管通路状况。发生机制可能与重组人红细胞生成素治疗改善血小板功能有关,但没有Hb 浓度与血栓形成风险之间相关性的证据。

3)应用重组人红细胞生成素治疗时,部分

患者偶有头痛、感冒样症状、癫痫、肝功能异常及高钾血症等发生,偶有过敏、休克、高血压脑病、脑出血及心肌梗死、脑梗死、肺栓塞等。

(6)重组人红细胞生成素治疗的低反应性(EPO抵抗)

1)定义:皮下注射重组人红细胞生成素达到300U/(kg·w)(20000U/w)或静脉注射重组人红细胞生成素达到500U/(kg·w)(30000U/w)治疗4个月后,Hb仍不能达到或维持目标值,称为促红细胞生成素抵抗。

2)促红细胞生成素抵抗最常见的原因是铁缺乏,其他原因包括炎症性疾病、慢性失血、甲状旁腺功能亢进、纤维性骨炎、铝中毒、血红蛋白病、维生素缺乏、多发性骨髓瘤、恶性肿瘤、营养不良、溶血、透析不充分、ACEI/ARB和免疫抑制剂等药物的使用、脾功能亢进、促红细胞生成素抗体介导的纯红细胞再生障碍性贫血(PRCA)等。

3)重组人红细胞生成素抗体介导的纯红细胞再生障碍性贫血(PRCA)

PRCA的诊断:重组人红细胞生成素治疗超过4周并出现了下述情况,则应该怀疑PRCA,但确诊必须存在重组人红细胞生成素抗体检查阳性,并有骨髓象检查结果支持。

Hb以5~10g/(L·w)的速度快速下降,或需要输红细胞维持Hb水平。

血小板和白细胞计数正常,且网织红细胞

绝对计数小于 $10000/\mu l$。

PRCA 的处理:因为抗体存在交叉作用且继续接触可能导致过敏反应,所以谨慎起见,在疑诊或确诊的患者中停用任何重组人红细胞生成素制剂。患者可能需要输血支持,免疫抑制治疗可能有效,肾脏移植是有效治疗方法。

PRCA 的预防:促红细胞生成素需要低温保存。与皮下注射比较,静脉注射可能减少发生率。

3. 补充铁剂　接受重组人红细胞生成素治疗的患者,无论是非透析还是何种透析状态均应补充铁剂,达到并维持铁状态的目标值。血液透析患者比非血液透析患者需要更大的铁补充量,静脉补铁是最佳的补铁途径。蔗糖铁(ferric saccharate)是最安全的静脉补铁制剂,其次是葡萄糖酸铁(ferric gluconate)、右旋糖酐铁(ferric dextran)。补充静脉铁剂需要做过敏试验,尤其是右旋糖酐铁。

(1)铁剂治疗的目标值:重组人红细胞生成素治疗期间,应该补充足够的铁剂以维持铁状态的以下参数:

1)血液透析患者:血清铁蛋白>200ng/ml,且 TSAT$>20\%$或 CHr>29pg/红细胞。

2)非透析患者或腹膜透析患者:血清铁蛋白>100ng/ml,且 TSAT$>20\%$。

(2)给药途径

1)血液透析患者优先选择静脉使用铁剂。

2)非透析患者或腹膜透析患者,可以静脉或口服使用铁剂。

(3)静脉补充铁剂的剂量

1)若患者 TSAT<20％和(或)血清铁蛋白<100ng/ml,需静脉补铁 100～125mg/w,连续8～10 周。

2)若患者 TSAT≥20％,血清铁蛋白水平≥100ng/ml,则每周一次静脉补铁 25～125mg。

3)若血清铁蛋白>500ng/ml,补充静脉铁剂前应评估促红细胞生成素的反应性、Hb 和 TSAT 水平以及患者临床状况。此时不推荐常规使用静脉铁剂。

4. 其他辅助治疗

(1)肾性贫血的患者应注意是否存在叶酸、维生素 B_{12} 的缺乏;血液透析可以清除叶酸和维生素 B_{12},因此维持性血液透析的患者应适量补充叶酸和维生素 B_{12}。

(2)对于血液透析患者,应用左卡尼汀可能有益,但不推荐作为常规治疗,应按照临床实际酌情处理。

(3)应该尽可能避免输血(尤其是希望肾移植的患者,但供体特异性输血除外),单纯 Hb 水平不作为输血的标准。但在以下情况可以考虑输注红细胞治疗(推荐输注去白细胞的红细胞):

1)出现心血管、神经系统症状的严重贫血。

2)合并促红细胞生成素抵抗的贫血。

附录二　肾病患者慎用的药物

损害类别	影响药物
肾小球功能障碍	非甾体抗炎药、硝普钠、四环素类抗菌药物、普萘洛尔、可乐定、利血平、米诺地尔、甲基多巴、哌唑嗪、尼卡地平、卡托普利、硝苯地平、两性霉素B、环孢素
肾小管功能障碍	巯嘌呤、锂制剂、格列本脲、四环素类、两性霉素B、秋水仙碱、利福平、长春新碱等
肾小球肾炎及肾病综合征	金制剂、锂制剂、铋制剂、青霉胺、丙磺舒、卡托普利、非甾体抗炎药、氯磺丙脲、利福平、甲巯咪唑、华法林、可乐定、干扰素、磺胺类
急性肾衰竭	
泌尿系统梗阻	镇静催眠药、阿片制剂、抗抑郁药、溴苄胺、甲基麦角丁胺、麦角衍生物、甲基多巴、解热镇痛药、吗啡等镇痛剂、抗凝药、磺胺类、甲氨蝶呤、巴比妥类、乙醇、利福平、琥珀胆碱、巯嘌呤及对比剂等
血管阻塞	氨基己酸、噻嗪类利尿药、磺胺类、糖皮质激素、青霉素、肼屈嗪、普鲁卡因胺、奎尼丁、丙硫氧嘧啶等

损害类别	影响药物
肾间质及肾小管损害	头孢噻吩及青霉素类、四环素类、氨基糖苷类、利福平、磺胺类、非那宗、环孢素、多黏菌素 B、四氯化碳、四氯乙烯、对比剂、右旋糖酐-40
肾前尿毒症	锂盐、强利尿药、四环素类
急性肾小管坏死	氨基糖苷类、鱼精蛋白、地尔硫䓬、氢化可的松、卡托普利(低钾及血容量降低可加重毒性)、顺铂、卡莫司汀、洛莫司汀、甲氨蝶呤、门冬酰胺酶、丝裂霉素、普卡霉素及重金属盐类。能增大上述各药毒性的有呋塞米、甲氧氟烷、两性霉素 B、克林霉素、头孢菌素类及对比剂
渗透性肾病	甘露醇、右旋糖酐-40、甘油及大量葡萄糖
肾小管损害	头孢菌素、丝裂霉素、口服避孕药、甲硝唑(儿童)、磺胺类、噻嗪类利尿药、别嘌醇、卡马西平、格列本脲、苯妥英钠、奎尼丁、青霉胺、链激酶、苯丙胺、吡罗昔康及生物制品等
急性肾小球肾炎	利福平、肼屈嗪、青霉胺、依那普利等
间质性肾炎	头孢菌素、青霉素类、庆大霉素、对氨水杨酸、利福平、异烟肼、乙胺丁醇、多黏菌素 B、黏菌素、呋喃妥因、多西环素、磺胺类、氢氯噻嗪、呋塞米、阿

续表

损害类别	影响药物
间质性肾炎	米洛利、丙磺舒、吡罗昔康、布洛芬、吲哚美辛、托美丁、舒林酸、阿司匹林、甲氯芬那酸、非那西丁、非诺洛芬及保泰松、西咪替丁、硫唑嘌呤、环孢素、干扰素、别嘌醇、卡托普利、普萘洛尔、甲基多巴、苯丙胺、苯妥英钠、苯巴比妥、苯茚二酮等
肾结石	维生素 D、维生素 A 及过量抗酸药（如磷酸钙及三硅酸镁等）、乙酰唑胺、非甾体抗炎药、替尼酸、大量维生素 C(4~6g/d)、磺胺类、丙磺舒及甲氨蝶呤
尿潴留	吗啡、阿片、哌替啶、可待因、罗通定、吲哚美辛、肾上腺素、麻黄碱、阿托品、山莨菪碱、东莨菪碱、溴丙胺太林、樟柳碱、喷托维林、异丙嗪、苯海拉明、氯苯那敏、赛庚啶、羟嗪、黄酮哌酯、溴丙胺太林、苯丙醇胺、氯丁替诺、氯丙嗪、奋乃静、氟哌啶醇、多塞平、丙米嗪、氯米帕明、苯海索、普罗吩胺、比哌立登、氯美扎酮、丙吡胺、阿普林定、普萘洛尔、拉贝洛尔、尼群地平、硝苯地平、硝酸甘油、氟桂利嗪、氨茶碱、呋塞米、可乐定、甲基多巴、胍那苄、林可霉素、头孢唑林、诺氟沙星、吡哌酸、异烟肼、西咪替丁、曲克芦丁、镇静催眠药、烟碱、氨甲苯酸等

损害类别	影响药物
血尿	头孢菌素、多肽抗菌药物、吡哌酸、诺氟沙星、麦迪霉素、甲硝唑、氨基糖苷类、多黏菌素、青霉素类、磺胺类、抗结核药、西咪替丁、雷尼替丁、卡托普利、环磷酰胺、环孢素、解热镇痛药、抗凝药、乙双吗啉、阿普唑仑、甲苯达唑等
尿失禁	氟哌啶醇、氯丙嗪、甲基多巴、哌唑嗪
影响肾功能试验	甲氧苄啶、西咪替丁
引起肾损害的常用药物	抗菌药物（如青霉素类、磺胺类、利福平、氨基糖苷类、四环素类、两性霉素B、万古霉素、多黏菌素、氟喹诺酮类等）、抗肿瘤药（如环磷酰胺、长春新碱、氟尿嘧啶、喜树碱、巯嘌呤、顺铂、洛莫司汀、丝裂霉素、链佐星、柔红霉素、光辉霉素、博来霉素等）、生物制品、非甾体抗炎药、钙拮抗剂、维生素A和维生素D、右旋糖酐-40、甘油、环孢素等

附录三　肝、肾功能不全者和低下时药物的血浆半衰期和剂量调整表

类别	药物	血浆半衰期(小时)			肾衰竭者，不同肾小球滤过率(ml)时剂量的调整（表内数字为正常人剂量的%）			肝功能低下时剂量的调整
		正常人	肾衰竭者	肝病患者	每分钟>50	每分钟 10~50	每分钟<10	
抗菌药物	阿米卡星	2~3	86	—	同卡那霉素	—	—	—
	庆大霉素	3	60	—	75%~100%	35%~75%	25%~35%	—
	卡那霉素	3	84	—	75%	35%~50%	25%	—
	新霉素	2	12~24	—	—	每 8~12 小时 1 次	每 12~36 小时 1 次	—
	链霉素	2.5	110	—	每 24 小时 1 次	每 24~48 小时 1 次	每 48~96 小时 1 次	—
	妥布霉素	2.5	70	—	同庆大霉素	—	—	—

续表

类别	药物	血浆半衰期(小时)			肾衰竭者，不同肾小球滤过率(ml)时剂量的调整（表内数字为正常剂量的%)			肝功能低下时剂量的调整
		正常人	肾衰竭者	肝病患者	每分钟>50	每分钟10~50	每分钟<10	
	头孢克洛	0.6~1	1.5~3.5	—	—	50%~100%	25%~33%	—
	头孢孟多	0.5~1.8	15~24	—	—	25%~50%	10%~25%	—
	头孢西丁	0.6~1	8~33	—	每8小时1次	每8~12小时1次	每24~48小时1次	—
抗菌药物	头孢羟氨苄	1~1.4	10~25	—	每8小时1次	每12~24小时1次	每24~48小时1次	—
	头孢米星	0.75~1.5	—	—	—	—	每12~24小时1次	—
	头孢噻啶	1.5	10.23	—	避免应用	同左	同左	—
	头孢噻吩	0.5~0.9	3~18	—	—	—	每8~12小时1次	严重者慎用

续表

类别	药物	血浆半衰期(小时)			肾衰竭者，不同肾小球滤过率(ml)时剂量的调整（表内数字为正常人剂量的%）			肝功能低下时的剂量调整
		正常人	肾衰竭者	肝病患者	每分钟>50	每分钟10~50	每分钟<10	
抗菌药物	头孢匹林	0.5	2.5	—	—	—	每6~12小时1次	严重者稍减量
	头孢拉定	0.5	2.5	—	—	50%	25%	—
	氯霉素	2~4	3.5~7	12	—	50%	50%	减量
	克林霉素	2~4	3.5~5	7~14	—	—	—	中度及重度者需减量
	多黏菌素E	1.6~8	10~20	—	75%~100%	50%~75%	23%~30%	—

续表

类别	药物	血浆半衰期(小时)			肾衰竭者，不同肾小球滤过率(ml)时剂量的调整（表内数字为正常人剂量的%）			肝功能低下时剂量的调整
		正常人	肾衰竭者	肝病患者	每分钟>50	每分钟10~50	每分钟<10	
抗菌药物	红霉素	1.5~3	4~6	—	—	—	中度及重度患者需减量	—
	林可霉素	4~6.4	10	11.8	每6小时1次	每6~12小时1次	每12~24小时1次	中度及重度患者减量
	氨苄西林	0.8~1.5	6~20	1.9	—	每12~24小时1次	每24~48小时1次	—

续表

类别	药物	血浆半衰期(小时)			肾衰竭者，不同肾小球滤过率(ml)时剂量的调整（表内数字为正常人剂量的%）			肝功能低下时剂量的调整
		正常人	肾衰竭者	肝病患者	每分钟>50	每分钟10~50	每分钟<10	
抗菌药物	羧苄西林	1	10~20	1.9	每8~12小时1次	每12~24小时1次	每24~48小时1次	—
	邻氯西林	0.5	0.8	—	—	—	—	—
	双氯西林	0.7	1	—	—	—	—	—
	乙氧萘西林	0.6	1.2	1.7	—	—	严重者需高减量	—
	苯唑西林	0.4	1	稍延长	—	—	—	严重者需稍减
	青霉素	0.5	6~20	—	—	每12小时1次	每12~18小时1次	—

续表

类别	药物	血浆半衰期(小时)			肾衰竭者,不同肾小球滤过率(ml)时剂量的调整(表内数字为正常人剂量的%)			肝功能低下时剂量的调整
		正常人	肾衰竭者	肝病患者	每分钟>50	每分钟10~50	每分钟<10	
抗菌药物	多黏菌素 B	4.5~6	36	—	75%~100%	50%~75%	25%~30%	—
	多西环素	15~24	25	—	—	—	—	稍减量
	米诺环素	12~15	14~30	—	—	—	—	稍减量
	四环素	6~15	7~75	—	不用	不用	不用	—
	万古霉素	4~8	200~240	—	每24~72小时1次	每72~240小时1次	每240小时1次	—
	咪康唑	20~24	24	—	—	—	—	严重者需减量

续表

类别	药物	血浆半衰期(小时)				肾衰竭者，不同肾小球滤过率(ml)时剂量的调整 (表内数字为正常人剂量的%)			肝功能低下时剂量的调整
		正常人	肾衰竭者	肝病患者	每分钟>50	每分钟10~50	每分钟<10	
抗菌药物	甲硝唑	16~24	8~15	—	—	每8~12小时1次	每12~24小时1次	严重者需减量
	呋喃妥因	0.3	1	—	—	不用	不用	慎用
	磺胺甲噁唑	9~11	10~50	—	每12小时1次	不用	每18~24小时1次	严重者需减量
	磺胺异噁唑	4.5~7	6~12	—	—	每8~12小时1次	每12~24小时1次	严重者需减量
	甲氧苄啶	8~16	24~46	—	—	每8~12小时1次	每12~24小时1次	—

续表

类别	药物	血浆半衰期(小时)			肾衰竭者,不同肾小球滤过率(ml)时剂量的调整(表内数字为正常人剂量的%)			肝功能低下时剂量的调整
		正常人	肾衰竭者	肝病患者	每分钟>50	每分钟10~50	每分钟<10	
	乙胺丁醇	3.3	>10	—	—	50%每24小时1次或100%每36小时1次	25%每24小时1次或100%每18小时1次	—
抗结核药	异烟肼	1.4	2.3	6.7	—	—	66%~100%	中度及严重者需减量
	利福平	2.3	3.1~5	延长	—	—		有蓄积性

续表

类别	药物	血浆半衰期(小时)			肾衰竭者,不同肾小球滤过率(ml)时剂量的调整(表内数字为正常人剂量的%)			肝功能低下时剂量的调整
		正常人	肾衰竭者	肝病患者	每分钟>50	每分钟10~50	每分钟<10	
抗病毒药	金刚烷胺	12~36	>24	—	有蓄积性	同左	同左	—
镇痛药	对乙酰氨基酚	2	—	—	每4小时1次	每4小时1次	每4小时1次	不用
	阿司匹林	2~19	—	—	每4小时1次	每4~6小时1次	不用	不用
	可待因	3.4	—	—	每3~4小时1次	每3~4小时1次	每3~4小时1次	稍减量
	吗啡	2.3	—	—	每3~4小时1次	每3~4小时1次	每3~4小时1次	稍减量

续表

类别	药物	血浆半衰期(小时)			肾衰竭者,不同肾小球滤过率(ml)时剂量的调整(表内数字为正常人剂量的%)			肝功能低下时剂量的调整
		正常人	肾衰竭者	肝病患者	每分钟>50	每分钟10~50	每分钟<10	
镇痛药	哌替啶	3	—	7	每3~4小时1次	每3~4小时1次	每3~4小时1次	稍减量
	美沙酮	13~55	—	—	每6小时1次	每8小时1次	每8~12小时1次	稍减量
	喷他佐辛	2	—	—	每4小时1次	每4小时1次	每4小时1次	稍减量
镇静催眠药	水合氯醛	7~14	—	—	每24小时1次	不用	不用	减量
	氯氮䓬	5~30	—	63	每6~8小时1次	每6~8小时1次	每6~8小时1次	减量

类别	药物	血浆半衰期(小时)			肾衰竭者，不同肾小球滤过率(ml)时剂量的调整 (表内数字为正常人剂量的%)			肝功能低下时剂量的调整
		正常人	肾衰竭者	肝病患者	每分钟>50	每分钟10~50	每分钟<10	
镇静催眠药	地西泮	29~90	—	105~164	每8小时1次	每8小时1次	每8小时1次	减量
	氟西泮	47~100	—	—	每24小时1次	每24小时1次	每24小时1次	减量
	格鲁米特	5~22	—	—	每24小时1次	不用	不用	减量
	已巴比妥	3.7	—	5~13	每8小时1次	每8小时1次	每8小时1次	减量
	甲丙氨酯	6~17	—	32	每6小时1次	每9~12小时1次	每12~18小时1次	稍缓慢
	甲喹酮	10~43	—	—	每24小时1次	不用	不用	减量
	奥沙西泮	6~25	—	—	每8小时1次	每8小时1次	不用	—
	戊巴比妥	18~48	—	—	每8~24小时1次	每8~24小时1次	每8~24小时1次	减量
	硫喷妥钠	3.8	—	—	—	—	稍减量	减量

续表

类别	药物	血浆半衰期(小时)			肾衰竭者，不同肾小球滤过率(ml)时剂量的调整(表内数字为正常人剂量的%)				肝功能低下时剂量的调整
		正常人	肾衰竭者	肝病患者	每分钟>50	每分钟10~50	每分钟<10		
抗高血压药	可乐定	7~12	24	—	减量	减量	减量		可能减量
	胍乙啶	120-140	—	—	—	减量	减量		可能减量
	肼屈嗪	2~3	延长	—	减量	减量	减量		减量
	甲基多巴	2~3	6	—	—	—	—		不用
	米诺地尔	4.2	24	—	—	—	—		可能减量

续表

类别	药物	血浆半衰期(小时)			肾衰竭者，不同肾小球滤过率(ml)时剂量的调整(表内数字为正常人剂量的%)			肝功能低下时剂量的调整
		正常人	肾衰竭者	肝病患者	每分钟>50	每分钟10~50	每分钟<10	
抗高血压药	哌唑嗪	2.5~4	—	—	—	—	—	可能减量
	利血平	46~165	—	—	—	—	—	可能减量
	氯噻酮	51	100	—	—	无效	无效	—
利尿药	依地尼酸	1	延长	—	不用	不用	不用	可能减量
	呋塞米	0.5~1	延长	—	—	—	—	可能减量
	氢氯噻嗪	2.5	24	—	—	可能无效	可能无效	—

续表

类别	药物	血浆半衰期(小时)			肾衰竭者，不同肾小球滤过率(ml)时剂量的调整（表内数字为正常人剂量的%）			肝功能低下时的剂量调整
		正常人	肾衰竭者	肝病患者	每分钟>50	每分钟10~50	每分钟<10	
利尿药	汞利尿药	2~3	16	—	不用	不用	不用	—
	螺内酯	16	延长	—	减量	不用	不用	—
	氨苯蝶啶	2	—	—	—	不用	不用	减量
抗心律失常药及强心苷	溴苄铵	4~17	31.5	—	每8小时1次	每24~48小时1次	不用	—
	洋地黄毒苷	168~192	200	—	—	—	—	—
	地高辛	30~40	87~100	—	—	减少50%	减少50%~75%	—
	丙吡胺	4.8~8.2	43	—	每6小时1次	每12~24小时1次	每24~48小时1次	—

续表

类别	药物	血浆半衰期(小时)			肾衰竭者，不同肾小球滤过率(ml)时剂量的调整(表内数字为正常人剂量的%)			肝功能低下时剂量的调整
		正常人	肾衰竭者	肝病患者	每分钟>50	每分钟10~50	每分钟<10	
抗心律失常药及强心苷药	利多卡因	1.3~2.3	1.3~2.5	5	—	—	—	负荷量照旧，滴入速率减慢一半
	普鲁卡因胺	2.2~4	9~16	—	每3~6小时1次	每6~12小时1次	每12~24小时1次	—
	普萘洛尔	4	2~3.2	延长	—	—	—	明显减量
	奎尼丁	3~16	3~16	—	—	—	—	—
	维拉帕米	3~7	—	—	慎用	慎用	慎用	—

续表

类别	药物	血浆半衰期(小时)			肾衰竭者,不同肾小球滤过率(ml)时剂量的调整(表内数字为正常人剂量的%)			肝功能低下时剂量的调整
		正常人	肾衰竭者	肝病患者	每分钟>50	每分钟10~50	每分钟<10	
抗痛风及抗浆药	别嘌醇	0.7	延长	—	一日300mg	一日200mg	一日100mg	—
	秋水仙碱	0.3	0.7	0.2	—	不得长期应用	—	—
	非诺洛芬	1.5~2.9	—	—	—	—	—	—
	布洛芬	2	—	—	—	—	—	—
	吲哚美辛	2~11	2	—	—	—	—	—
	萘普生	12~15	—	—	—	—	不用	—
	青霉胺	—	—	—	—	不用	不用	—
	保泰松	40~140	27~96	40~190	—	—	—	—

续表

类别	药物	血浆半衰期（小时）			肾衰竭者，不同肾小球滤过率(ml)时剂量的调整（表内数字为正常人剂量的%）			肝功能低下时剂量的调整
		正常人	肾衰竭者	肝病患者	每分钟>50	每分钟10~50	每分钟<10	
抗痛风及抗浆药	泼尼松	2.5~3.5	—	3.5	—	—	不用	—
	丙磺舒	3~17	—	—	—	不用	不用	—
	舒林酸	1.5~3.0	—	—	—	—	从半量开始	—
免疫抑制调节药及抗肿瘤药	多柔比星	1	—	延长	—	—	稍减量	胆红素<2~3时减量20%~30%

续表

类别	药物	血浆半衰期（小时）			肾衰竭者，不同肾小球滤过率(ml)时剂量的调整（表内数字为正常人剂量的%）			肝功能低下时剂量的调整
		正常人	肾衰竭者	肝病患者	每分钟>50	每分钟10~50	每分钟<10	
免疫抑制药及抗肿瘤药	硫唑嘌呤	1	稍延长	稍延长	—		稍减量	可能引起肝毒性
	博来霉素	2	延长	—	—	可能减量	减量	—
	白消安	长	—	—	—	—	—	—
	顺铂	0.4~0.8	延长	—	—	减量	减量	—
	环磷酰胺	3~10	延长	延长	—	—	可能减量	稍减量

续表

类别	药物	血浆半衰期(小时)			肾衰竭者，不同肾小球滤过率(ml)时剂量的调整（表内数字为正常人剂量的%)			肝功能低下时剂量的调整
		正常人	肾衰竭者	肝病患者	每分钟>50	每分钟10~50	每分钟<10	
免疫抑制药及抗肿瘤药	阿糖胞苷	0.1	—	—	—	—	可能减量	—
	氟尿嘧啶	0.1	—	稍延长	—	—	—	稍减量
	美法仑	2	—	—	—	—	-或稍减量	—
	甲氨蝶呤	2.3	延长	—	—	—	减量	慎用
	长春碱	0.1	—	可能延长	—	—	-或稍减量	稍减量
	长春新碱	0.1	—	可能延长	—	—	-或稍减量	稍减量

续表

类别	药物	血浆半衰期(小时)			肾衰竭者，不同肾小球滤过率(ml)时剂量的调整（表内数字为正常人剂量的%）			肝功能低下时剂量的调整
		正常人	肾衰竭者	肝病患者	每分钟>50	每分钟 10~50	每分钟<10	
作用于神经与精神系统药物	新斯的明	0.9~1.3	3	—	—	—	减量 50%	—
	吡斯的明	1.5~4.3	5.1~10.3	—	—	—	减量 50%	—
	卡马西平	19~55	—	—	—	—		—
	乙琥胺	53~66	—	—	—	—	稍减量	—
	氟哌啶醇	10~36	—	—			—	或稍减量
	左旋多巴	0.8~1.6	—	—	或稍减	—	—	—
	锂盐	14~28	延长	—	不用	不用	不用	—

续表

类别	药物	血浆半衰期(小时)			肾衰竭者，不同肾小球滤过率(ml)时剂量的调整 (表内数字为正常人剂量的%)			肝功能低下时的剂量调整
		正常人	肾衰竭者	肝病患者	每分钟>50	每分钟10~50	每分钟<10	
作用于神经与精神系统药物	苯巴比妥	60~150	—	—	—	—	稍减量	慎用
	氯丙嗪	11~42	—	—	—	—	一或稍减	稍减，慎用
	苯妥英钠	10~30	6~11	—	—	—	—	严重时减量
	阿米替林	12~56	—	—	—	—	—	稍减，慎用
	三甲双酮	16	—	—	—	不用	不用	—
	丙戊酸	10~15	—	—	—	—	稍减量	稍减量

续表

类别	药物	血浆半衰期(小时)			肾衰竭者,不同肾小球滤过率(ml)时剂量的调整(表内数字为正常人剂量的%)			肝功能低下时剂量的调整
		正常人	肾衰竭者	肝病患者	每分钟>50	每分钟10~50	每分钟<10	
抗糖尿病药	氯磺丙脲	25~42	延长	—	稍减量	不用	不用	慎用
	胰岛素	0.08~0.25	延长	—	减量	减量	减量	根据血糖高低减定剂量
其他	甲苯磺丁脲	4~8	3~9	3~7	—	—	—	—
	西咪替丁	1.4~2.4	3~10	—	第6小时300mg	第8小时300mg	第12小时300mg	—
	苯海拉明	3~8	—	—	—	—	—或稍减	—

续表

类别	药物	血浆半衰期（小时）			肾衰竭者，不同肾小球滤过率(ml)时剂量的调整（表内数字为正常人剂量的%）			肝功能低下时剂量的调整
		正常人	肾衰竭者	肝病患者	每分钟>50	每分钟 10~50	每分钟<10	
	肝素	1~2	或稍延长	1.3	—	—	—	—
	丙胺太林	2.2~3.7	—	—	—	—	或稍减	—
其他	丙硫氧嘧啶	1~2	—	—	—	—	—	—
	茶碱	3~12	—	10~59	—	—	—	减少50%
	华法林	15~87	21~43	17~29	—	—	—	—

肾功能不全者也可按肌酐清除率调整剂量，每分钟≥50ml者无需调整剂量，每分钟≥30ml者，视具体药物调整剂量，每分钟≤10ml者，应禁用。

附录四　患者用药教育

一、肾性高血压的健康教育

肾性高血压,大多与肾排钠障碍使细胞外液和血容量增加以及与钠不相称的肾素分泌过多有关。同时肾脏产生的扩血管物质,如前列腺 A2、E2 和利钠物质不足,对肾性高血压的产生也很重要。健康教育内容包含:

1. 积极控制原发病　急、慢性肾小球肾炎、狼疮性肾炎、肾结核。

2. 合理饮食　以低盐、低胆固醇为宜,进食水果、蔬菜、谷物、面食,少食咸菜、腌制品。

3. 戒烟酒　吸烟不仅是冠心病的危险因子,亦可能使血压升高,烟草中含烟碱微量元素,吸入过多烟碱也使血压升高;大量饮酒、长期饮咖啡、膳食中缺少钙、饮食中饱和脂肪酸过多均可使血压升高。饮食中含有充分的钾、钙、镁和优质蛋白质,则可防止血压升高;素食为主比肉食为主血压升高的比例低;多吃鱼可使血压降低。

4. 控制体重　高甘油三酯血症和高密度脂蛋白往往合并存在,应控制体重。

5. 保持大便通畅　预防便秘,每日合理进食粗纤维食物、香蕉、蜂蜜水。排便时不宜过度用力,养成定时排便习惯,必要时使用缓泻剂。

6. 坚持锻炼　不宜进行剧烈运动,选择适合自己的活动,如:太极拳、散步、慢跑等。

7. 保持良好的心态　过度忧虑、精神紧张、猜疑病情均可使血压升高。故应消除恐惧心理和悲观情绪,避免精神刺激,遇事冷静,不要激动,指导患者心理自我放松。

二、糖皮质激素的用药教育

糖皮质激素是由肾上腺皮质中束状带分泌的一类甾体激素,具有调节糖、脂肪和蛋白质的生物合成和代谢作用,还具有抑制免疫应答、抗炎、抗毒、抗休克作用,用药教育如下:

1. 按医嘱服药　糖皮质激素是一把双刃剑,虽然不合理应用会对患者的健康造成重大影响,但其具有良好的抗炎、免疫抑制以及抗休克作用,因此在某些肾脏疾病发作期、缓解期使用该类药物的效益远远大于风险,告知患者必须按照医嘱规律服药和规范减量,切不可自行停药或自行加减剂量。

2. 尽量减轻不良反应的措施　糖皮质激素的不良反应主要有满月脸、水牛背、高血压、电解质紊乱、多毛、胃肠道不适、血糖升高、皮肤变薄、精神异常、诱发或加重感染、骨质疏松等,因此针对上述情况可以采取适量的保护措施,如使用合适的胃黏膜保护剂、活性维生素 D 并补充钙剂,在生活上宜高钙低脂饮食、戒烟、减少饮酒、适当运动、适当日照、多休息、避免感染等。对有精神病和癫痫病史的患者在需要使用激素治疗时，要尽量使用较小剂量，同时行镇静、抗精神病治疗。

附录五　缩略词表

英文缩写	英文全称	中文全称
AASV	ANCA-associated systemic vasculitis	ANCA 相关小血管炎
ACEI	angiotensin converting enzyme inhibitor	血管紧张素转化酶抑制剂
ACS	acute coronary syndrome	急性冠脉综合征
AHSCT	autologous hematopoietic stem cell transplantation	自体造血干细胞移植
ANCA	anti-neurrophilcytoplasmic antibodies	抗中性粒细胞胞质抗体
Ang II	angiotensin II	血管紧张素 II
ARB	angiotensin II receptor blocker	血管紧张素 II 受体拮抗剂
ARF	acute renal failure	急性肾衰竭
ATD	antithyroid drugs	抗甲状腺药物
ATN	acute tubular necrosis	急性肾小管坏死
AZA	azathioprine	硫唑嘌呤
BUN	blood urea nitrogen	血尿素氮
CAP	community-acquired pneumonia	社区获得性肺炎

续表

英文缩写	英文全称	中文全称
CCB	calcium-channel blocker	钙拮抗剂
Ccr	creatinine clearance	肌酐清除率
CHF	chronic heart failure	慢性心力衰竭
CHr	reticulocyte hemoglobin content	网织红细胞血红蛋白量
CKD	chronic kidney disease	慢性肾脏疾病
CRF	chronic renal failure	慢性肾衰竭
CRRT	continuous renal replacement therapy	持续肾脏替代治疗
CsA 或 CyA	cyclosporine A	环孢素 A
CSS	Churg-Strauss syndrome, CSS	变应性肉芽肿性血管炎,或称 Churg-Strauss 综合征
CTX	cyclophosphamide	环磷酰胺
CVD	cadiovascular disease	心血管疾病
DHF	diastolic heart failure	舒张性心力衰竭
DIC	diffuse intravascular coagulation	播散性血管内凝血
DMARDs	disease-modifying anti-rheumatic drugs	改善病情的抗风湿药
DN	diabetic nephropathy	糖尿病肾病

英文缩写	英文全称	中文全称
EPO	erythropoietin	促红细胞生成素
ESRD	end stage renal disease	终末期肾病
GFR	glomerular filtration rate	肾小球滤过率
H2RA	H2 receptor antagonists	H2 受体拮抗药
HAP	hospital acquired pneumonia	医院获得性肺炎
Hb	hemoglobin	血红蛋白
HbA1c	glycosylated hemoglobin A1c	糖化血红蛋白
Hct	hematocrit	血细胞比容
HDL	high density lipoprotein	高密度脂蛋白
Hp	helicobacter pylori	幽门螺杆菌
HUS	hemolytic uremic syndrome	溶血性尿毒症综合征
ICH	intracerebral hemorrhage	脑出血
IE	infective endocarditis	感染性心内膜炎
INR	international normalized ratio	国际标准比值
LDL	low density lipoprotein	低密度脂蛋白
LDL-c	low density lipoprotein cholesterol	低密度脂蛋白胆固醇

续表

英文缩写	英文全称	中文全称
LN	lupus nephritis	狼疮性肾炎
LT4	levothyroxine	左甲状腺素
MDR	multiple resistance	多耐药致病菌
MM	multiple myeloma	多发性骨髓瘤
MPA	microscopic polyangitis	显微镜下型多血管炎
MV	mechanical ventilation	机械通气
NCGN	necrotizing crescentic glomerulonephritis	节段坏死性新月体性肾炎
NSAIDs	nonsteroidal antiinflammatory drugs	非甾体类抗炎药
PGs	prostaglandins	前列腺素
PNH	paroxysmal nocturnal hemoglobinuria	阵发性睡眠性血红蛋白尿症
PPIs	proton pump inhibitors	质子泵抑制剂
PU	peptic ulcer	消化性溃疡
RA	rheumatoid arthritis	类风湿性关节炎
RAAS	renin-angiotensin-aldosterone system	肾素-血管紧张素-醛固酮系统
rhEPO	recombinant human erythropoietin	重组人促红素
Scr	serum creatinine	血肌酐

续表

英文缩写	英文全称	中文全称
SHF	systolic heart failure	收缩性心力衰竭
T1DM	type 1 diabetes mellitus	1型糖尿病
T2DM	type 2 diabetes mellitus	2型糖尿病
TDM	therapeutic drug monitoring	治疗药物监测
TMA	thrombotic microangiopathy	血栓性微血管病
TSAT	transferrin saturation	转铁蛋白饱和度
TSH	thyroid stimulating hormone	促甲状腺素
TTP	thrombotic thrombocytopenic purpura	血栓性血小板减少性紫癜
UE	uremic encephalopathy	尿毒症脑病
VAP	ventilator-associated pneumonia	呼吸机相关性肺炎
VLDL	very low density lipoprotein	极低密度脂蛋白
WG	Wegener's granulomatosis	韦格纳肉芽肿

（王崇薇　张圣雨）

40检